약 초

한의학 박사
안 덕 균

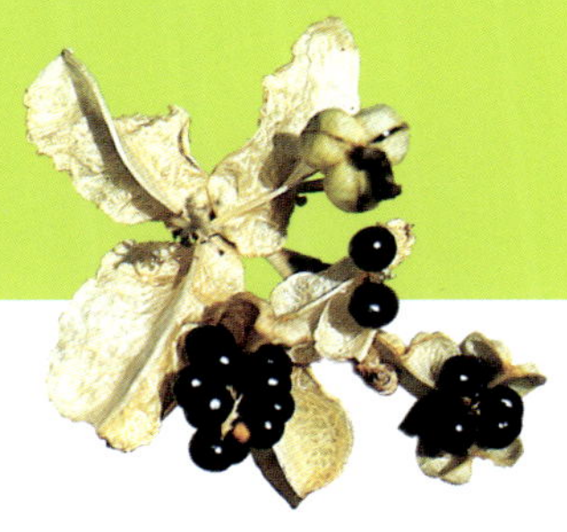

교학사

　우리는 산과 들에 에워싸여서 이 생명이 태어났고, 그 속에서 호흡하고 자연 양식을 먹으면서 살아가고 있다. 이 산과 들에 살고 있는 식물체 중 우리의 생명을 기르고 치유하는 것이 얼마나 많은지 대부분 사람들은 이것을 모르고 살아간다. 꽃이나 열매를 아름답다고 예찬하지만, 그것을 먹으면 몸이 날아갈 듯이 힘을 얻고, 눈이 밝아지며, 머리가 가벼워지는 것이 있다. 이것이 바로 우리의 조상들이 가르쳐 준 '약초'이다.

　약초는 산과 들에서 자라는 초근목피, 즉 풀뿌리, 나무 껍질, 그 풀 자체와 종자까지를 포함한 말이다. 이것만을 먹으면 생명력이 강해지고, 지혜가 발달되며, 성장력이 왕성해지면서 노화가 억제된다는 것을, 아는 사람보다 모르는 사람이 더 많다. 그러나 이런 사실을 근래에 와서 서양 사람들이 이런 문화에 더 친근해지고 더 알려고 하니까, 우리도 뒤늦게나마 '우리의 산과 들에서 우리의 건강을 찾자'는 노력이 곳곳에서 일어나고 있다.

　그러자 건강과 관련된 수많은 건강서나 약초서, 민간약, 한약 관련서는 비전문가에 의해 과학적인 검증도 없이 이 책 저 책에서 발췌한 것을 마구 찍어내 무지한 환자들로 하여금 병을 고치기는커녕 위험한 상태로 이끄는 요소가 되었다. 오히려 이와 같은 잘못된 책들이 서점에서 더 많이 팔리고 있다는 사실은 비극이 아닐 수 없다.

　식물을 알고, 약초를 알고, 그 효능을 정확하게 알아 가는 것은 대단히 중요하며, 내 삶을 더 강건하고 풍요롭게 해주는 원천이 약초에 있다는 것이며, 이것은 나 혼자만의 기쁨이 아니라 창조자에 대한 응답이기도 하다.

안 덕 균

차 례

ㅂ

ㅅ

ㅇ

일러두기

- 약초의 배열은 독자가 쉽게 펼쳐 볼 수 있도록 가나다 순으로 하였다.

- 국내에서 흔하게 볼 수 있으면서 효능·효과가 뚜렷한 약초를 선별하여 실었다.

- 장기 복용하여도 독성이 없는 것을 수록하였고, 혹 독성이 있는 것은 유독하다는 표시를 분명히 하였다.

- 이 책에 수재된 약재는 모두 물을 넣고 달여서 복용하는 것으로, 달이는 시간, 물의 용량을 명기하였다.

- 약초의 약효, 용량 및 약효를 유지하는 데 중요한 약용 부위, 채약 시기 등을 요약, 정리하여 실어 쉽게 알아볼 수 있도록 하였다.

- 식물학적 고증이나 생태, 전설 등은 생략하고, 용어를 현대화, 과학화하려고 노력하였다.

- 약효는 비교적 간명히 하여 활용성을 높이고, 특히 임상에 즉시 응용할 수 있도록 하였다.

- 야외 채집 때에나 이동시 간편히 휴대할 수 있는 편의성을 높였다.

　식용하는 산채나 재배하는 야채는 식물성 영양소가 다량 함유되어 있어서 단맛이 있고, 쓰지 않으면서 부드럽고 은은한 향취를 입 안에서 느끼고, 씹고 넘길 때 신선감을 갖게 하며, 오래 먹으면 먹을수록 몸이 가벼워지고 생명력을 증강시킨다.

　그러나 약초는 인체의 질병을 치료하기 위하여 활용하는 것으로, 맛도 단맛보다는 쓴맛이 많으며, 장복하는 것도 있지만 질병이 치유되면 복용을 중지하는 것이 많다. 약에 따라서는 인간의 생명체를 활동적으로 유도하면서 장수를 누리게 하지만, 어떤 약은 먹자마자 복통, 설사, 해열, 진통 등의 강한 생리적 반응을 일으키는 것이 있는가 하면 곧 생명을 위협하는 것도 적지 않다.

　이와 같은 효능들은 현대 과학적인 분석 방법에 의해서 효능들이 알려진 것도 있으나, 기실은 알려진 것은 극소수에 국한되어 있는 실정이며, 인류의 오랜 역사 속에서 경험적 임상 효능들이 축적되어 얻어진 것이 대다수를 차지한다.

　지금 우리가 사용하고 있는 약물들은 장구한 역사성을 가지고 검증된 임상 효과들을 집대성한 결과물을 체계적으로 정리, 기술하고, 또 현대 과학적인 연구물들을 분류하여 질병 치료에 필수적인 요인들만을 수집한 것이다. 대개의 민간 의방들은 구전되어 오는, 환자들의 검증이 없는 것들이어서 사용자에게 독성이나 정상 세포들의 저해 인자가 되기도 한다.

　약물을 복용할 때에는 반드시 이론적 체계가 형성되어야 하고, 이것이 현대 과학적인 방법으로 입증된 것이어야만 안전하게 사용할 수 있고, 그런 바탕 위에 쓴 책이라야 생명을 기르는 생명의 책이 될 것이다.

자연계의 천연 약재들은 아무 시기나 채취해서 복용하면 질병이 치유되는 것이 아니라, 반드시 약효의 함량이 가장 높은 시기를 택해서 채취해야 한다. 식물에 따라서는 꽃이 필 때 성분 함량이 높은 것도 있고, 어떤 것은 가을에 잎과 종자를 맺고 떨어진 후에 하는가 하면, 이른 봄 새싹이 나오기 전에 하는 것도 있다.

대개 식물체의 뿌리는 잎이 나기 전이나 잎이 떨어진 후에 채취해야 되는데, 그 까닭은 식물의 싹이 나고 꽃이 피고 성장하는 과정에서는 모든 영양소나 약효 성분이 이 부분으로 전달되어 그 효능을 절반도 발휘할 수 없게 되기 때문이다(인삼, 작약). 또, 여름에 한더위가 지나고 서늘한 바람이 불기 시작하면 뿌리의 성장력이 왕성하여 비대하게 뻗으며, 잎이 떨어지면 이내 성장 발육이 정지 상태에 이르는 것(시호, 당귀, 천궁, 지황, 하수오 등)도 있다. 만일 인삼이나 작약을 5~6월에 캐고, 삽주를 여름에 채취하면 약효는 반감된다. 과일이나 종자류는 성숙이 완전할 때에 효능을 발휘하고(오미자, 구기자), 미숙과는 약효 성분의 함량이 크게 감소된다. 그러나 미숙과가 효능을 나타내는 복분자도 있다. 그러므로 성장 · 발육 · 성숙 과정에 따라 약효의 차이는 현저하게 변화되는 것이 자연의 조화라고 할 수 있다.

채취한 약초는 그냥 자연 상태대로 쓰는 것도 있지만(생지황, 우절), 건조, 가공 처리, 불필요한 부위 제거, 찌고(숙지황, 옥죽), 태우고(오매, 건강, 형개), 술에 담가서 쓰는 것 등 약효를 어떻게 하면 가장 효율적으로 얻고, 독성을 없게 하느냐에 따라 여러 가지 방법들이 제시되게 된다. 이런 과정을 거쳐서 약물이 인체에 투여될 때 최대한의 약효를 보장받게 되는 것이다.

약효와 용량

약효가 높다고 하여 지나치게 많은 양을 복용하면 간에 독성을 유발시키고, 심하면 간, 뇌, 신장 조직의 세포 괴사를 초래할 수도 있으므로 용량을 반드시 지켜야 한다.

또, 조급하게 약의 용량을 욕심내서 1회성의 속효를 이끌려다가는 생명에 위협을 초래하게 된다. 은방울꽃잎, 디기탈리스 잎은 연약해 보이는 풀잎이지만 미량에서도 심장이 멎을 수 있고, 미치광이풀은 사람이 먹었을 때 정신 착란을 일으켜 환각 상태에 이르게 된다. 따라서 약의 용량은 어린이와 노인, 부인, 장년층의 신체적 조건에 따라 엄격하게 정해지고, 또, 지켜져야만 질병 치료에 안정성을 유지할 수 있게 된다. 그리고 소량의 용량에서는 치유 반응이 미치지 못하므로 혈중 내에 일정한 생리활성도가 유지되도록 투여하는 것(한국인진, 즉 더위지기)도 있다. 약의 용량은 치유와 반작용에 대한 척도가 된다.

약의 저장

한약은 저온에서 냉장 보관하고, 병충해의 방지를 위해서 환기를 시켜야 한다. 천연의 약재들은 공기 중에서 쉽게 분해되므로, 급속한 약효의 변질을 초래하게 된다. 그러므로 대개는 채취한 지 2년이 경과되지 않은 것이 효능이 높고, 그 이상에서는 서서히 유효 성분들이 분해, 합성되어 효과를 얻기 어렵게 된다(인삼, 창출, 당귀, 고본). 약에 따라서는 신선할 때에 써야 효능을 나타내는 것(홍화, 소엽)도 있고, 오래 되면 독성 물질이 분해되어 안정성을 유지하는 것(진피)도 있다. 그러나 대부분은 2년 이상 경과되지 않은 것이 최대의 약효 함량을 유지한다.

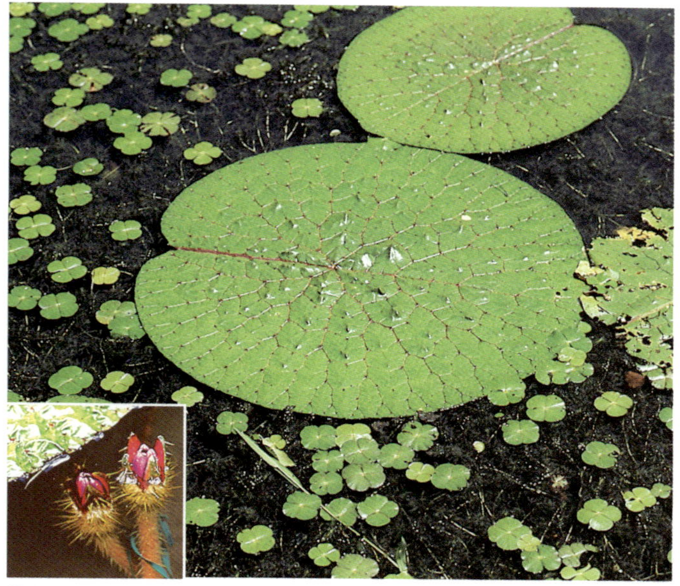

꽃

가시연꽃

가시연꽃 *Euryale ferox* SALISB.

수련과

중남부 지방의 연못이나 늪지에서 자라는 한해살이풀. 꽃은 자주색, 7~8월에 핌. 열매는 장과. 종자는 복통, 설사, 이질에 효과가 있는데, 이런 효능은 장관을 수축시키면서 염증을 제거하기 때문이다. 소아의 기관지천식에도 수렴, 진해 작용을 얻는다. 신장 기능 허약으로 오는 유정, 몽정, 이명, 하지무력에 쓰고, 여자의 백대하에도 활용된다. 최근 연구에서는 만성 전립선염에 효력을 나타냈고, 항노화로 생명 연장 효과가 나타났다.

- ◆ 약명 : 검실(芡實)
- ◆ 약용 부위 : 종자
- ◆ 약효 : 수렴, 진해, 강장, 진정, 소염
- ◆ 용량 : 종자 6~15g에 물 700mL를 넣고 2~3시간 달여서 식후 1시간에 복용
- ◆ 채약 시기 : 9~10월

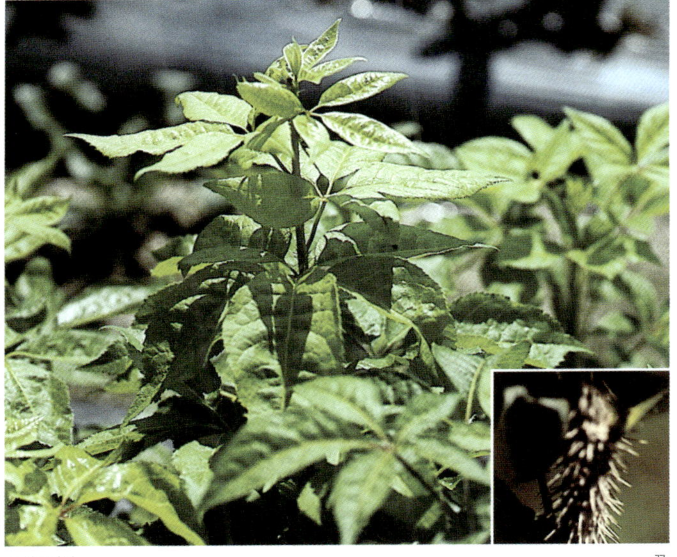

가시오갈피 꽃

가시오갈피 *Acanthopanax senticosus* HARMS 두릅나무과

- 약명 : 자오가(刺五加)
- 약용 부위 : 뿌리 껍질
- 약효 : 항피로, 기허, 신경 쇠약, 요통, 관절염
- 용량 : 뿌리 껍질 4~12g에 물 700mL를 넣고 2~3시간 달여서 식후 1시간에 복용
- 채약 시기 : 3월, 10월

전국의 고산 지역에서 자라는 갈잎떨기나무. 키는 2~3m. 꽃은 황백색, 5~6월에 핌. 열매는 핵과. 뿌리 껍질은 만성 피로, 식욕 감퇴, 기력 저하, 면역 기능 활성화, 항산화 작용이 있어 장수 보약으로 꼽는다. 뇌혈류 촉진으로 혈전 형성 억제 작용과 관상 동맥의 고지혈증 분해에도 크게 작용한다. 항스트레스 작용으로 신경 쇠약, 불안, 초조, 불면에 효과를 보인다. 혈당과 혈압을 내리고, 요통, 하지무력, 골다공증, 성장 촉진 인자가 들어 있어서 임상 효과도 우수하다.

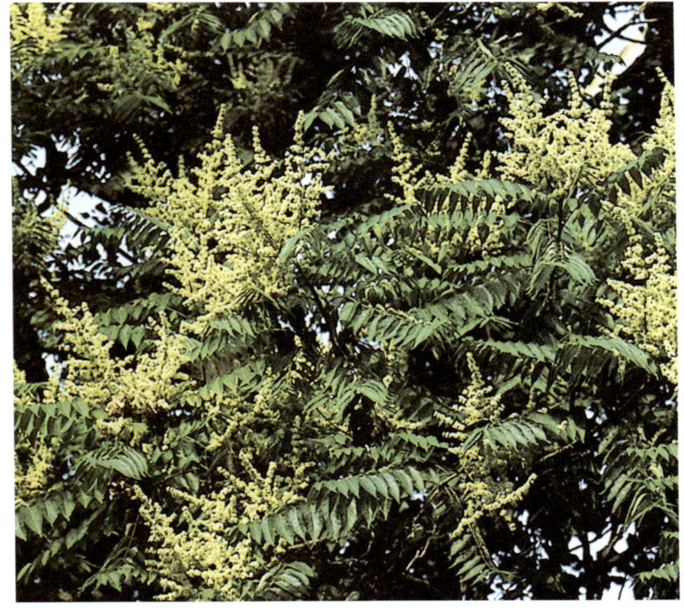

가죽나무

가죽나무 *Ailanthus altissima* Swingle　　　　소태나무과

전국 각지에서 자라는 갈잎큰키나무. 키는 20m 가량. 꽃은 황록색, 5월에 핌. 열매는 시과. 뿌리 껍질은 해열, 소염 작용이 있어서 급성 세균성 이질로 복통, 설사, 구갈 증상이 심할 때 쓰면 통증이 완화되고 배가 편해진다. 아메바성 이질에도 역시 같은 반응을 나타낸다. 위·십이지장 궤양에 알약으로 만들어 복용하면 위액의 분비를 조절하면서 궤양 부위의 염증을 치료한다.

- 약명 : 저백피(樗白皮)
- 약용 부위 : 뿌리 껍질
- 약효 : 해열, 소염, 살균, 항궤양
- 용량 : 뿌리 껍질 4~12g에 물 700mL를 넣고 2~3시간 달여서 식후 1~2시간에 복용
- 채약 시기 : 3월, 9월

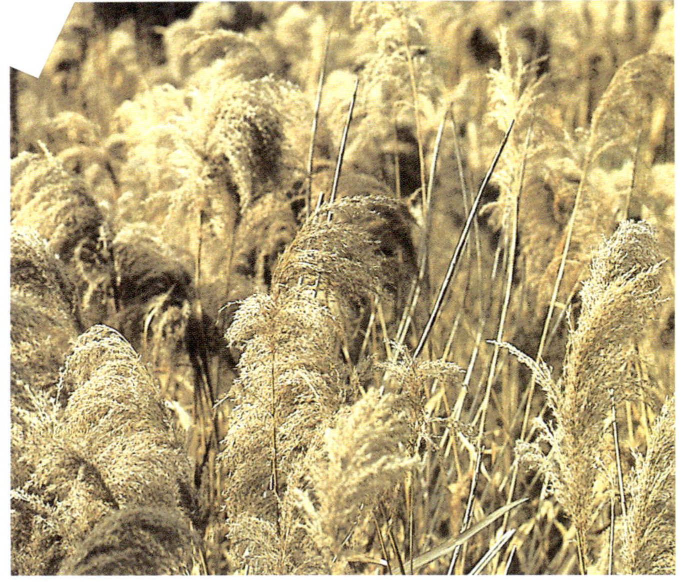

갈대

갈대 *Phragmites communis* Trin.　　　　　　　화본과

- 약명 : 노근(蘆根)
- 약용 부위 : 뿌리
- 약효 : 이뇨, 해열, 소염, 구갈
- 용량 : 뿌리 8~20g에 물 700mL를 넣고 1시간 달여서 식후 1시간, 또는 생즙은 150~500g 복용
- 채약 시기 : 3월, 10월

전국 각지의 습지나 강가에서 자라는 여러해살이풀. 키는 1~3m. 꽃은 흰색, 9월에 핌. 뿌리는 고열로 번조, 불안, 구갈과 조급증이 심하여 찬물을 마시거나 밖으로 뛰쳐나가기를 좋아하는 증상을 해소시킨다. 열로 인하여 위장에 염증이 생겨서 구역, 오심과 명치 밑이 그들먹하게 느끼는 증상에 소염, 해열 반응을 나타낸다. 급성 폐렴으로 해수와 가래가 끓고, 입 안이 마르는 증상을 해소시키며, 폐결핵, 폐농양의 발열 증상에도 응용한다.

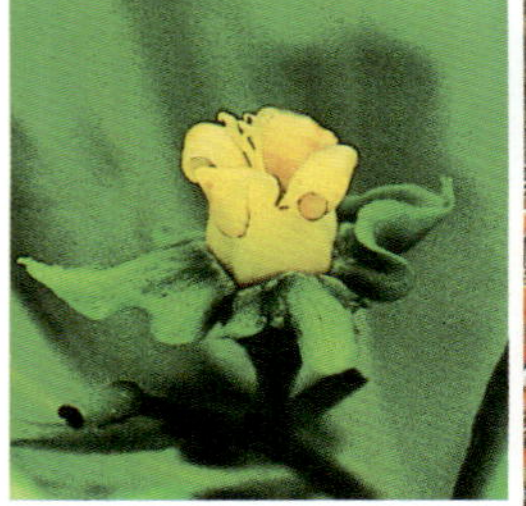

꽃

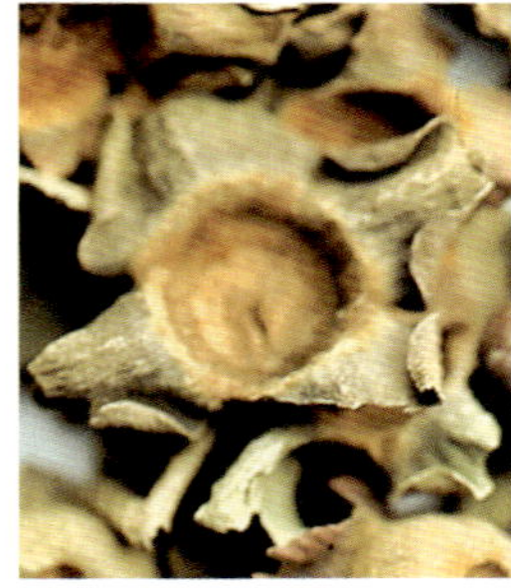

시체(약재)

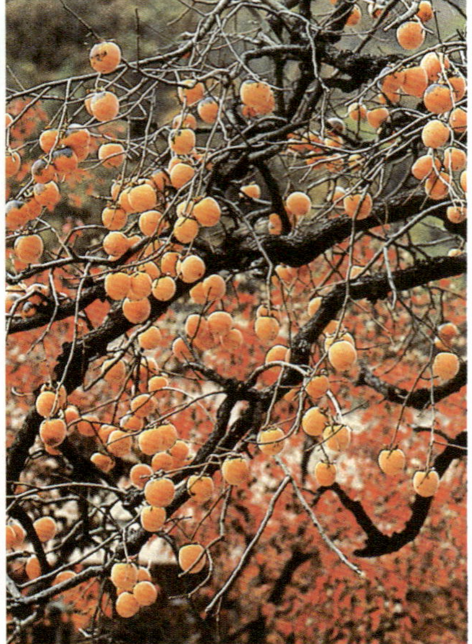

감나무

감나무 *Diospyros kaki* THUNB.　　　감나무과

　　중남부 지방에서 자라는 갈잎큰키나무. 키는 15m 가량. 꽃은 흰색, 5월에 핌. 열매는 장과. 감을 받치고 있는 꼭지는 찬 음식이나 찬 곳에서 오래 생활하다가 식도 경련이 일어나서 호흡 불통을 호소하는 증상에 정향과 배합하여 복용한다. 심박동 이상 현상으로 가슴이 뛰고 어지럼증이 있을 때 진정 효과가 있다. 감의 잎을 민간에서는 혈당, 혈압 강하 작용이 있다고 많이 사용하고 있는데, 다소의 효과는 인정할 수 있다.

- 약명 : 시체(柿蒂)
- 약용 부위 : 꼭지
- 약효 : 항경련, 혈당, 혈압 강하
- 용량 : 꼭지 4~12g에 물 700mL를 넣고 2~3시간 달여서 식후 1시간에 복용
- 채약 시기 : 10월

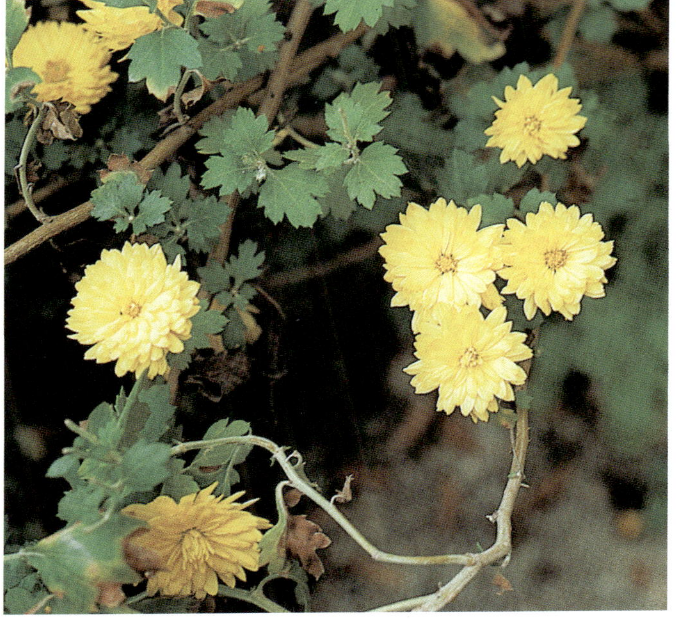

감국

감국 *Chrysanthemum indicum L.*   엉거시과

- 약명 : 감국(甘菊), 야국(野菊)
- 약용 부위 : 꽃봉오리
- 약효 : 해열, 소염, 항균, 혈압 강하
- 용량 : 꽃봉오리 10~15g에 물 1L를 넣고 30분간 달여서 식후 1시간, 또는 공복에 복용
- 채약 시기 : 10월

들이나 야산에 자라는 여러해살이풀. 키는 1m 내외. 꽃은 노란색, 10월에 핌. 꽃봉오리의 방향성 정유 성분은 감기 초기의 발열, 두통, 코막힘에 효력을 보이며, 고혈압에 의한 두통과 편두통, 현훈(眩暈), 안구 동통, 발적에 치료 효능이 높다. 그리고 항균, 항병독, 관상 동맥경화증, 지질 대사 활성화, 고혈압 등에 활용된다.

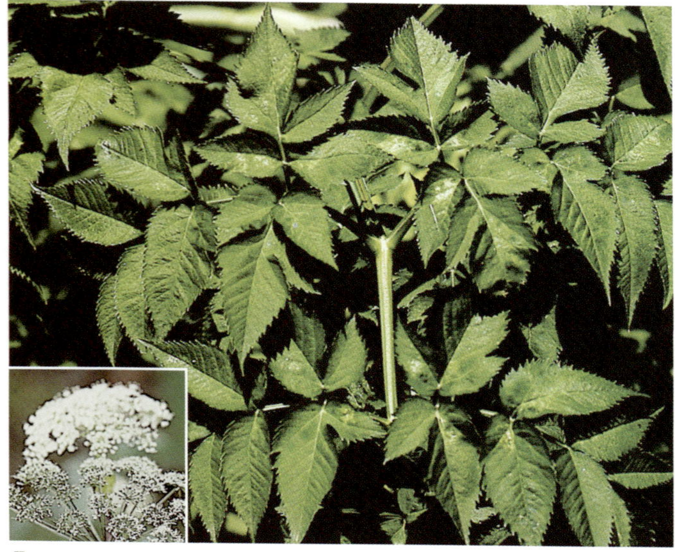

꽃

강활

강활 *Os-tericum koreanum* Kitagawa　　　　　미나리과

　전국 각지에서 자라는 두해·세해살이풀. 키는 2m 가량. 꽃은 흰색, 8~9월에 핌. 열매는 분과. 우리 나라 특산의 이 식물 뿌리는 감기로 두통, 전신통, 발열, 오한 증상이 있을 때 해열, 진통 작용이 있어서 치료 효과를 보이고, 관절염, 류머티스성 관절염, 통풍, 허리 디스크, 근육 경련, 마비, 동통, 오십견 등에 효력을 얻는다. 그리고 뇌혈관 장애로 인한 반신불수, 감각마비, 운동마비를 개선시킨다.

- 약명 : 강활(羌活)
- 약용 부위 : 뿌리
- 약효 : 해열, 진통, 항염증
- 용량 : 뿌리 4~8g에 물 700mL를 넣고 2~3시간 달여서 식후 1시간에 복용
- 채약 시기 : 10월, 이듬해 3월
- 금기 : 빈혈로 인한 사지마비

20

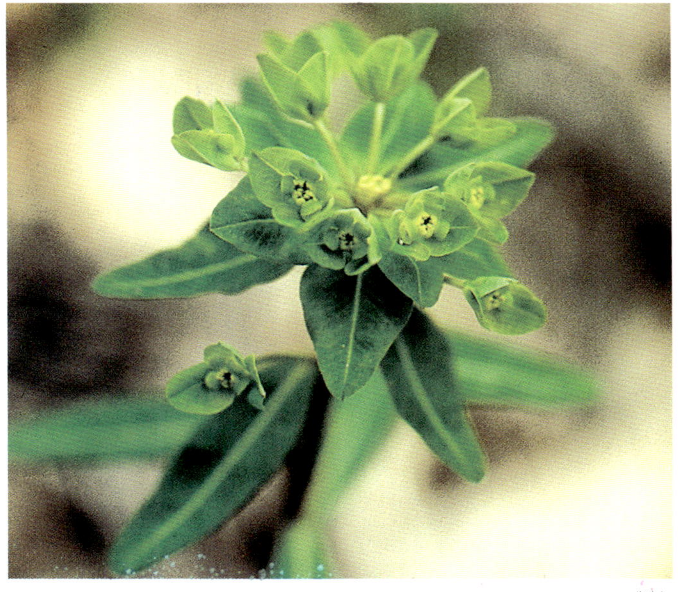

개감수

개감수 *Euphorbia sieboldiana* Morr. et Decne.   대극과

- 약명 : 감수(甘遂)
- 약용 부위 : 뿌리
- 약효 : 이뇨, 해열, 항염증
- 용량 : 뿌리 2~4g에 물 700mL를 넣고 2~3시간 달여서 식후 1시간에 복용
- 채약 시기 : 9~10월
- 금기 : 임신부, 허약 체질인 사람은 삼갈 것.

전국 각지에서 자라는 여러해살이풀. 키는 30~40cm. 꽃은 황록색, 6~7월에 핌. 열매는 삭과. 뿌리는 강력한 이뇨 작용이 있어서 체내에 과다하게 축적되어 있는 수분을 배설시킨다. 그러므로 급성 신장염, 복막염, 흉막염, 간경화 복수를 제거시키는 데 활용된다.

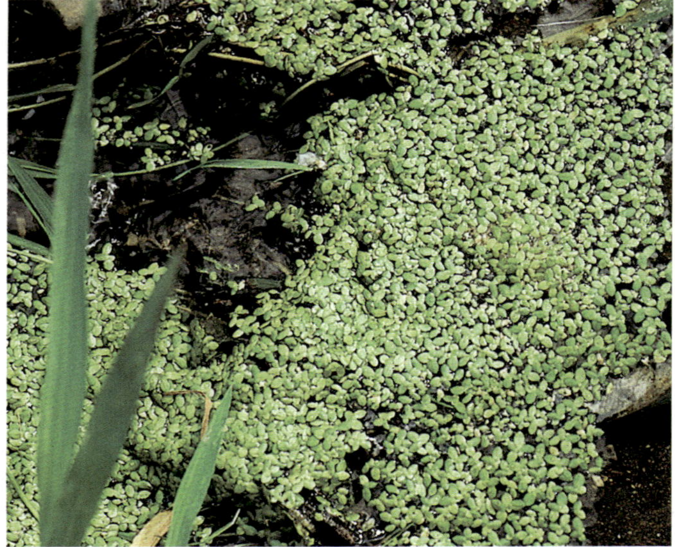

개구리밥

개구리밥　*Spirodela polyrhiza* Schleiden　　개구리밥과

전국 각지의 논이나 연못에서 자라는 여러해살이풀. 꽃은 흰색, 7~8월에 핌. 열매는 포과. 전초는 감기로 오한, 발열, 무한 증상을 보일 때 해열, 발한 작용으로 치유 반응을 나타낸다. 피부염이나 두드러기로 가렵고 부풀어오르는 증상에 소염 작용을 나타낸다.

◆ 약명 : 부평(浮萍)
◆ 약용 부위 : 전초
◆ 약효 : 이뇨, 해열, 소염
◆ 용량 : 전초 4~8g에 물 700mL를 넣고 2~3시간 달여서 식전 1시간에 복용
◆ 채약 시기 : 8~9월
◆ 금기 : 최근에 논에 농약 살포를 했으므로 잘 씻어서 건조시킬 것.

＊ 좀개구리밥 *Lemna perpusilla* Torrey 도 개구리밥과 약효가 같다.

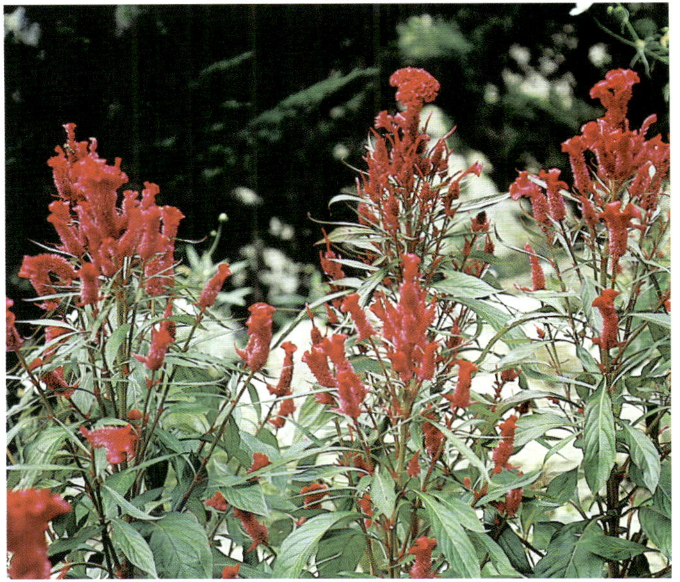

개맨드라미

개맨드라미 *Celosia argentea* L. 비름과

- 약명 : 청상자(靑箱子)
- 약용 부위 : 종자
- 약효 : 진통, 혈압 강하, 소염, 안질환
- 용량 : 종자 4~8g에 물 700mL를 넣고 2~3시간 달여서 식후 1시간에 복용
- 채약 시기 : 10월

전국 각지에서 자라는 한해살이풀. 키는 40~80cm. 꽃은 붉은색, 7~8월에 핌. 열매는 개과. 종자는 신경 과민으로 간 기능이 감퇴되고, 눈에 충혈이 지면서 눈을 감고 뜨기가 어렵고 뻑뻑하면서 아픈 증상에 쓰면 간 기능도 회복되면서 안질환도 치유된다. 뿐만 아니라, 혈압이 높아 두통과 눈에 충혈이 잦은 증상에 좋은 치료제가 된다. 일반적으로, 결막염, 유행성 결막염과 백내장에도 효력을 얻는다.

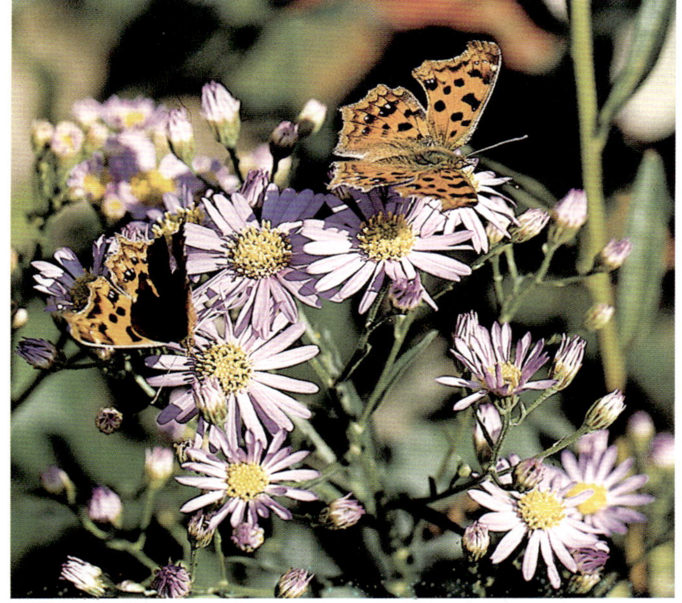

개미취

개미취 *Aster tataricus* L. fil.　　　　　국화과

전국 각지에 자라는 여러해살이풀. 키는 1~1.5m. 꽃은 연한 보라색, 9월에 핌. 열매는 수과. 뿌리는 감기, 기침에 인후가 가렵고 오한, 발열과 설태가 희게 끼는 증상에 해열, 진해, 거담 효과가 현저하다. 백일해에 백부근과 배합해서 쓰면 효과가 크다. 만성 기관지염에는 생석고 등과 배합해서 쓰고, 폐렴에는 길경과 배합한다. 약리 실험에서는 거담 작용이 탁월하였으며, 대장균, 이질균, 녹농균 등에 억제 작용이 있다.

- 약명 : 자원(紫苑)
- 약용 부위 : 뿌리
- 약효 : 진해, 거담, 해열, 항균
- 용량 : 뿌리 3~8g에 물 700mL를 넣고 2~3시간 달여서 식후 1시간에 복용
- 채약 시기 : 10월

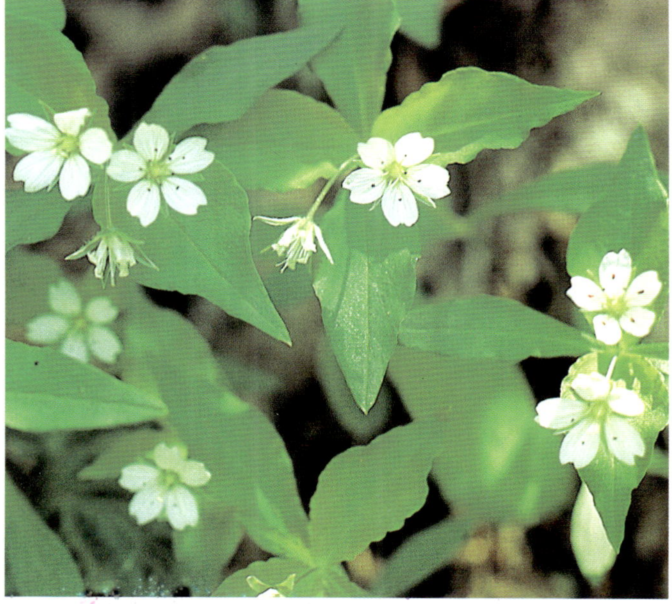

개별꽃 *Pseudostellaria heterophylla* P_{AX}　　　석죽과

- 약명 : 태자삼(太子蔘)
- 약용 부위 : 뿌리
- 약효 : 강장, 진해, 거담, 항피로
- 용량 : 뿌리 4~12g에 물 700mL를 넣고 2~3시간 달여서 식후 1시간에 복용
- 채약 시기 : 9월

중부 이남 지방에서 자라는 여러해살이풀. 키는 10~15cm. 꽃은 흰색, 5월에 핌. 열매는 삭과. 뿌리는 항상 피곤을 많이 느끼고 기운이 없으면서 식욕 부진, 구갈, 몸무게 감소, 안면 창백과 무력감을 호소할 때에 효과를 나타낸다. 폐의 호흡 기능 감퇴로 일어난 만성 해수, 호흡력 감소 등에 진해 작용과 함께 기력 상승 효과를 보인다. 병후 회복력을 높이며, 식은땀이 많이 나고 피부가 연약해지는 것을 방지한다.

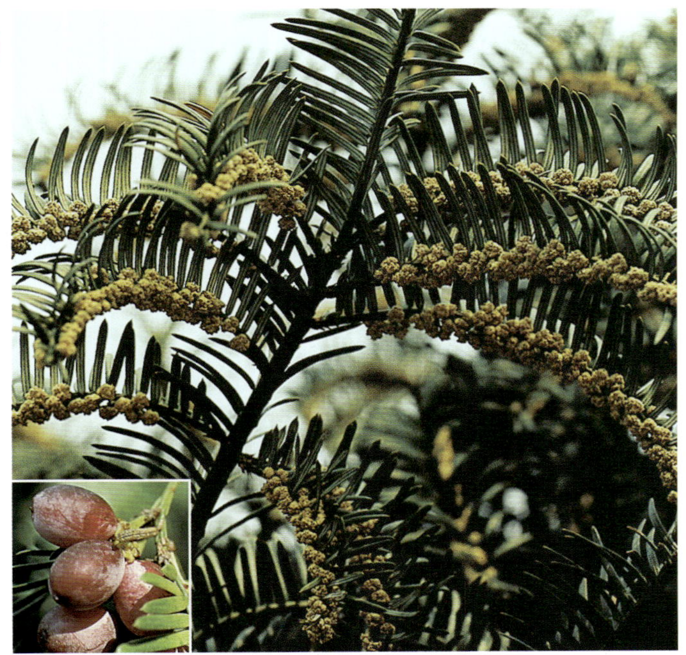

토향비(약재)

개비자나무

개비자나무 *Cephalotaxus harringtonia* K. Koch 개비자나무과

중남부 지방에서 자라는 늘푸른떨기나무. 키는 3m 가량. 꽃은 연한 녹색, 3~4월에 핌. 열매는 핵과. 비자(榧子)와 같이 장내 기생충 구제약으로, 회충과 갈고리촌충 치료에 써 왔으며, 음식물 장애로 인한 위염에도 효과가 있다.

- 약명 : 토향비(土香榧)
- 약용 부위 : 열매
- 약효 : 살충, 소염
- 용량 : 열매 4~8g에 물 700mL를 넣고 2~3시간 달여서 공복에 복용
- 채약 시기 : 9~10월

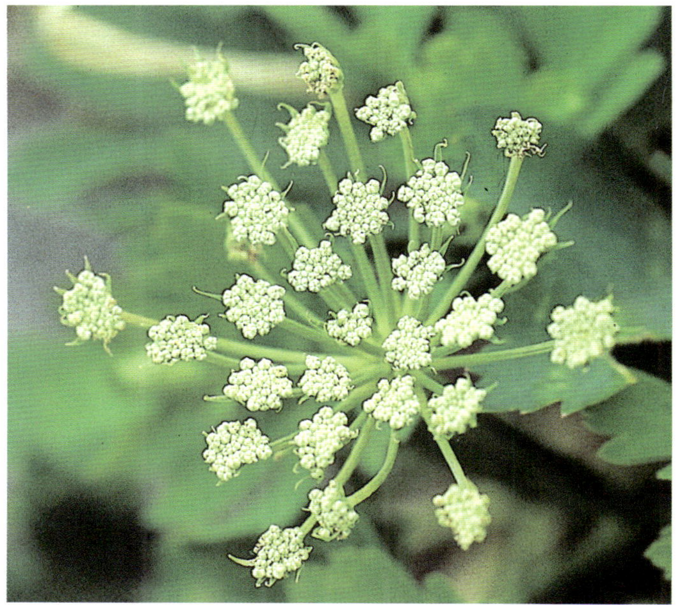

갯기름나물

갯기름나물 *Peucedanum japonicum* Thunb.   미나리과

- 약명 : 식방풍(植防風)
- 약용 부위 : 뿌리
- 약효 : 해열, 소염, 이뇨, 살균
- 용량 : 뿌리 4~10g에 물 750mL를 넣고 2~3시간 달여서 식후 1시간에 복용
- 채약 시기 : 9~10월

바닷가에서 자라는 여러해살이풀. 키는 80~120cm. 꽃은 흰색, 6~7월에 핌. 열매는 타원형으로 납작함. 뿌리의 peucedanol, umbelliferone 성분은 해열, 진해, 거담 작용을 하므로 임상에서 감기, 기침과 가래가 많은 호흡기 질환에 활용된다. 그리고 가벼운 이뇨, 해열 작용으로 방광염, 요도염, 피부염, 고열, 경련, 종기 등에 효력을 나타낸다.

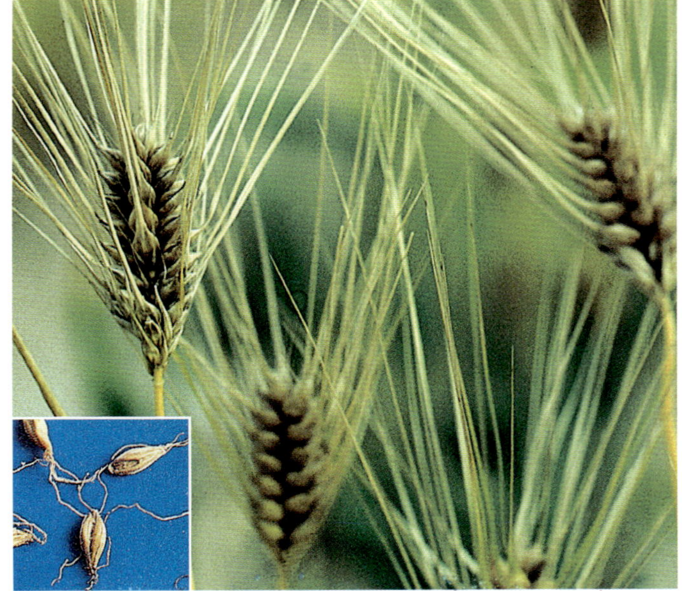

맥아(약재)

겉보리

겉보리　*Hordeum vulgare* L. var. *hexastichon* ASCHERS　화본과

　　전국 각지에서 재배하는 한해살이풀. 키는 50~70cm. 꽃은 녹색, 5~6월에 핌. 약용은 겉보리의 종자를 싹 틔워서 건조시킨 것이다. 음식물의 소화를 잘 시키지 못하고, 복통, 구토, 트름, 설사가 잦을 때 디아스타제(diastase) 성분은 위액 분비 촉진 작용을 나타낸다. 급성 장염과 이질에도 쓰이고, 특히 소아의 식욕 부진에 효력을 보인다.

◆ 약명 : 맥아(麥芽)
◆ 약용 부위 : 종자
◆ 약효 : 건위, 소화, 모유 분비 촉진
◆ 용량 : 종자 4~200g에 물 1L를 넣고 2~3시간 달여서 식후 1시간에 복용
◆ 채약 시기 : 7월

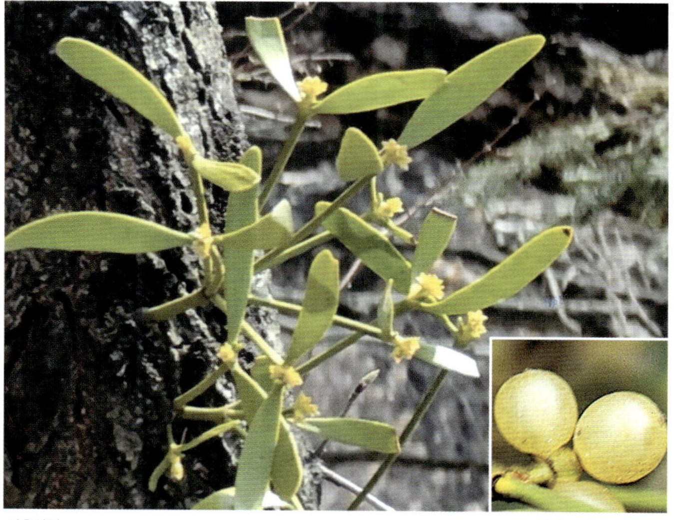

겨우살이

참나무겨우살이(약재)

겨우살이   *Viscum album* L. var. *coloratum* OHWI   겨우살이과

- 약명 : 곡기생(槲寄生)
- 약용 부위 : 줄기
- 약효 : 진통, 소염, 지혈, 항암
- 용량 : 줄기 8~12g에 물 700mL를 넣고 2~3시간 달여서 공복에 복용
- 채약 시기 : 10월

전국 각지의 산간에서 자라는 늘푸른떨기나무. 꽃은 노란색, 2~3월에 핌. 열매는 둥근 모양. 줄기는 허리 디스크와 소아의 하체 발육 부진, 근육무력증에 응용하면 골질을 강화시키고 근육의 수축력을 증가시키면서 효력을 얻게 한다. 임신 중에 복용하면 산모와 태아의 건강을 증진시키고, 순산을 하게 하며, 척추 회백질염에도 쓰인다. 그리고 자궁 기능 허약으로 출혈을 보이거나 유산 전조증에도 지혈 반응을 나타내면서 고태(固胎)시키는 반응이 있다. 유럽에서는 암 치료 물질을 추출하여 임상에 사용하고, 혈압 강하 효과도 나타났다.

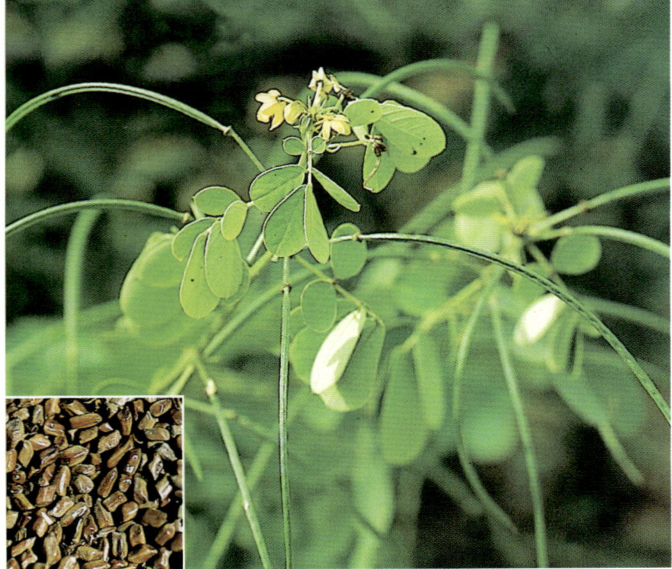

결명자(약재)

결명자

결명자 *Cassia tora* L. 콩과

북아메리카 원산으로, 전국에서 재배하는 한해살이풀. 키는 1.5m 가량. 꽃은 노란색, 6~8월에 핌. 열매는 협과. 종자는 신경 과민으로 혈압과 안압이 상승되면서 두통이 심하고, 햇볕을 싫어하면서 눈물이 흐르는 증상에 개선 반응이 있다. 이 밖에도 결막염, 시신경 위축과 야맹증에도 효력을 나타낸다. 뿐만 아니라, 고지혈증 용해 작용으로 동맥경화 예방과 치료에도 효과가 있으며, 혈압 강하 작용이 나타난다. 장복하면 변비에 효력이 나타난다.

- ◆ 약명 : 결명자(決明子)
- ◆ 약용 부위 : 종자
- ◆ 약효 : 혈압 강하, 소염, 변비
- ◆ 용량 : 종자 4~15g에 물 700mL를 넣고 2~3시간 달여서 식후 1시간에 복용
- ◆ 채약 시기 : 9~10월

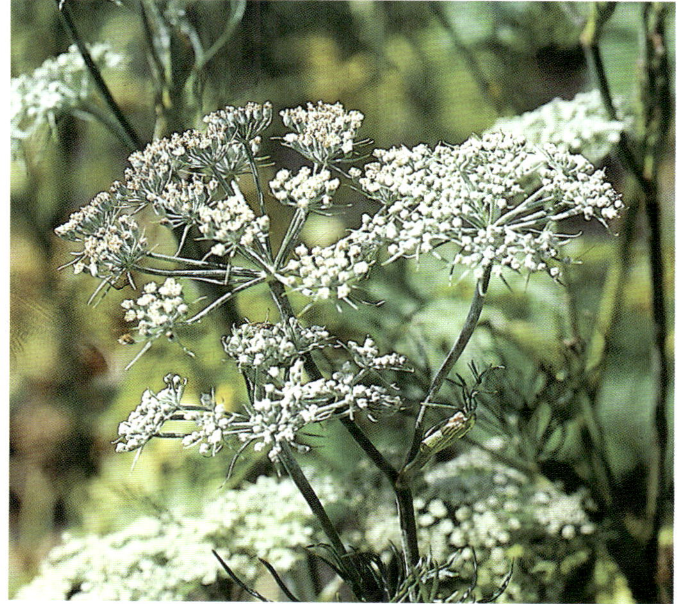

고본 *Angelica tenuissima N.* 산형과

- 약명 : 고본(藁本)
- 약용 부위 : 뿌리줄기
- 약효 : 진통, 해열, 발한, 항염증
- 용량 : 뿌리줄기 4~8g 에 물 700mL를 넣고 2~3시간 달여서 식후 1시간에 복용
- 채약 시기 : 10월

전국 각지의 깊은 산에서 자라는 여러해살이 풀. 키는 30~80cm. 꽃은 흰색, 8~9월에 핌. 열매 는 분과. 뿌리줄기는 감기로 두통이 심할 때 진통 효과가 높고, 고혈압, 편두통, 뇌혈관 장애 등에도 효력이 있다. 감기로 인한 발열, 해수, 가래, 콧물 등을 제거하는 것은 해열, 항염증 작용이 있기 때 문이다. 신경통으로 인한 사지마비, 관절염 등에 도 진통 효과가 있어서 효력을 나타낸다.

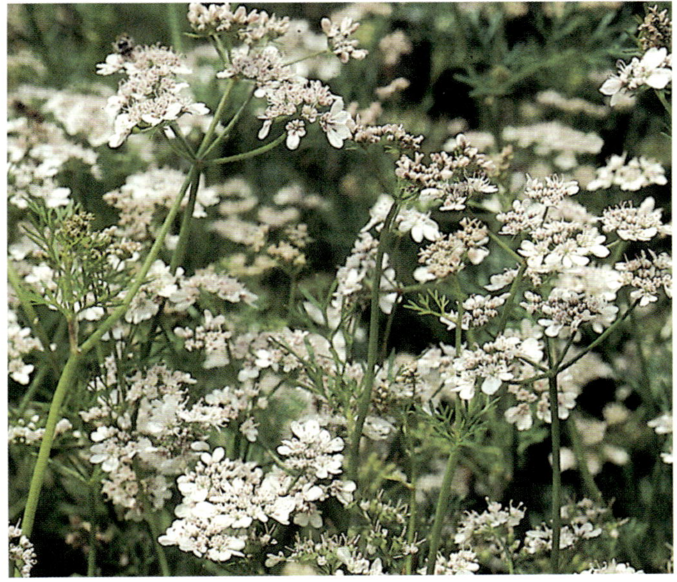

고수

| 고수 *Coriandrum sativum* L. | 미나리과 |

동유럽 원산으로, 각지에서 재배하는 한해살이풀. 키는 30~60cm. 꽃은 흰색, 6~7월에 핌. 열매는 분과. 종자는 건위, 소화 작용과 담즙 분비 효과가 탁월하다. 종자는 홍역 초기의 고열, 무한 증상에 써서 해열, 발한 작용을 일으키게 하고, 두통, 치통에도 진통 작용을 일으킨다. 피부의 진균 억제 작용도 나타낸다.

- 약명 : 호유(胡荽)
- 약용 부위 : 잎, 종자
- 약효 : 건위, 소화, 해열, 진통
- 용량 : 잎 또는 종자 4~8g에 물 700mL를 넣고 2~3시간 달여서 식후 1시간에 복용
- 채약 시기 : 잎은 여름, 열매는 9~10월

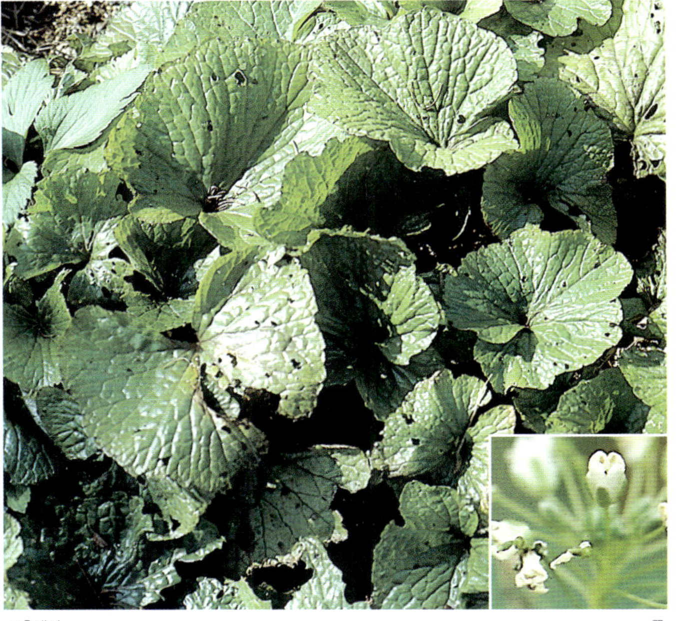

고추냉이

꽃

고추냉이 *Wasabia japonica* (Miq.) Matzumura var. *koreana* (Nakai) Y. Lee

십자화과

- 약명 : 신엽(辛葉)
- 약용 부위 : 잎, 뿌리
- 약효 : 건위, 소화, 발한, 이뇨
- 용량 : 잎 또는 뿌리 2~10g을 생용
- 채약 시기 : 9월

울릉도에서 자라는 여러해살이풀. 키는 30cm 가량. 꽃은 흰색, 5~6월에 핌. 열매는 각과. 잎이 매워서 식욕 증진 작용으로 건위, 소화, 복부 팽만을 해소시킨다. 또, 감기로 땀이 나지 않을 때 발한 작용을 얻고 이뇨 작용도 나타낸다. 뿌리를 산유채(山柚菜)라고 하는데, 생선을 먹을 때 향신료로 쓰며, 잎은 추운 겨울철에 쌈으로 식용하는 것이 좋다.

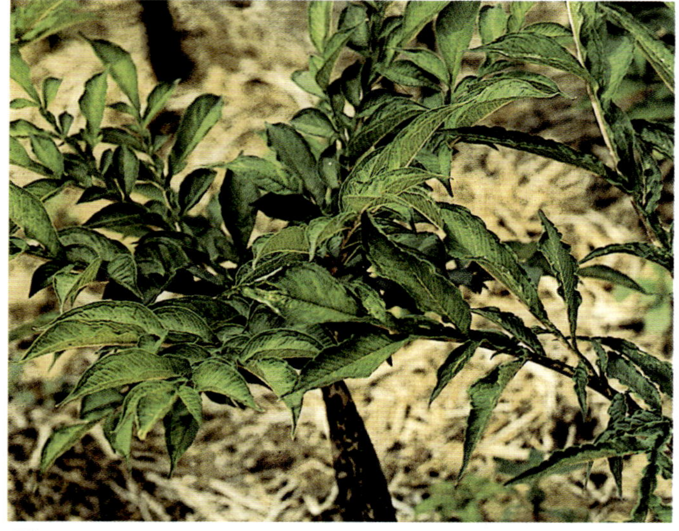

곤약

곤약 *Amorphophalus konjac* K. Koch 　　　천남성과

　베트남 원산으로, 각지에서 재배하는 여러해살이풀. 키는 80~100cm. 꽃은 흰색, 6~7월에 핌. 열매는 장과. 덩이뿌리는 피부염으로 궤양이 발생했을 때 말린 가루를 오동나무 열매 기름, 피마자유에 개어서 환부에 붙이면 살균 작용으로 효력을 얻는다. 몸무게 감소에 장관의 연동 작용을 촉진시켜 변비를 풀어 주면서 치유되고, 고지혈증 치료제로 도움이 된다. 유독 성분은 항암 효과가 있어서 뇌종양, 인후암, 비암, 갑상선암 등에 효력을 나타낸다.

◆ 약명 : 구약(蒟蒻)
◆ 약용 부위 : 덩이뿌리
◆ 약효 : 항염증, 살균, 항암, 고지혈증
◆ 용량 : 덩이뿌리 4~8g에 물 700mL를 넣고 2~3시간 달여서 식후 1시간에 복용
◆ 채약 시기 : 9~10월
◆ 금기 : 독성이 강하므로 생것으로 쓰는 것은 위험하다.

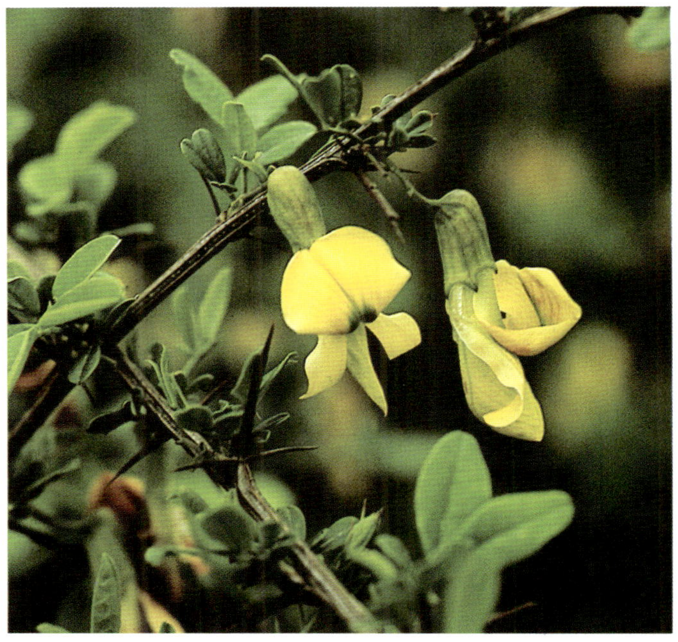

골담초 *Caragana sinica* REHD.　　　　　　　　　콩과

◆ 약명 : 금작근(金雀根)
◆ 약용 부위 : 뿌리
◆ 약효 : 진해, 진통, 소염
◆ 용량 : 뿌리 8~12g에 물 750mL를 넣고 2시간 달여서 식간에 3회 복용
◆ 채약 시기 : 3월, 10월

중부 지방에서 자라는 갈잎떨기나무. 키는 2m. 꽃은 노란색, 5월에 핌. 열매는 협과. 뿌리는 미열이 있으면서 기침을 할 때에 진해 작용을 하고, 혈액 순환 개선 작용으로 통풍, 신경통, 허리 디스크, 관절염 등에 소염, 해열 작용을 해서 치료하고 신성고혈압(腎性高血壓)과 산후 고혈압에 달여서 공복에 복용하면 혈압 강하 효과가 나타난다.

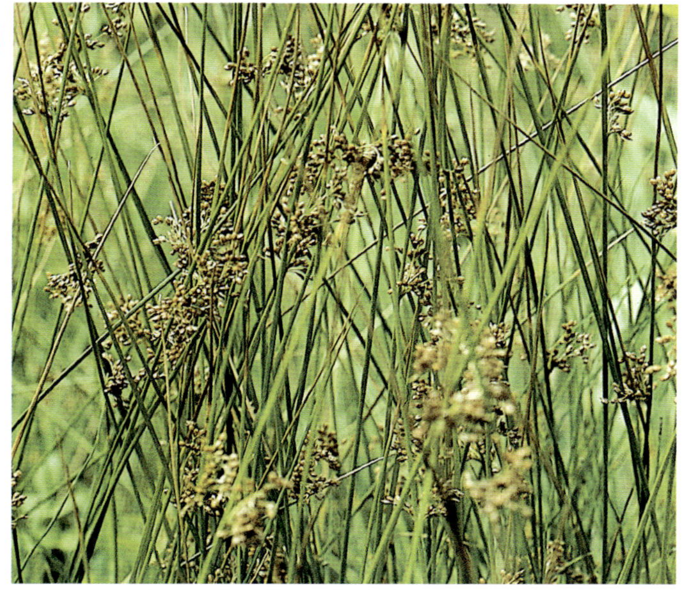

골풀

골풀 *Juncus effusus* L. var. *decipien* Buchenau　　골풀과

전국 각지의 습지에서 자라는 여러해살이풀. 키는 1m 가량. 꽃은 연한 녹색, 7~8월에 핌. 열매는 삭과. 줄기는 완만한 이뇨 작용을 보이므로 급·만성 신장염, 신우신염, 방광염, 요도염 등에 이뇨, 해열 작용을 일으킨다. 신경 과민으로 불면과 혀가 붉어지고 소변을 못 보면서 가슴이 뛰고 답답한 증상에 쓰면 마음이 편해지고 잠을 잘 자게 된다. 구내염에는 이것을 태워 재로 만든 것을 입 안에 뿌려서 치료한다.

- 약명 : 등심초(燈心草)
- 약용 부위 : 줄기 속 말린 것
- 약효 : 이뇨, 소염, 해열
- 용량 : 줄기 4~10g에 물 700mL를 넣고 2~3시간 달여서 식전 1시간에 복용
- 채약 시기 : 8~9월

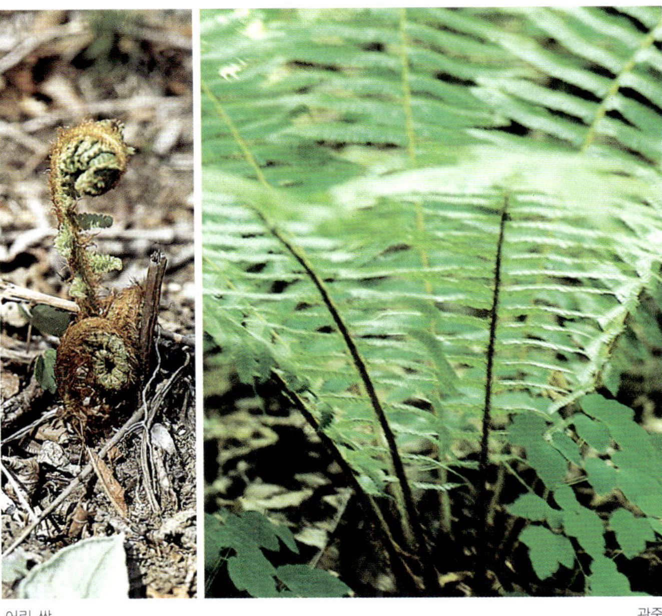

어린 싹

관중 *Dryopteris crassirhizoma* Nakai   면마과

- 약명 : 관중(貫衆)
- 약용 부위 : 뿌리줄기
- 약효 : 살충, 감기 예방, 해열, 소염
- 용량 : 뿌리줄기 5~10g에 물 750mL를 넣고 2시간 달여서 식후 1시간, 또는 식간에 복용
- 채약 시기 : 10월

깊은 산지에서 자라는 여러해살이풀. 키는 70~80cm. 포자 번식을 한다. 뿌리줄기의 filmaron 성분은 장내 기생충 구제약으로 이름이 높아 조충, 구충, 회충, 요충에 구충제로 써 왔다. 이 밖에도 혈열(血熱)로 인한 피부 종기에 살균, 해열, 소염 작용을 나타낸다. 최근의 임상 연구에서는 면역 기능 항진 작용이 있어서 감기 예방에 효력이 높게 나타났다.

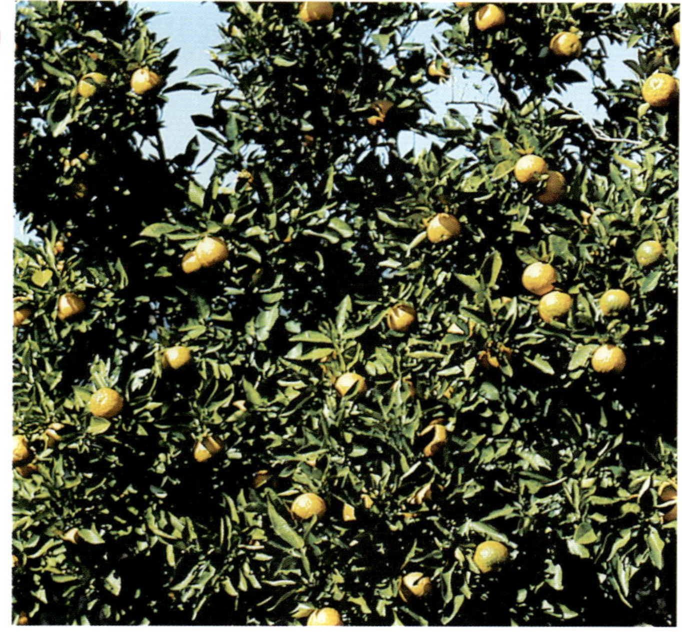
광귤나무

광귤나무   *Citrus aurantium* LINNÉ   운향과

중국 원산으로, 제주 인가에서 자라는 늘푸른 작은큰키나무. 키는 7m 가량. 꽃은 흰색, 4~5월에 핌. 열매는 장과. 꽃봉오리의 방향성 정유 성분은 식욕 부진, 소화불량, 구토 등에 효과를 보인다. 과피도 소화 기능 촉진과 알코올 분해 작용이 있다.

- 약명 : 대대화(玳玳花)
- 약용 부위 : 꽃봉오리
- 약효 : 건위, 소화, 보간
- 용량 : 꽃봉오리 4~8g에 물 700mL를 넣고 6~8분 달여서 식후 1시간에 복용
- 채약 시기 : 5월

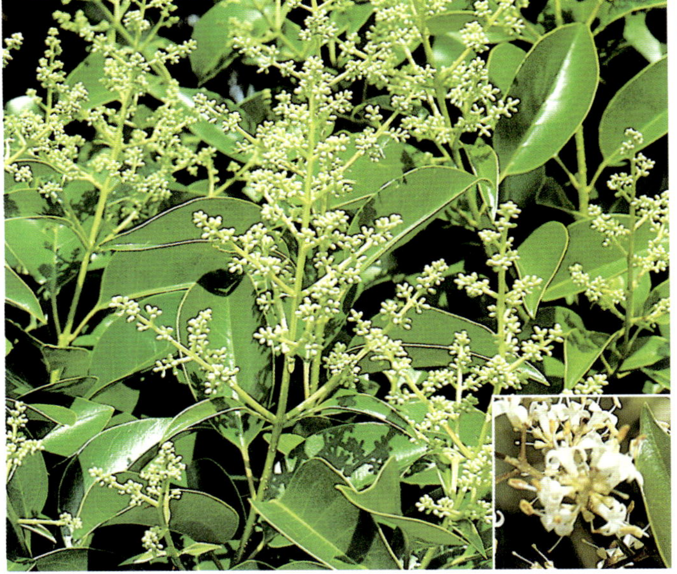

광나무

꽃

광나무 *Ligustrum japonicum* Thunb. 물푸레나무과

- 약명 : 여정실(女貞實)
- 약용 부위 : 열매
- 약효 : 강장, 항노화, 정력 증강
- 용량 : 열매 4~12g에 물 700mL를 넣고 2~3시간 달여서 식후 1~2시간에 복용
- 채약 시기 : 10~11월

남부 지방과 해안에서 자라는 늘푸른떨기나무. 키는 3~5m. 꽃은 흰색, 6~8월에 핌. 열매는 핵과. 열매는 면역 기능 상승 효과가 뛰어나므로 백혈구 감소증에 효력을 얻고, 간 기능 보호력이 있어 만성 간염에 쓰며, 신장 기능 감퇴 증상을 정상으로 유도한다. 또, 높은 콜레스테롤치를 내리며, 항노화 효력이 커서 일찍 머리가 희어지고 눈이 어두워지며 정력이 감퇴되고 피부가 노쇠해지는 증상을 개선시킨다. 병원 미생물의 억제 작용, 항암 효과로 인정받고 있다.

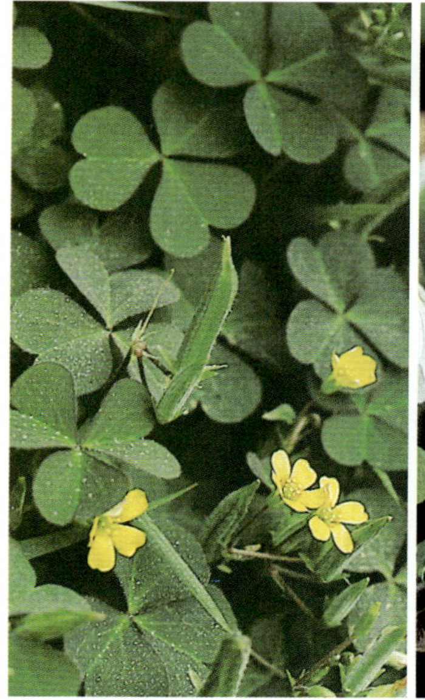

괭이밥

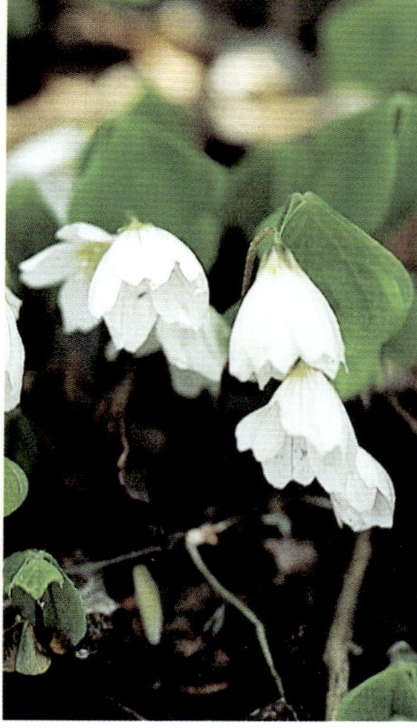

큰괭이밥

괭이밥 *Oxalis corniculata* L. 괭이밥과

전국 각지에서 자라는 여러해살이풀. 키는 10~30cm. 꽃은 노란색, 5~8월에 핌. 열매는 삭과. 전초는 수렴 작용이 강하여 여름에 많이 발생하는 이질과 설사에 장관 수축 효과가 있어서 치유되고, 대장균, 이질균의 발육도 억제시킨다. 전염성 간염에 간 기능 개선 효능이 있고, 발열 증상에도 효험을 보인다. 열이 있으면서 코피, 토혈 증상이 있을 때 치료 반응을 보이고, 종기에도 염증 치료 반응을 일으킨다.

- 약명 : 초장초(酢漿草)
- 약용 부위 : 전초
- 약효 : 소염, 지사, 지혈, 해열
- 용량 : 전초 8~40g에 물 700mL를 넣고 30분~1시간 달여서 식후 1시간에 복용
- 채약 시기 : 9~10월

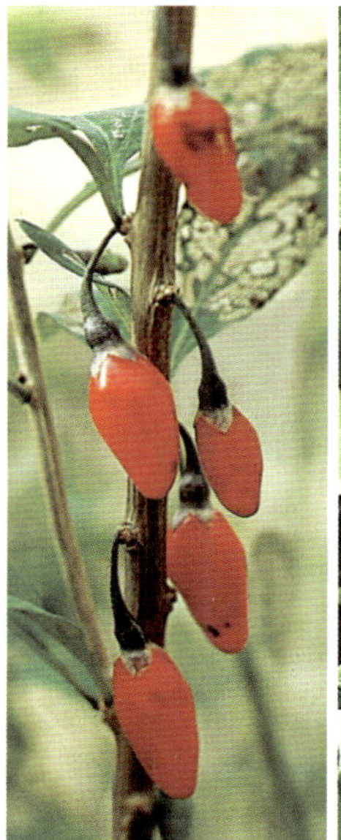

구기자(약재)

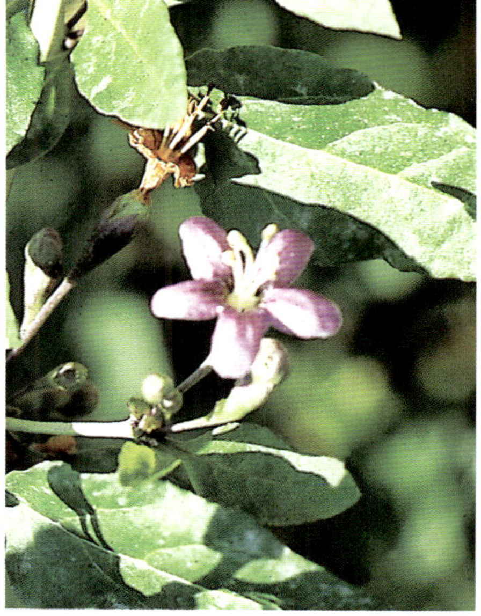

구기자나무

구기자나무 *Lycium chinense* MILLER 가지과

- 약명 : 구기자(枸杞子)
- 약용 부위 : 열매
- 약효 : 강장, 혈당 강하, 고지혈증, 보간
- 용량 : 열매 4~12g에 물 700mL를 넣고 2~3시간 달여서 식전, 식후 1시간에 복용
- 채약 시기 : 9~10월

전국 각지에서 자라는 갈잎떨기나무. 키는 1~4m. 꽃은 자주색, 8~10월에 핌. 열매는 장과. 열매는 간 기능이 감퇴되면서 현훈, 요슬 무력, 안화(眼花) 등에 장복을 하면 호전 반응을 나타낸다. 면역 기능 상승으로 예부터 장수 보약으로 손꼽고 있으며, 혈당을 내리므로 당뇨병에도 유효하다. 지방간의 분해 작용으로 보간 작용이 있고, 고지혈증을 용해시켜 성인병을 예방, 치료하는데 긴요한 약물이다.

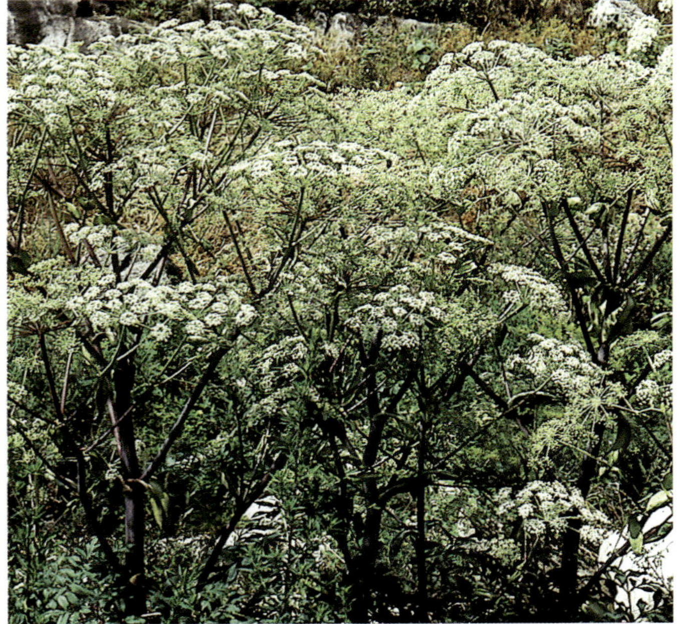

구릿대

구릿대 *Angelica dahurica* BENTHAM et HOOKER   미나리과

전국 각지에서 자라는 여러해살이풀. 키는 1~1.5m. 꽃은 흰색, 6~8월에 핌. 열매는 분과. 뿌리는 두통에 널리 사용된다. 감기로 인한 두통, 축농증, 고혈압, 뇌혈류 장애, 소화불량으로 두통이 나타날 때 진통 효과가 현저하다. 피부염에 항균 작용과 소염 효과가 있어서 치유력을 높이고, 피부 미용 효과도 탁월하다.

- 약명 : 백지(白芷)
- 약용 부위 : 뿌리
- 약효 : 진통, 소염, 항균
- 용량 : 뿌리 4~8g에 물 700mL를 넣고 2~3시간 달여서 1일 2~3회 식후 1시간에 복용
- 채약 시기 : 9~10월

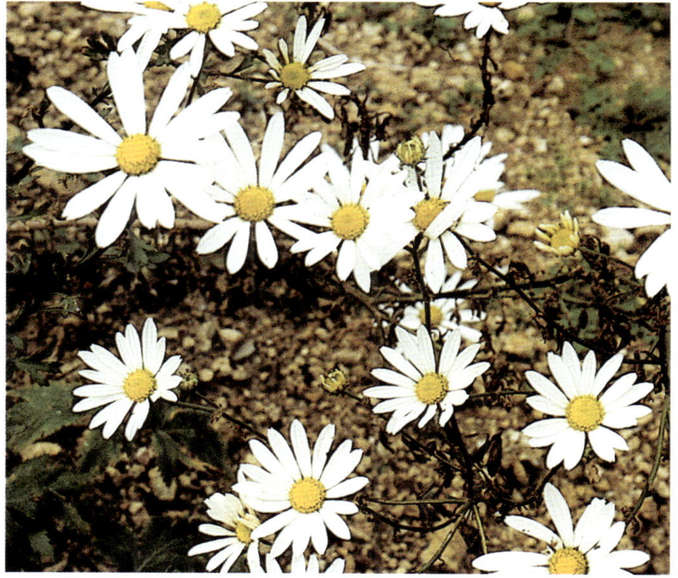

구절초

구절초 *Chrysanthemum zawadskii var. latilobum* KITAGAWA

국화과

- 약명 : 구절초(九折草)
- 약용 부위 : 전초
- 약효 : 월경통, 월경불순, 불임증
- 용량 : 전초 10~15g에 물 700mL에 넣고 1시간 달여서 식전 1시간, 또는 공복에 복용
- 채약 시기 : 9월

산야에 흔하게 자라는 여러해살이풀. 키는 50~80cm. 꽃은 흰색, 연한 붉은색, 9월에 핌. 열매는 수과. 국내에서만 쓰이는 약용 식물이다. 전초는 민간에서 월경불순, 월경통, 대하증, 불임증에 쓰고, 자궁 기능 허약으로 인한 자궁내막염, 월경불순으로 인한 불임에 달여서 쓰거나 알약으로 장복시킨다.

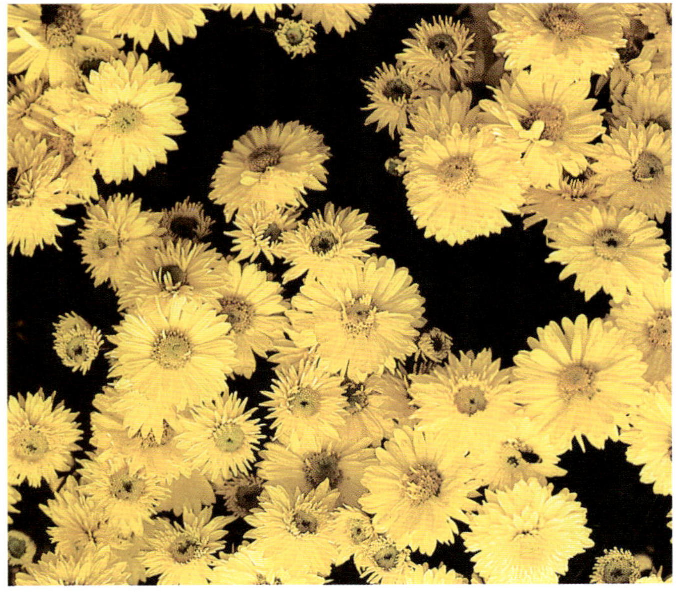

국화

전국 각지의 산에서 자생하는 여러해살이풀. 키는 1m. 꽃은 노란색, 9~10월에 핌. 꽃에는 방향성 정유가 다량 함유되어 있으며, 감기로 인한 오한, 발열, 두통, 현훈 증상을 치료하고, 관상 동맥 장애로 가슴에 동통이 심한 것을 치료하며, 신경 과민으로 인한 고혈압에 혈압 강하 작용을 보인다. 또, 간 기능 장애로 인한 안구 동통, 안화, 시력 감퇴, 물체가 모호하게 보이는 증상에 간 기능 개선과 안구 충혈을 내린다.

- 약명 : 국화(菊花)
- 약용 부위 : 꽃
- 약효 : 해열, 진정, 진통, 혈류 촉진
- 용량 : 꽃 4~8g에 물 700mL를 넣고 2~3시간 달여서 공복에 복용
- 채약 시기 : 10월

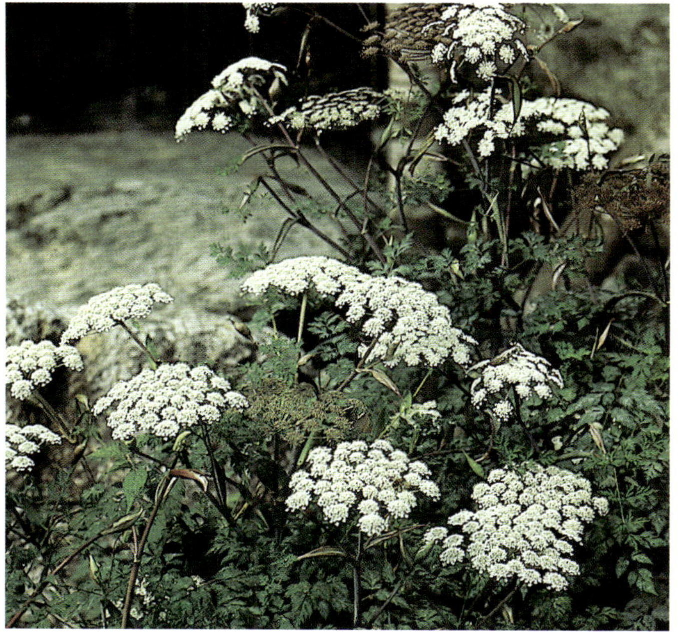

궁궁이   *Angelica polymorpha* Maxim.   미나리과

- 약명 : 산궁궁(山芎藭)
- 약용 부위 : 뿌리
- 약효 : 진통, 혈류 촉진
- 용량 : 뿌리 4~8g에 물 700mL를 넣고 2~3시간 달여서 식후 1시간에 복용
- 채약 시기 : 10월

전국 각지의 산지나 물가에서 자라는 여러해살이풀. 키는 50~150cm. 꽃은 흰색, 7~8월에 핌. 뿌리가 두통에 치유 효과를 보이는 것은 뇌혈류를 촉진케 하고, 또 진통 효과가 나타나므로 효력을 얻는다. 감기로 두통이 있을 때에도 쓰지만, 이 때에는 갈근, 백지, 강활 등과 배합해서 써야 효과가 있다.

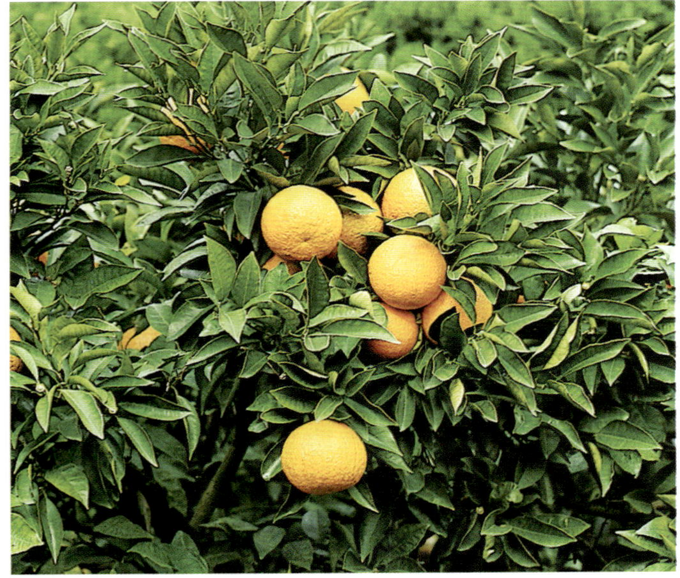

굴나무

굴나무 *Citrus unshiu* MARKO. 운향과

일본 원산으로, 제주에서 재배하는 늘푸른작은큰키나무. 키는 5m 가량. 꽃은 흰색, 6월에 핌. 열매는 장과. 굴 껍질은 소화 기관이 허약하여 식욕이 없고 소화액도 떨어지며, 구토, 설사, 물변이 잦은 사람에게 응용된다. 간 기능을 활성화시키고 염증을 제거시키는 소염 효과도 나타낸다. 감기에 진해, 거담 작용을 하므로 많이 이용하는 데, 특히 소화 장애가 있으면서 감기 증상을 보일 때 효과가 뚜렷하다.

- 약명 : 굴피(橘皮)
- 약용 부위 : 굴 껍질
- 약효 : 건위, 소화, 소염
- 용량 : 굴 껍질 4~12g 에 물 700mL를 넣고 2~3시간 달여서 식후 1시간에 복용
- 채약 시기 : 11월

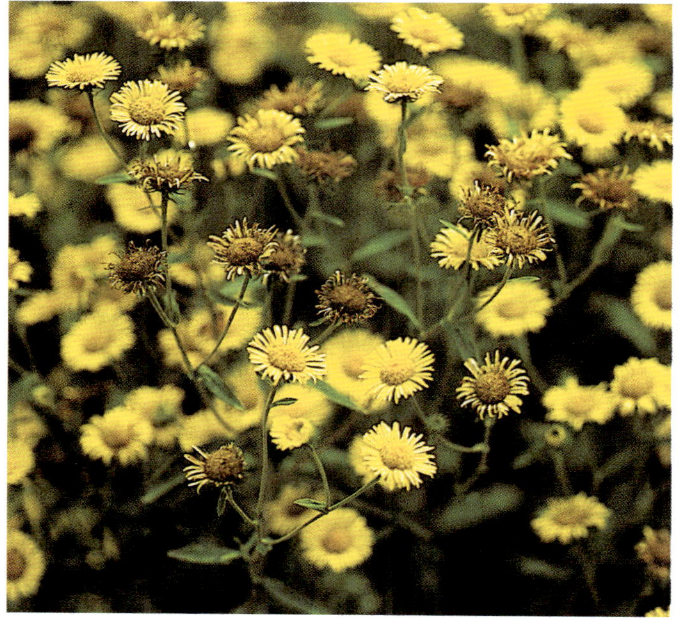

금불초 *Inula britannica* L. ssp. *japonica* KITAMURA · 국화과

- 약명 : 선복화(旋覆花)
- 약용 부위 : 꽃
- 약효 : 진구, 거담, 소화
- 용량 : 꽃 3~8g에 물 700mL를 넣고 30분 달여서 식후 1시간에 복용
- 채약 시기 : 9월

전국 각지에서 자라는 여러해살이풀. 키는 40~60cm. 꽃은 노란색, 8~9월에 핌. 열매는 수과. 꽃은 딸꾹질로 메스껍고 구토, 복부 창만 증상이 있을 때, 거담 작용과 기운을 증강시키면서 소화력을 돕는 효과가 있다. 체내에 수분이 정체되어 몸이 붓는 증상에도 쓴다. 기관지 경련성 천식에 유효하고, 간 보호 작용을 보이며, 백일해에도 쓰인다.

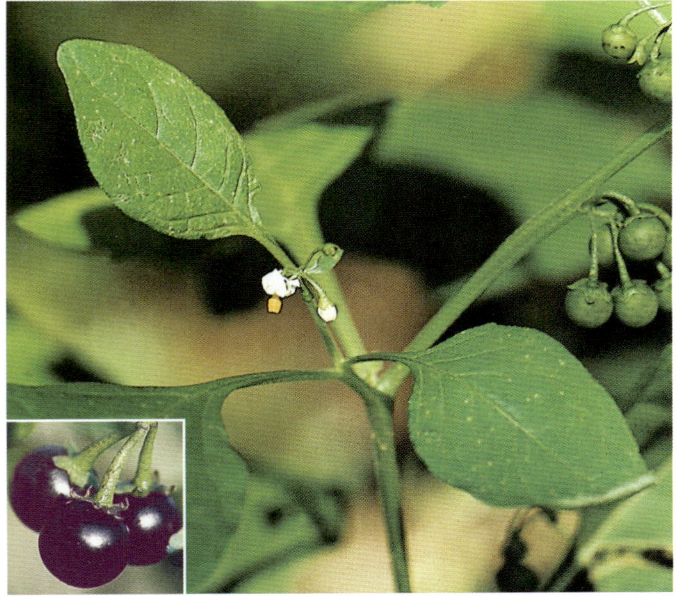

열매

까마중

까마중   *Solanum nigrum* L.   가지과

전국 각지의 밭가나 길가에 자라는 한해살이풀. 키는 20~90cm. 꽃은 흰색, 5~10월에 핌. 열매는 장과. 전초는 최근에 항암 효과가 있다는 것이 알려져 암 치료제로 많이 사용된다. 그러므로 자궁경부암, 식도암, 유선암, 폐암, 간암에 달여서 복용한다. 그리고 소아가 모유나 우유에 체했을 때에도 달여서 복용한다. 또, 항염증 작용이 있어서 인후염이나 종기, 피부 소양증에 효력이 있다.

- 약명 : 용규(龍葵)
- 약용 부위 : 전초
- 약효 : 항암, 건위, 항염증
- 용량 : 전초 8~15g에 물 700mL를 넣고 2~3시간 달여서 식후 1시간에 복용
- 채약 시기 : 9월

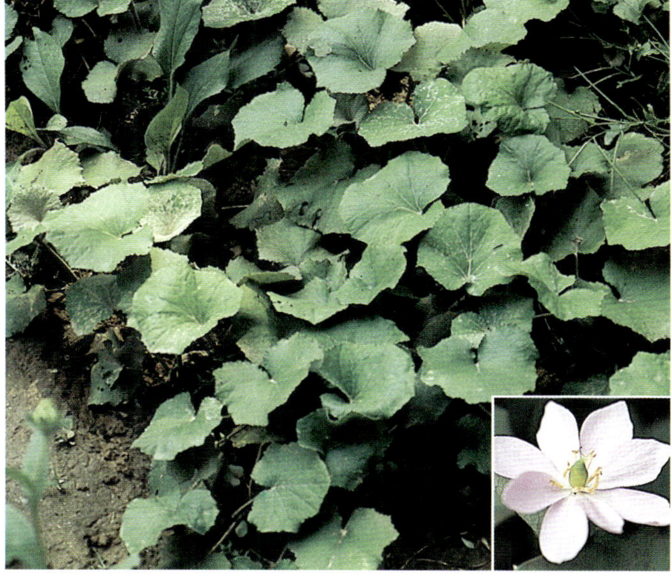

깽깽이풀

꽃

깽깽이풀 *Jeffersonia dubia* BENTH. et HOOK.　　매자나무과

- 약명 : 선황련(鮮黃連)
- 약용 부위 : 뿌리줄기
- 약효 : 건위, 소화, 소염, 해열, 지혈
- 용량 : 뿌리줄기 4~8g에 물 700mL를 넣고 2~3시간 달여서 식후 1시간에 복용
- 채약 시기 : 9월

경북 이북 지방의 산지에서 자라는 여러해살이풀. 키는 30cm 가량. 꽃은 홍자색, 4~5월에 핌. 열매는 삭과. 뿌리줄기는 고미 건위약으로 식욕 부진, 소화불량, 위산과다, 열을 띤 구토에 탁월한 반응을 보인다. 황련이 들어 있는 berberine 성분이 함유되어 있어서 소염, 해열, 살균 작용도 한다. 그러나 국내에는 물량이 적어서 약용하기에는 부족하다. 일반적으로 소화기 장애에서 나타나는 장염, 설사, 복통, 이질에 현저한 반응을 보인다.

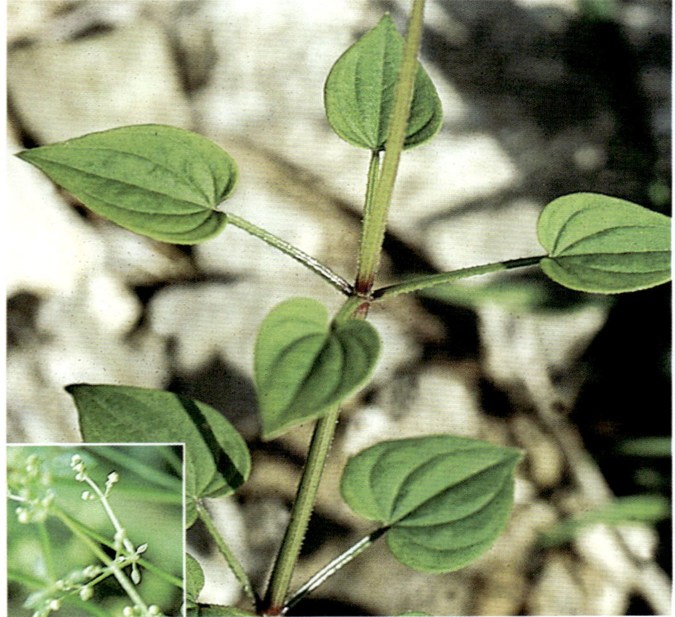

꽃

꼭두서니

꼭두서니　*Rubia akane* N.　　꼭두서니과

전국 각지의 들이나 산에서 자라는 여러해살이풀. 키는 1m 가량. 꽃은 노란색, 6~8월에 핌. 열매는 장과. 뿌리는 소아가 열이 많고 활동량이 많아 코피를 자주 흘릴 때 탁월한 효과가 있고, 토혈, 자궁 출혈, 대변 출혈에 지혈, 해열 반응을 보인다. 또, 혈액 순환 개선 효과가 크므로 월경통과 무월경 등에 통경, 진통 효과를 나타낸다.

- ◆ 약명 : 천초근(茜草根)
- ◆ 약용 부위 : 뿌리
- ◆ 약효 : 지혈, 활혈
- ◆ 용량 : 뿌리 4~12g에 물 700mL를 넣고 2~3시간 달여서 식전, 식후 1시간에 복용
- ◆ 채약 시기 : 9~10월

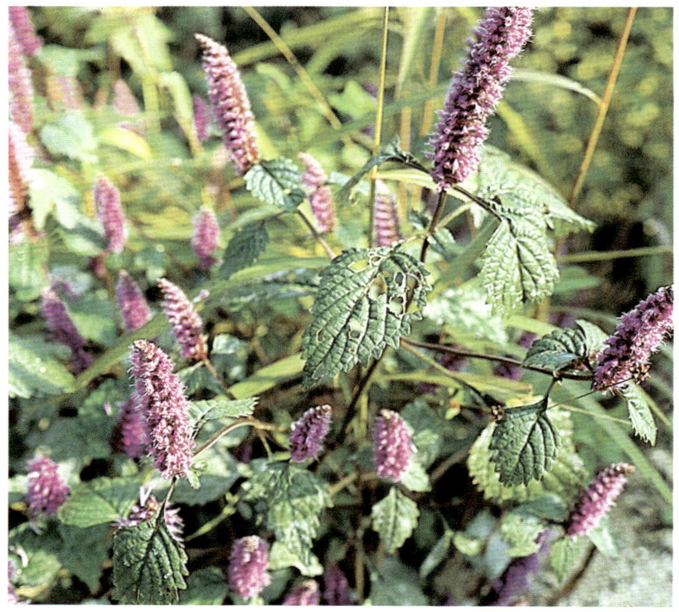

꽃향유

꽃향유 *Elsholtzia splendens* N. ex F. Maekawa 꿀풀과

- 약명 : 향유(香薷)
- 약용 부위 : 전초
- 약효 : 해열, 발한, 건위
- 용량 : 전초 4~8g에 물 700mL를 넣고 2~3시간 달여서 공복에 복용
- 채약 시기 : 10월

중부 이남 지방에서 자라는 한해살이풀. 키는 20~50cm. 꽃은 보라색, 9~10월에 핌. 열매는 소견과. 전초는 방향성 정유 성분이 다량 함유되어 있어서 가벼운 발한, 해열 작용을 일으킨다. 특히, 여름 감기에 조금 땀을 내어 치료할 때 널리 활용되고, 또 여름철에 식중독으로 복통, 설사, 구토가 있을 때 응용된다. 이와 같은 효력은 위액 분비 촉진과 대장 연동 자극 작용으로 위장 평활근의 억제 효과가 있기 때문이다.

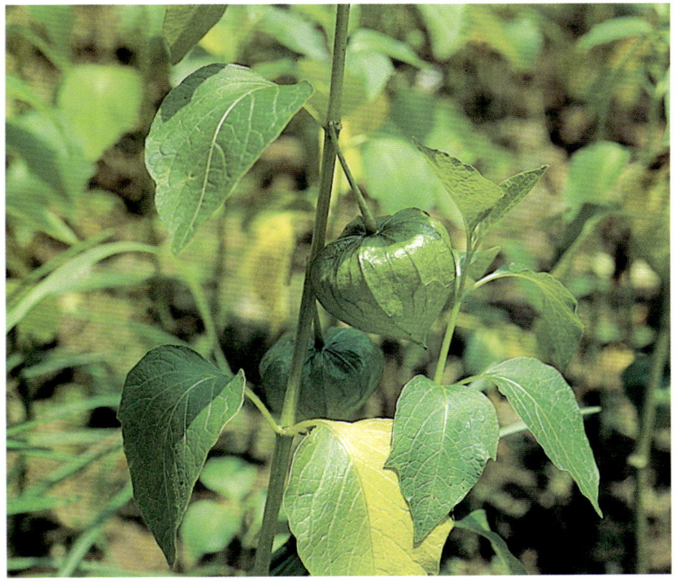

꽈리

꽈리 *Physalis alkekengi* L. var. *franchetii* Hort.   가지과

전국 각지의 인근에 심는 한해살이풀. 키는 30 ~50cm. 꽃은 흰색, 6~7월에 핌. 열매는 장과. 전초 는 급성 인후염으로 기침이 심하고 열이 있으면서 가 래가 끓는 증상에 해열, 소염 작용을 보이면서 치유 된다. 급성 간염에 간 효소가 급격하게 상승하면서 황달이 되는 증상에도 개선 반응을 보인다. 잘 치유 되지 않는 피부염, 단독, 악창, 종기에 짓찧어서 환 부에 바른다. 녹농균, 황색포도상구균의 발육을 억제 시키고, 자궁 흥분 작용을 나타낸다.

- 약명 : 산장(酸漿)
- 약용 부위 : 전초
- 약효 : 소염, 해열, 항균
- 용량 : 전초 8~15g 에 물 700mL를 넣고 2~3시간 달 여서 식후 1시간에 복용
- 채약 시기 : 9~10월

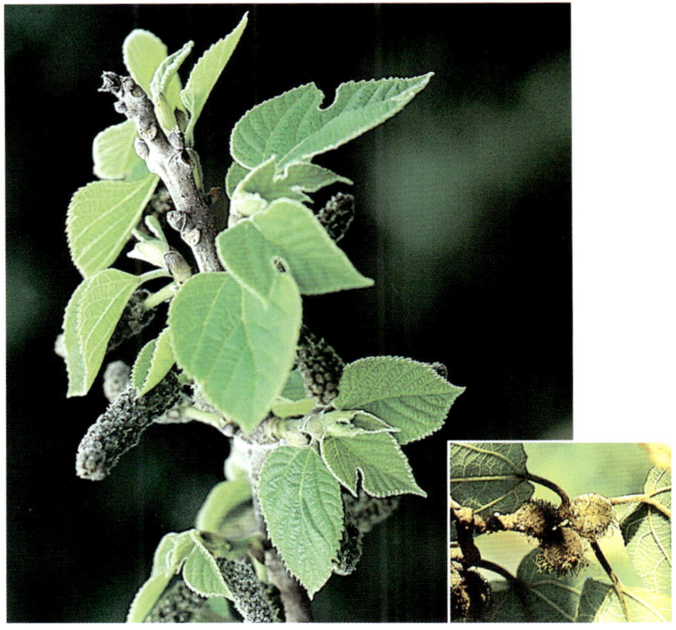

꾸지나무

저실(약재)

꾸지나무　　*Broussonetia papyrifera* VEN'T.　　뽕나무과

- 약명 : 저실(楮實)
- 약용 부위 : 열매
- 약효 : 소염, 지혈, 해수
- 용량 : 열매 4~8g에 물 700mL를 넣고 2~3시간 달여서 식후 1시간에 복용
- 채약 시기 : 8~10월

　전국 각지의 산지에서 자라는 갈잎작은큰키나무. 키는 12m 가량. 꽃은 붉은색, 5월에 핌. 열매는 핵과. 열매는 급성 간염으로 시력 감퇴 증상을 보이고, 눈물이 나며, 갈증과 발열 증상을 보일 때 쓰고, 열을 수반하면서 토혈, 코피, 자궁 출혈이 있을 때 지혈, 해열 효과를 얻는다. 외과적인 상처를 입었을 때에도 지혈 반응을 보인다.

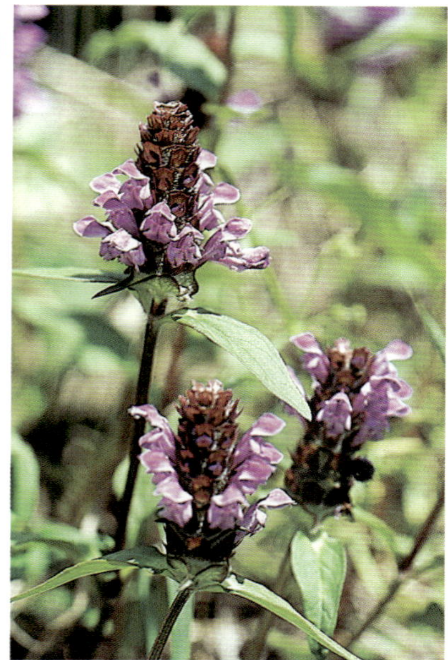

꿀풀

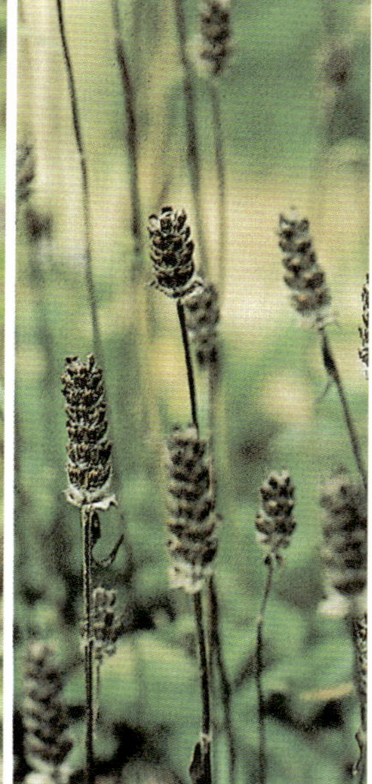

열매

꿀풀 *Prunella vulgaris* L. var. *asiatica* Hara 꿀풀과

전국 각지에서 자라는 여러해살이풀. 키는 20~30cm. 꽃은 적자색, 5~7월에 핌. 열매는 소견과. 전초는 신경 과민으로 간 기능에 손상을 받아서 간 수치가 상승되고, 간 부위가 부어 있으며, 가끔 구토와 소화 장애, 혈압 상승, 간화(肝火)로 인한 안구 충혈과 현훈이 나타나는 증상에 효력이 있다. 그리고 급성 황달형 전염성 간염에도 유효하다.

- 약명 : 하고초(夏枯草)
- 약용 부위 : 전초
- 약효 : 소염, 해열, 간염, 고혈압
- 용량 : 전초 8~15g에 물 700mL를 넣고 30분 달여서 식후 1시간에 복용
- 채약 시기 : 6월

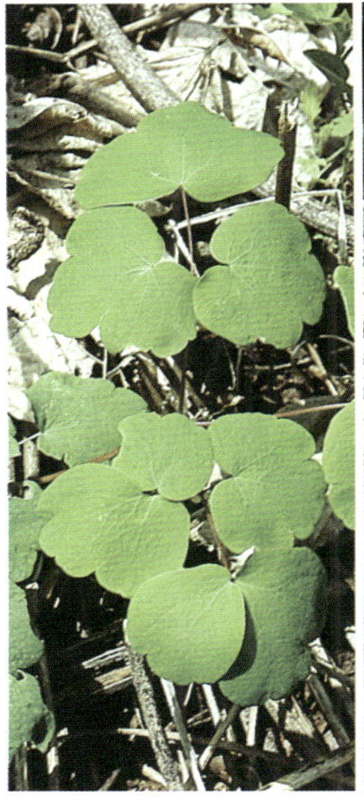

마미련(약재)

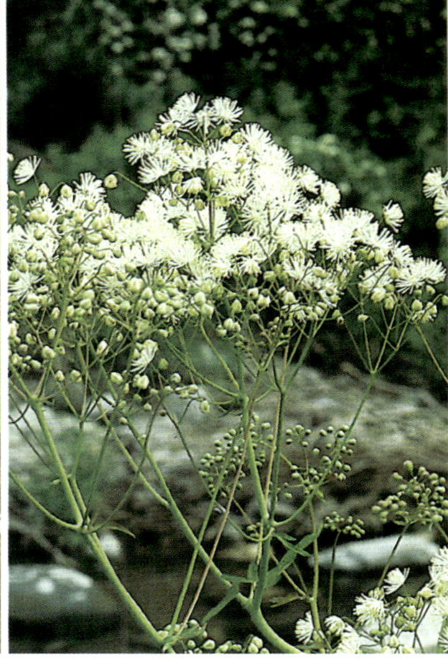

꿩의다리

꿩의다리 *Thalictrum aquilegifolium L.* 미나리아재비과

- 약명 : 마미련(馬尾連)
- 약용 부위 : 잎
- 약효 : 소염, 해열, 진통, 피부염
- 용량 : 잎 4~8g에 물 700mL를 넣고 2~3시간 달여서 식후 1시간에 복용
- 채약 시기 : 8~9월

전국 각지의 산지에서 자라는 여러해살이풀. 키는 1m 가량. 꽃은 흰색, 6월에 핌. 열매는 수과. 잎은 급성 황달에 담즙 분비 촉진과 간 기능 개선 효과를 나타내고, 해열, 진통, 소염 작용이 있어서 편도선염, 결막염, 종기 등에도 활용할 수 있다. 또, 피부 습진이나 삼출성 피부염 등에 외용으로 가루를 내어 환부에 붙이면 염증이 없어지면서 치유된다.

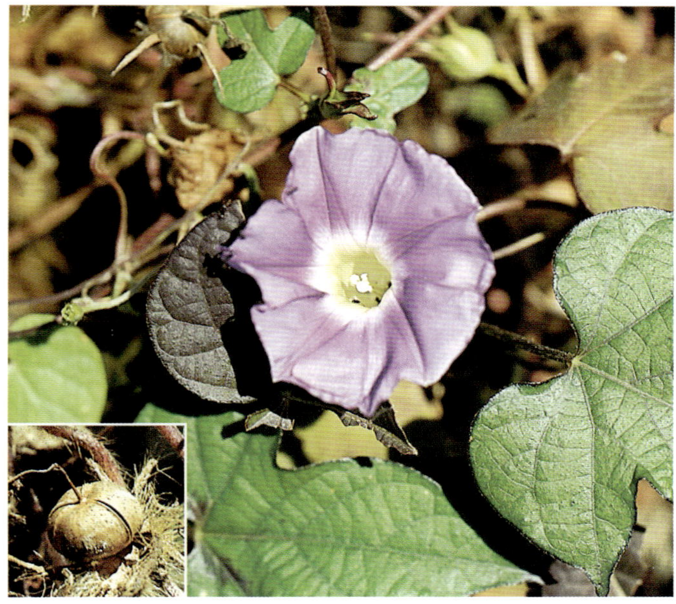

흑축(약재)

나팔꽃

나팔꽃 *Pharbitis nil* Choisy　　　　　　메꽃과

아시아 원산으로, 전국 각지에서 자라는 덩굴성 한해살이풀. 키는 2~3m. 꽃은 보라색, 9월에 핌. 열매는 삭과. 종자의 pharbitin 성분은 장관 안에서 연동 작용을 촉진시키므로 설사를 일으킨다. 그러므로 변비 환자는 치료 효과를 보이지만, 설사를 잘 하는 사람에게는 사용하지 않는다. 또, 이뇨 작용도 현저하여 급성 신장염, 만성 신우신염, 폐수종, 간경화 복수 등에 널리 이용된다.

- 약명 : 흑축(黑丑)
- 약용 부위 : 종자
- 약효 : 변비, 이뇨, 해독, 소염
- 용량 : 종자 4~12g에 물 700mL를 넣고 2~3시간 달여서 식후 1시간에 복용
- 채약 시기 : 9~10월

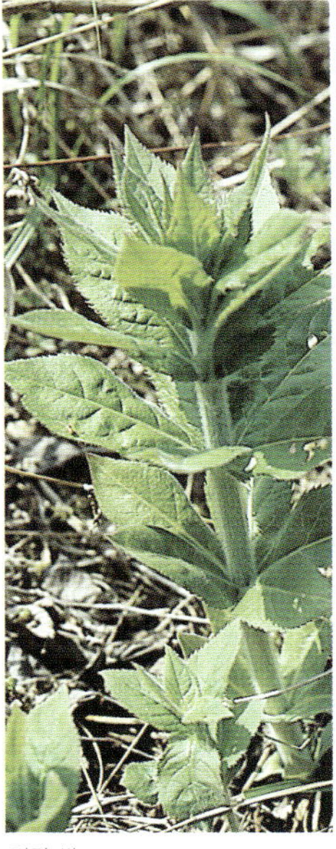

어린 싹

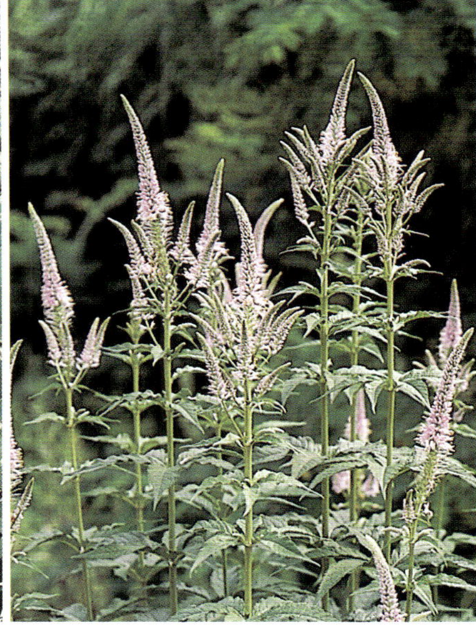

냉초

냉초　*Veronicastrum sibiricum* PENNELL　　현삼과

- 약명 : 참룡검(斬龍劍)
- 약용 부위 : 전초
- 약효 : 해열, 소염, 이뇨, 지혈
- 용량 : 전초 4~8g에 물 700mL를 넣고 2~3시간 달여서 식후 1시간에 복용
- 채약 시기 : 9~10월

비교적 고산 지방의 한랭한 곳에서 자라는 여러해살이풀. 키는 50~100cm. 꽃은 보라색, 7~8월에 핌. 열매는 삭과. 전초는 감기로 인한 고열로 갈증과 번열이 나고, 땀이 없는 증상을 해소시키고, 해열 작용도 보인다. 신경통으로 허리가 아픈 것을 치료하고, 관절염, 근육통에도 다른 약(모과, 우슬)과 배합해서 사용하면 효력을 얻는다. 방광염에도 소염 작용으로 소변을 잘 보게 하며, 외과적인 출혈 증상을 보일 때에는 생것을 짓찧어서 환부에 붙인다.

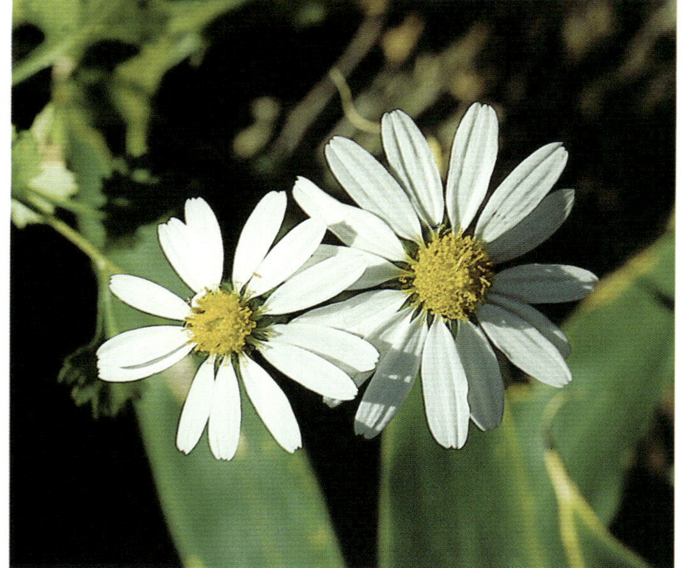

넓은잎구절초

넓은잎구절초 *Chrysanthemum zawadskii* Herbich var. *latilobum* Kitamura

국화과

전국 각지의 산기슭에서 자라는 여러해살이 풀. 키는 30~40cm. 꽃은 흰색, 분홍빛이 도는 흰색, 8~10월에 핌. 열매는 수과. 전초는 민간에서 부인들의 월경불순, 대하증, 무월경, 불임증 등에 응용되고 있을 뿐이다. 아랫배와 자궁 냉증으로 월경 장애가 있을 때 장기 복용을 하면 기능이 회복된다.

- 약명 : 구절초(九折草)
- 약용 부위 : 전초
- 약효 : 통경, 불임증
- 용량 : 전초 4~15g에 물 700mL를 넣고 30분~1시간 달여서 식전 1시간, 또는 알약으로 복용
- 채약 시기 : 9~10월

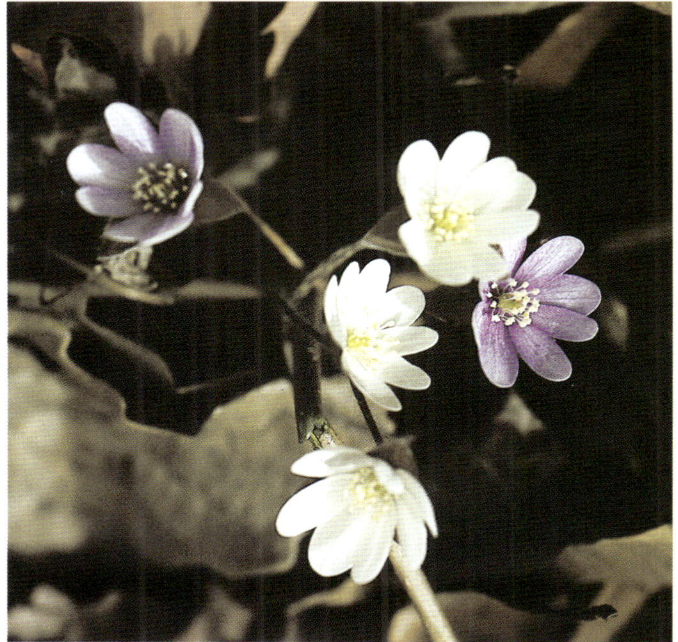

노루귀　*Hepatica asiatica* N.　　미나리아재비과

- 약명 : 장이세신(獐耳細辛)
- 약용 부위 : 뿌리줄기
- 약효 : 진통, 소염
- 용량 : 뿌리줄기 6~8g에 물 700mL를 넣고 1~2시간 달여서 식후 1~2시간에 복용
- 채약 시기 : 9월

전국 각지에서 나는 여러해살이풀. 키는 5cm 가량. 꽃은 흰색, 붉은색, 3월에 핌. 열매는 수과. 뿌리줄기는 근육과 뼛속이 은근히 아프면서 저리고 시린 것을 치료한다. 그러므로 격심한 운동이나 노동력을 과다하게 소모시켜서 일어나는 전신통에 유익한 반응을 나타낸다. 이외에도 관절염에 쓰이기도 한다.

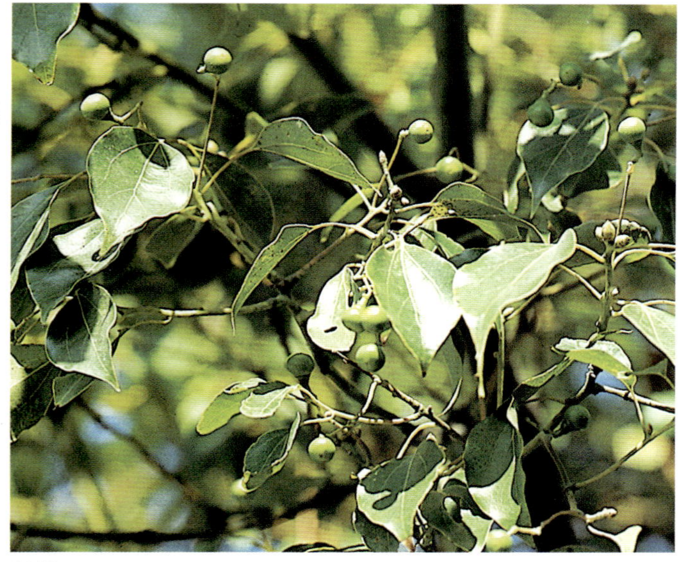

녹나무

녹나무   *Cinnamomum camphora* SIEB.   녹나무과

제주 남부 지방에서 자라는 늘푸른큰키나무. 키는 20m 가량. 꽃은 흰색, 5월에 핌. 열매는 장과. 나무의 수액을 증류시켜 얻은 결정체는 주로 방향성 정유 성분으로 이루어졌다. 특히, 장뇌(camphor) 성분은 강력한 심근 수축 작용이 있어서 쇼크나 인사 불성이 되었을 때 강심 작용이 뛰어나다. 심장 쇠약이나 관상 동맥 장애로 동통을 일으킬 때에도 쓰인다. 피부궤양, 종기, 소양증 개선, 악창, 화상 등에 외용하면 살균, 방부 작용을 얻어 치료 반응을 보인다.

- 약명 : 장뇌(樟腦)
- 약용 부위 : 수액
- 약효 : 강심, 항궤양, 살균, 방부
- 용량 : 수액 0.2~0.5g에 물 700mL를 넣고 2~3시간 달여서 알약으로 복용
- 채약 시기 : 1년 내내
- 금기 : 1g 이상 복용하면 심장이 정지될 수 있다.

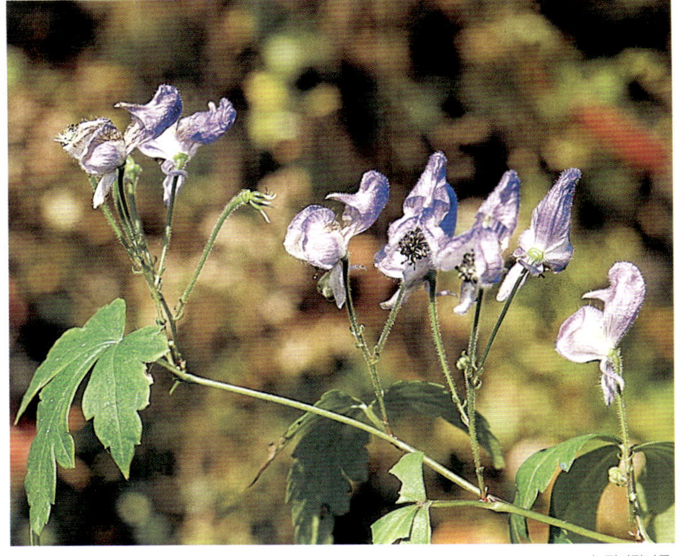

놋젓가락나물 *Aconitum cilliare* DC.　　미나리아재비과

- 약명 : 초오(草烏)
- 약용 부위 : 뿌리
- 약효 : 진통, 진정, 소염
- 용량 : 뿌리 2~4g에 명태, 돼지 족발을 물과 함께 8~10시간 달이거나, 또는 감초와 검은콩을 넣고 10시간 달여서 식후 1시간에 복용
- 채약 시기 : 9~10월

전국 각지의 산지에서 자라는 여러해살이풀. 키는 2m 가량. 꽃은 남자색, 8~9월에 핌. 열매는 골돌. 뿌리는 맹독성의 aconitine 성분을 함유하고 있어서 진통, 진정, 항염증, 국부 마비 작용을 보이면서 간장과 콩팥, 뇌세포의 파괴 작용 및 위점막 출혈을 나타낸다. 그러므로 사용할 때에는 반드시 제독해서 써야 한다. 팔다리의 운동과 신경마비 증상을 개선시키고 통증을 완화시킨다. 혈압이 낮고 배가 차서 아픈 증상과 두통에도 효력을 나타낸다.

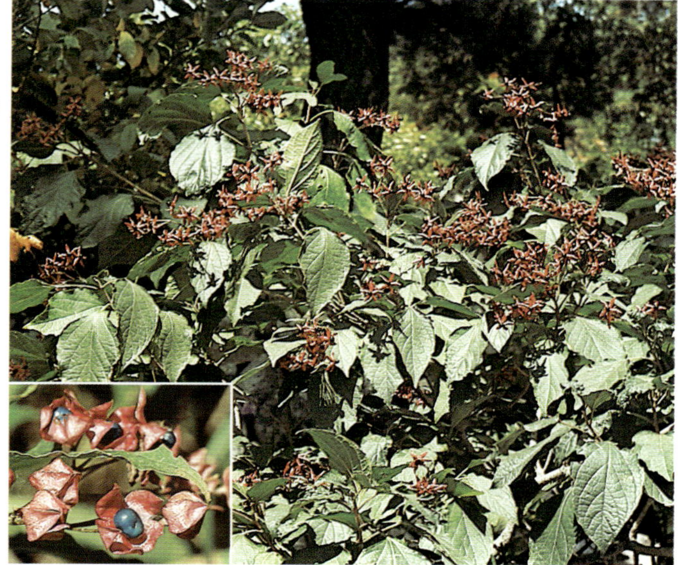

열매

누리장나무

누리장나무 *Clerodendron trichotomum* Thunb.   마편초과

황해 이남 지방의 산기슭에서 자라는 갈잎떨기나무. 키는 2m 가량. 꽃은 적백색, 7~8월에 핌. 열매는 핵과. 가지는 혈압 강하 작용이 현저하다. 두통과 어지럼증, 안화 등에 효력을 나타낸다. 이와 같은 반응은 동물 실험에서도 확인된 바 있다. 이 밖에도 관절염, 사지마비 동통을 풀어 주므로, 중풍으로 인한 팔다리의 운동마비, 신경마비 증상에 치료 반응을 나타낸다. 또, 피부 습진, 소양증에도 효력을 나타낸다.

- 약명 : 취오동(臭梧桐)
- 약용 부위 : 가지, 잎
- 약효 : 진통, 소염, 혈압 강하
- 용량 : 가지 또는 잎 8~12g에 물 700mL를 넣고 2~3시간 달여서 식후 1시간에 복용, 또는 피부에 외용
- 채약 시기 : 9~10월

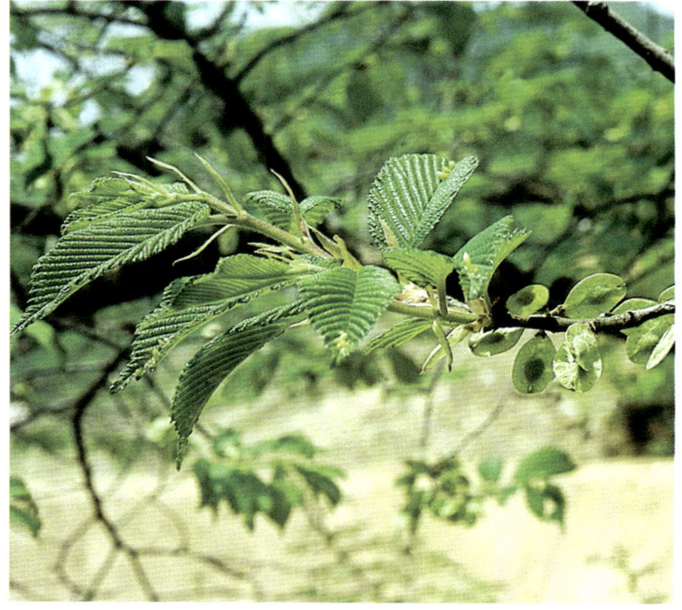

느릅나무　*Ulmus davidiana var. japonica* Nakai　　느릅나무과

- 약명 : 유백피(榆白皮)
- 약용 부위 : 나무 껍질
- 약효 : 소염, 지혈, 항암
- 용량 : 나무 껍질 3~6g에 물 800mL를 넣고 2시간 달여서 식후 1시간에 복용, 또는 외상에는 환부에 붙임.
- 채약 시기 : 1년 내내

산지에서 자라는 갈잎큰키나무. 키는 6~7m 가량. 꽃은 녹색, 4월에 핌. 열매는 시과. 혈액 순환 개선 효과가 있어서 타박상으로 인한 울혈을 제거시키고, 골절상에도 효과가 있다. 지혈 반응은 외상 출혈이나 위·십이지장 궤양 출혈, 소변 출혈에 효력을 나타낸다. 국내에서는 항암, 축농증, 화농성 질환에 널리 쓰이고 있다.

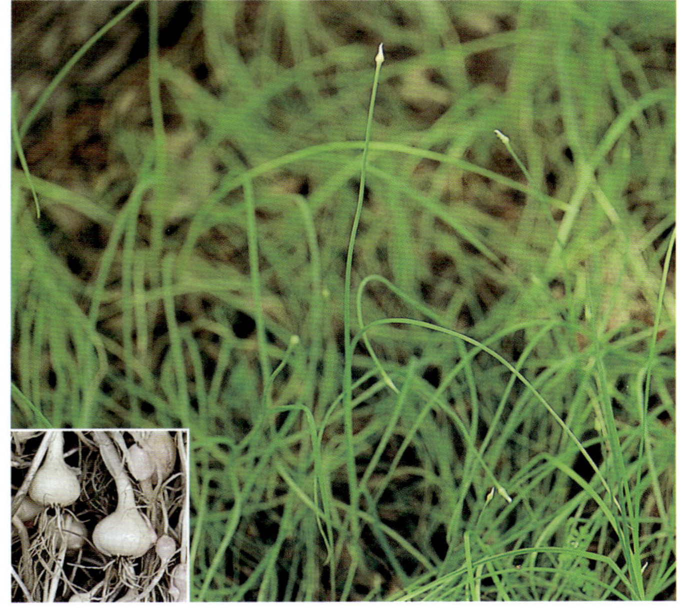

소산(약재)　　　　　　　　　　　　　　　　　　　　달래

달래　*Allium monanthum* Maxim.　　　　　　　　백합과

　중부 지방의 산과 들에서 자라는 여러해살이풀. 키는 5~12cm. 꽃은 흰색, 4월에 핌. 열매는 삭과. 비늘줄기는 식용으로 쓰이나 실제 야생하는 것은 매운맛과 향기가 강한데, 이러한 성분들은 위장에 들어가서 위액 분비 촉진으로 소화불량, 복통, 구토, 설사, 복부 팽만, 식욕 감퇴 증상을 개선시키는 데 큰 효력을 나타낸다. 특히, 몸이 차고 혈압이 낮고 묽은 변을 보는 이들에게 효력이 있다.

- 약명 : 소산(小蒜)
- 약용 부위 : 비늘줄기
- 약효 : 건위, 소화, 항균
- 용량 : 비늘줄기 8~20g에 물 700mL를 넣고 2~3시간 달여서 식후 1시간에 복용
- 채약 시기 : 3~5월

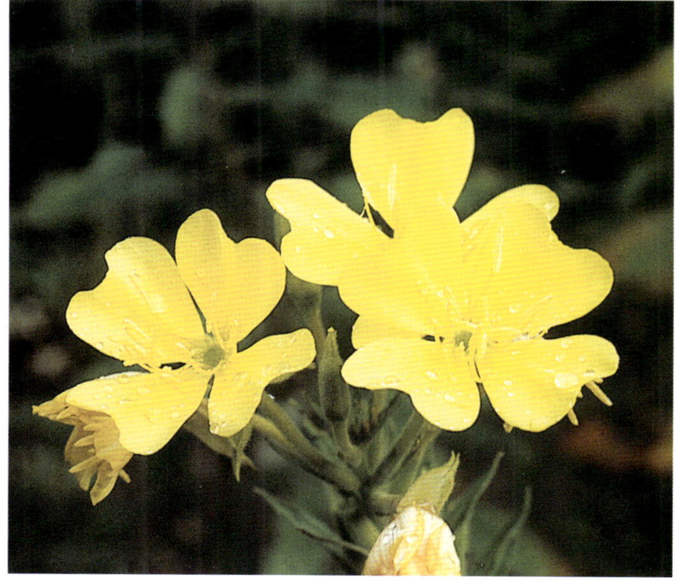

달맞이꽃

달맞이꽃   *Oenothera odorata* JACQ.   바늘꽃과

- 약명 : 월견초(月見草), 월견자(月見子)
- 약용 부위 : 뿌리, 종자
- 약효 : 해열, 고지혈증
- 용량 : 뿌리 6~12g, 종자 4~8g을 건조하여 뿌리는 1시간, 종자는 2시간 달여서 먹거나 기름을 복용
- 채약 시기 : 전초는 여름, 종자는 가을

칠레 원산으로, 전국 각지에서 자라는 여러해살이풀. 키는 50~90cm. 꽃은 노란색, 7~8월에 핌. 열매는 삭과. 일반 감기로 열이 많고 편도선이 붓는 증상에 종자를 복용하면 해열 효과를 보이면서 감기와 인후염이 치료된다. 종자에서 채취한 기름은 콜레스테롤치를 낮추므로 동맥경화증 예방과 치료에 좋은 반응을 일으킨다.

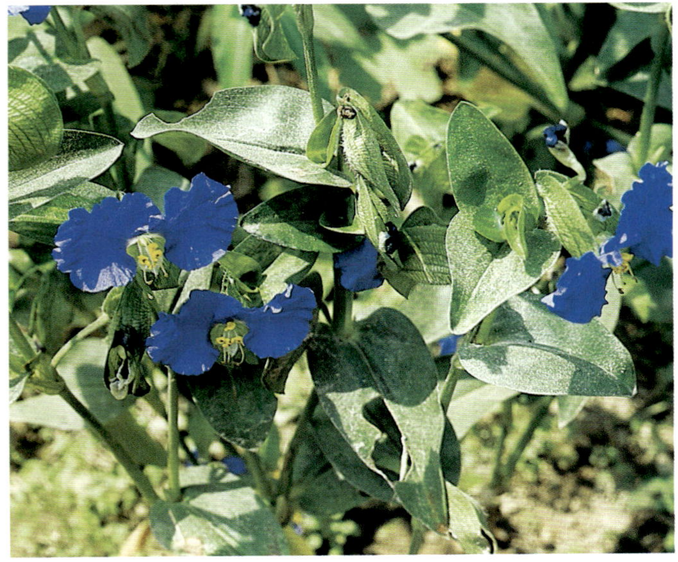

닭의장풀

닭의장풀 *Comnelina communis* L.   닭의장풀과

전국 각지의 습지에서 자라는 한해살이풀. 키는 15~50cm. 꽃은 자주색, 7~9월에 핌. 열매는 삭과. 전초는 당뇨병에 달여서 복용하면 혈당을 내리고 구갈증이 해소되며 몸이 가벼워지지만, 당뇨가 완쾌되지는 않는다. 해열, 해독 작용이 있어서 피부 종기나 인후염에도 소염 작용을 보이므로 치료 효과를 얻는다. 유행성 감기로 고열, 전신통과 오한이 있을 때에도 복용하면 효력을 얻는다. 또, 이뇨 작용이 현저하여 전신 부종, 방광염, 요도염, 신장염 등에 효력을 나타낸다.

- 약명 : 압척초(鴨跖草)
- 약용 부위 : 전초
- 약효 : 이뇨, 해열, 해독, 항균
- 용량 : 전초 8~20g에 물 700mL를 넣고 1시간 달여서 공복에 복용
- 채약 시기 : 8~9월

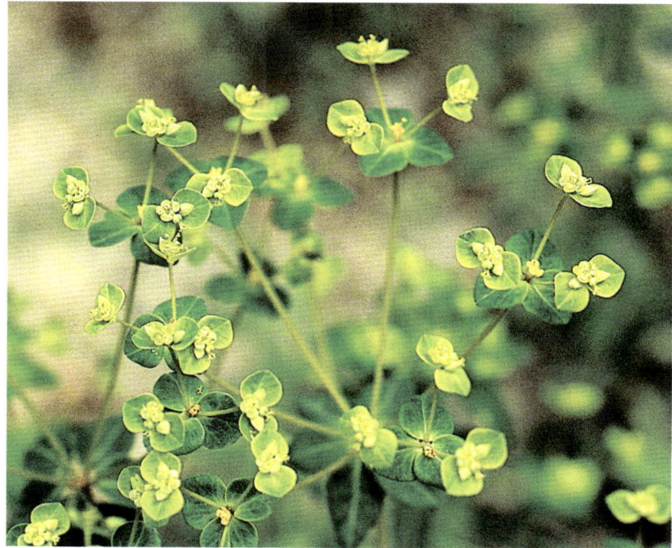

대극

대극 *Euphorbia pekinensis* RUPR.   대극과

- 약명 : 대극(大戟)
- 약용 부위 : 뿌리
- 약효 : 이뇨, 해열, 소염, 피부염
- 용량 : 뿌리 1~1.5g에 물 700mL를 넣고 2~3시간 달여서 식전 1시간에 복용
- 채약 시기 : 9~10월
- 금기 : 1.5g 이상 사용하면 구토, 현훈, 흉민 등의 부작용을 일으킴.

전국 각지의 산에 자라는 여러해살이풀. 키는 80cm. 꽃은 황록색, 6월에 핌. 열매는 삭과. 뿌리는 독성과 약력이 강하여 강력한 이뇨 작용을 한다. 복부 팽만 수종으로 전신이 붓고 소변을 못 보는 급성 신우신염, 간디스토마 복수, 간경화 복수 등에 응용되지만, 허약한 사람에게는 쓸 수 없으며, 용량도 최소화해서 사용해야 한다. 피부 종기나 발진, 림프선염에도 효력이 있다.

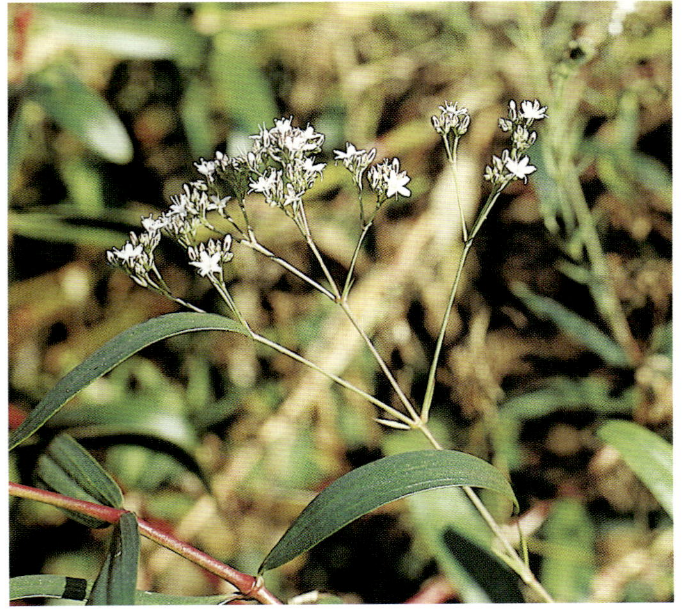

대나물

대나물　*Gypsophila oldhamiana* MIQ.　석죽과

전국 각지의 산이나 들에서 자라는 여러해살이풀. 키는 50~100cm. 꽃은 흰색, 6~7월에 핌. 열매는 삭과. 뿌리는 병후 미열이나 과로로 인한 미열감이 있을 때 팔다리 속까지 쑤시면서 아프고, 때로는 식은땀을 흘리는 사람에게 빠른 효과를 보인다. 소아가 밥을 잘 못 먹고 미열이 나면서 자주 보챌 때 복용시키면 열이 내리면서 빠른 해열 반응을 보인다.

- 약명 : 은시호(銀柴胡)
- 약용 부위 : 뿌리
- 약효 : 해열, 지한
- 용량 : 뿌리 4~12g에 물 700mL를 넣고 2~3시간 달여서 식후 1시간에 복용
- 채약 시기 : 9~10월

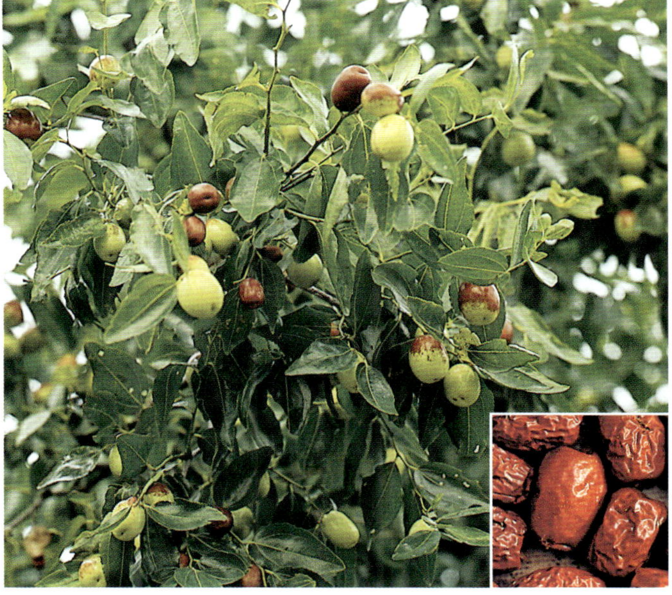

대추나무

대추(약재)

대추나무   *Zizyphus jujuba var. inermis* REHDER   갈매나무과

- 약명 : 대추[大棗]
- 약용 부위 : 열매
- 약효 : 진정, 정신 불안, 불면, 식욕 감퇴
- 용량 : 과실 10~30g에 물 1L를 넣고 2시간 달여서 식후 1시간, 또는 식간에 복용
- 채약 시기 : 9월

각지에서 재배하는 갈잎큰키나무. 키는 10~15m. 꽃은 녹색, 5월에 핌, 열매는 핵과. 대추 속에 당 성분들은 진정, 완화 작용을 나타내므로 신경 과민, 긴장, 흥분을 가라앉힌다. 기력 상승 효과가 있어서 피곤, 무력, 빈혈, 대변이 묽거나 식욕 감퇴 증상을 개선시킨다. 여성의 갱년기 장애로 인한 우울증 치료에 효력이 높고, 정신 불안, 심계 항진, 불면, 꿈이 많은 증상에 유효하다.

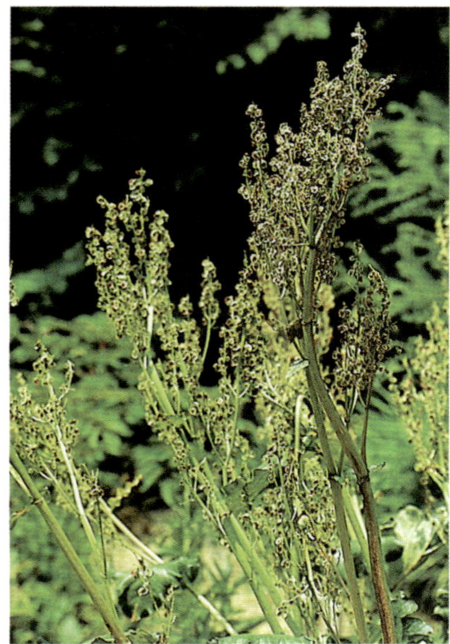

대황

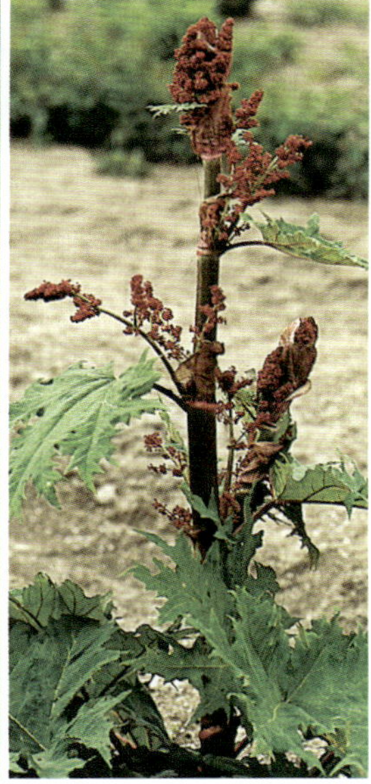

장엽대황

대황 *Rheum undulatum* L. 마디풀과

각지에서 재배하는 여러해살이풀. 키는 1~ 1.5m. 꽃은 연한 녹색, 7~8월에 핌. 열매는 수과. 뿌리는 쓴맛이 강하고, emodin, rhein 등의 성분이 다량 들어 있어서 대장과 결장에 긴장을 증가시키고, 장관 운동을 증가시켜 설사를 일으킨다. 그러므로 변비 환자에게는 특효약이다. 소량(4g 이내)을 쓰면 고미 건위약이 되지만 다량을 사용했을 때에는 설사를 일으키며, 해열, 소염 작용이 신속하다.

- 약명 : 대황(大黃)
- 약용 부위 : 뿌리
- 약효 : 해열, 변비, 소염, 항균
- 용량 : 뿌리 2~12g에 물 700mL를 넣고 2~3시간 달여서 식전 1시간에 복용
- 채약 시기 : 10월

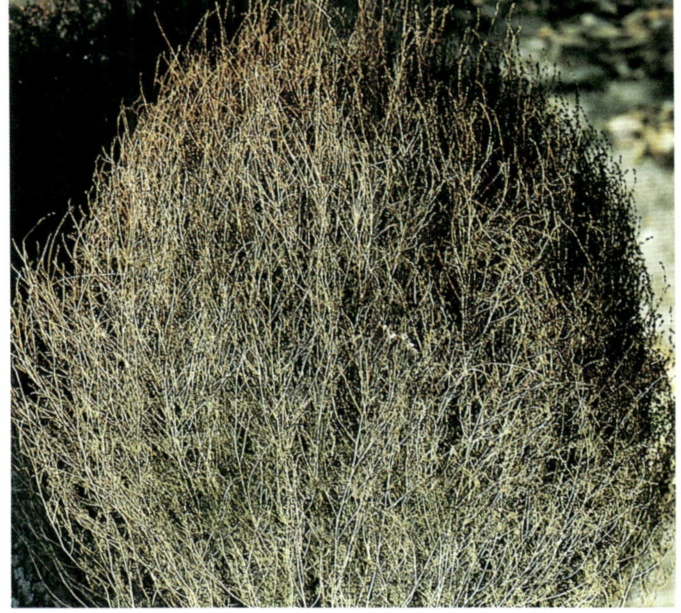

댑싸리

댑싸리   *Kochia scoparia* Schrader   명아주과

- 약명 : 지부자(地膚子)
- 약용 부위 : 종자
- 약효 : 이뇨, 해열, 소염
- 용량 : 종자 4~12g에 물 700mL를 넣고 2~3시간 달여서 식전 1시간에 복용
- 채약 시기 : 9~10월

중국 원산으로, 각지에서 재배하는 한해살이 풀. 키는 1~1.5m. 꽃은 연한 녹색, 7~8월에 핌. 열매는 포과. 종자는 이뇨 작용이 현저하여 방광염, 요도염, 신우신염, 신장염 등에 효력을 나타내는데, 특히 방광염에 요도에서 열감을 느끼고 통증이 은은하게 있으면서 소변의 양이 적고 불쾌감을 호소하면서, 소변을 자주 보지만 시원하게 배설이 안 되는 증상에 탁월한 반응을 보인다.

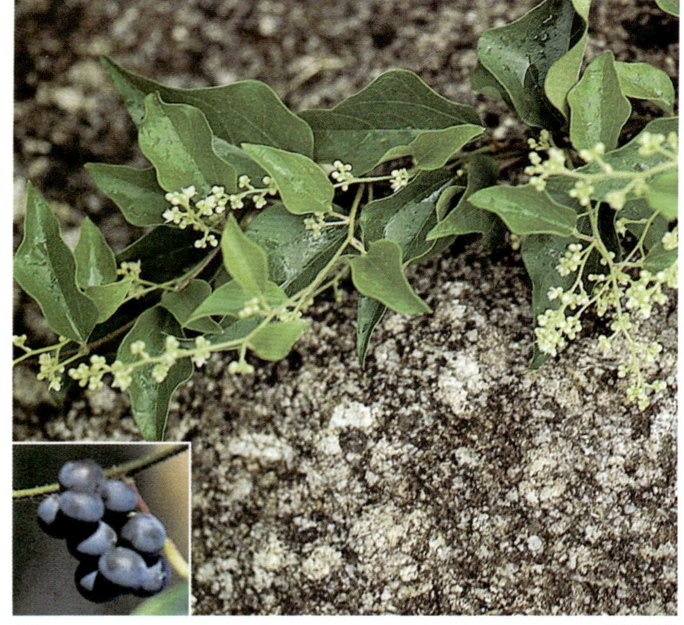

열매

댕댕이덩굴

댕댕이덩굴 *Cocculus trilobus* DC.　　　새모래덩굴과

황해 이남 지방의 산기슭에서 자라는 갈잎덩굴나무. 키는 3m 가량. 꽃은 황백색, 5~6월에 핌. 열매는 핵과. 뿌리는 관절염으로 환부가 붓고, 굴신할 수가 없으며, 열이 있는 증상에 해열, 소염, 진통의 효과를 나타낸다. 또, 급성 신우신염과 요도염, 방광염에 이뇨 작용을 보이고, 혈압 강하 작용도 있다.

- 약명 : 목방기(木防己)
- 약용 부위 : 뿌리
- 약효 : 해열, 소염, 진통
- 용량 : 뿌리 4~8g에 물 700mL를 넣고 2~3시간 달여서 식전 1시간에 복용
- 채약 시기 : 9~10월

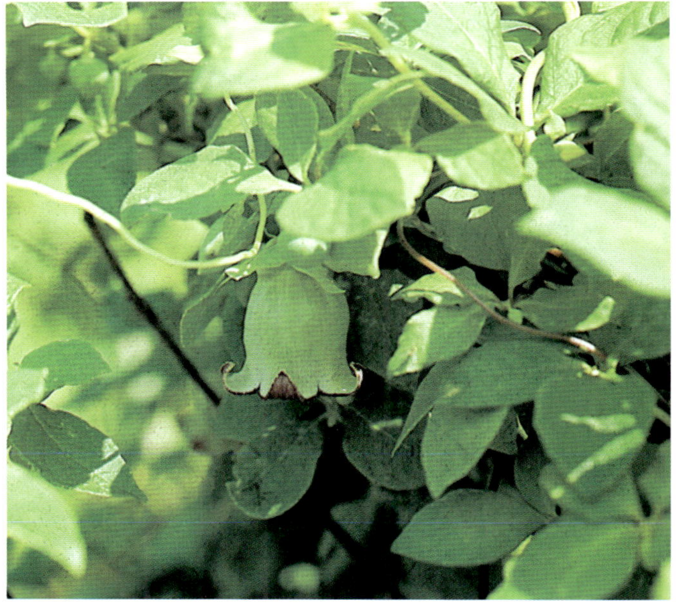

더덕

더덕 *Codonopsis lanceolata* TRAUTV.   초롱꽃과

- 약명 : 양유근(羊乳根)
- 약용 부위 : 뿌리
- 약효 : 소염, 해열, 진해, 강장
- 용량 : 뿌리 4~8g에 물 700mL를 넣고 2~3시간 달여서 식후 1시간에 복용
- 채약 시기 : 9~10월

전국 각지의 산지에서 자라는 여러해살이풀. 키는 1~1.5m. 꽃은 연한 녹색, 7~8월에 핌. 열매는 삭과. 뿌리는 소염 작용이 있어서 유방염, 폐농양, 충수염, 종기 등에 활용되는 것은 염증 제거와 함께 배농 효과도 있기 때문이다. 열이 많은 사람에게 항피로 작용이 있는 것은, 이 약이 적혈구 수를 증가시키면서 백혈구를 감소시키기 때문이며, 진해 작용도 나타난다.

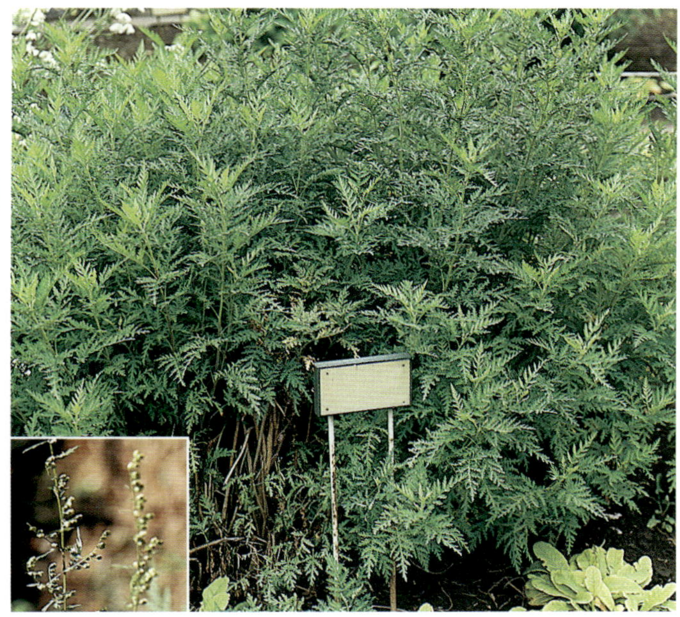

꽃

더위지기

더위지기　*Artemisia iwayomogi* KITA.　　국화과

　　전국 각지에서 자라는 갈잎떨기나무. 키는 1m. 꽃은 회황색, 7~8월에 핌. 열매는 수과. 국내에서 판매되는 인진은 95% 이상 이 약을 쓰지만 어디까지나 대용품. 그러나 간 보호 작용이 뛰어나서 간염, 간경화, 간암에 간 기능 활성화 반응이 매우 신속하다. 실험에서도 간 효소 활성화와 지방 분해 촉진, 조직 재생력도 유의성을 나타냈다. 이외에도 건위, 소화, 심장비대에도 유효하다.

◆ 약명 : 한인진(韓茵蔯)
◆ 약용 부위 : 전초
◆ 약효 : 보간, 이뇨
◆ 용량 : 전초 8~12g에 물 750mL를 넣고 2시간 달여서 식후 1시간에 복용
◆ 채약 시기 : 8~9월

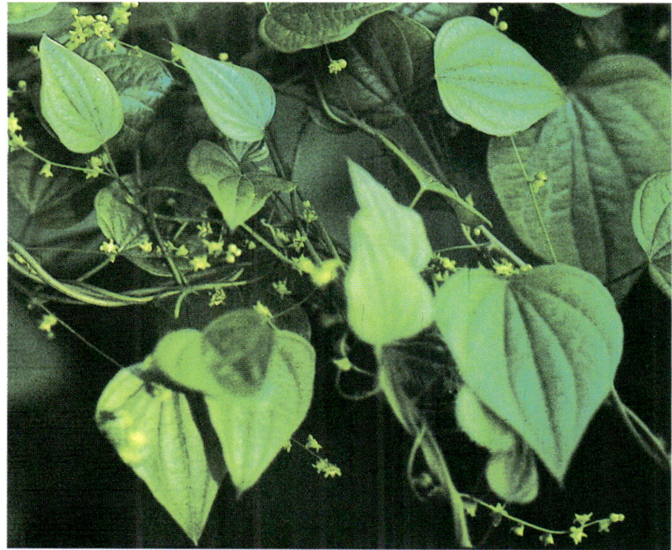

도꼬로마

도꼬로마   *Dioscorea tokoro* Makino   마과

- 약명 : 비해(萆薢)
- 약용 부위 : 뿌리줄기
- 약효 : 진통, 소염, 이뇨, 항염증
- 용량 : 뿌리줄기 6~12g에 물 700mL를 넣고 2~3시간 달여서 식후 1시간에 복용
- 채약 시기 : 9~10월

전국의 산이나 들에서 자라는 여러해살이 덩굴식물. 꽃은 연한 녹색, 5~7월에 핌. 열매는 삭과. 뿌리줄기는 사지통, 관절염, 허리 디스크, 퇴행성 관절염, 골다공증 등에 소염, 진통 작용으로 효력을 얻는다. 본디 마과의 마속이므로 보익하는 효력이 있다. 체력을 보강시키면서 염증을 치료하고, 골질과 근육의 수축 작용을 높여 주므로 빠른 효과를 보게 된다. 또, 이뇨 작용도 있어서 소변을 볼 때 요로 동통, 작열감, 불쾌감, 보고 나서 시원치 않고 색이 우윳빛을 보이는 증상에 신속한 반응을 보인다.

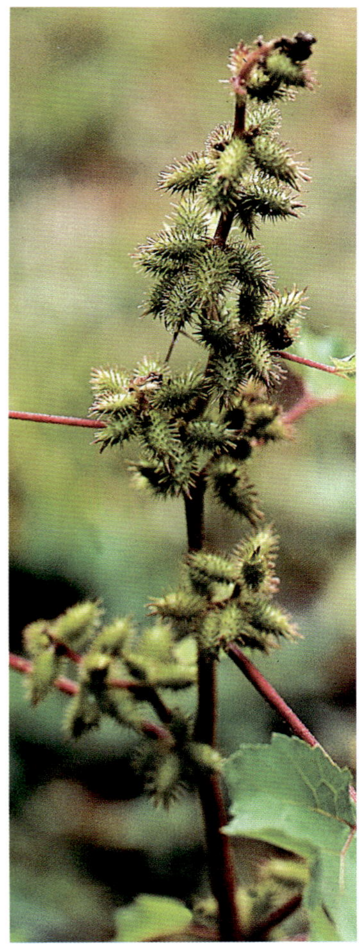

도꼬마리

도꼬마리
Xanthium strumarium L.
국화과

전국 각지의 산이나 들에서 자라는 한해살이풀. 키는 1.5m 가량. 꽃은 노란색, 8~9월에 핌. 열매는 수과. 열매는 만성 비염에 소염, 진통 효과가 뛰어나서, 코가 막히고 호흡 곤란, 두통, 냄새를 맡지 못하고, 콧물을 흘리며, 머리가 휑하고 약간의 어지럼증을 일으키는 증상에 효력이 있다. 피부 소양증에 사용하면 가려움증이 없어지고 피부염도 치유된다.

- 약명 : 창이자(蒼耳子)
- 약용 부위 : 열매
- 약효 : 진통, 소염, 혈압 강하, 항균
- 용량 : 열매 8~12g에 물 700 mL를 넣고 1시간 달여서 1일 2~3회 식후 1시간에 복용
- 채약 시기 : 9~10월
- 금기 : 빈혈, 두통

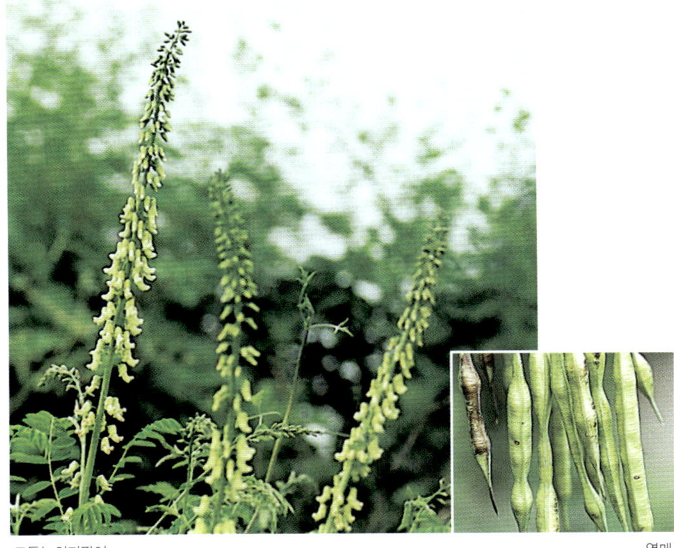

도둑놈의지팡이

열매

도둑놈의지팡이　*Sophora flavescens* AITON　　　콩과

- 약명 : 고삼(苦蔘)
- 약용 부위 : 뿌리
- 약효 : 소염, 해열, 살균, 간염
- 용량 : 뿌리 4~12g 에 물 700mL를 넣고 2~3시간 달여서 공복에 복용
- 채약 시기 : 9~10월

전국 각지에서 자라는 여러해살이풀. 키는 80~120cm. 꽃은 연한 노란색, 6~8월에 핌. 열매는 협과. 뿌리는 맛이 쓰고, 해열 작용을 보이므로 급성 세균성 이질, 발열성 장염, 만성 직장염, 만성 기관지염, 기관지천식, 백혈구 감소증, 자궁내막염 등에 효력을 나타낸다. 급성 간염으로 발열, 간 기능 감퇴, 황달 등에 효력이 있고, 피부의 염증으로 농포가 지면서 가렵고 진물이 흐르면서 미열이 날 때 해열, 살균, 소염의 효력이 있으며, 소변을 잘 보지 못하고 붉은색을 띨 때에도 활용된다.

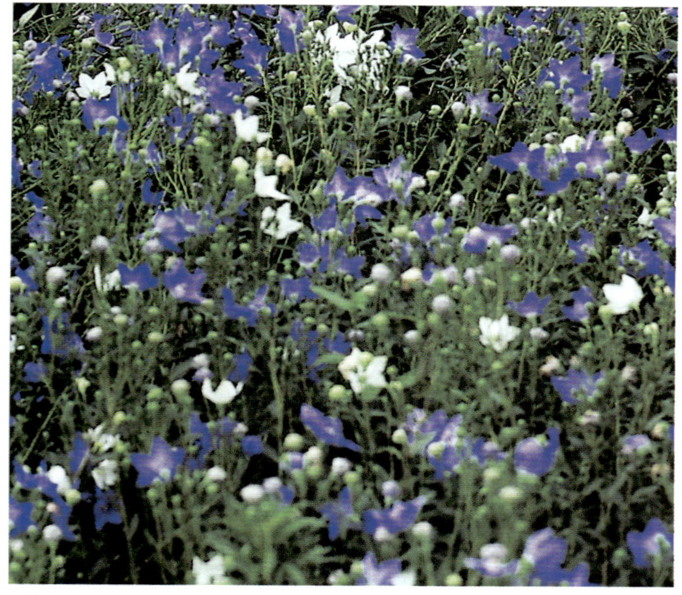

도라지

도라지 *Platycodon grandiflorum* A. DC. 초롱꽃과

전국 각지에서 자라는 여러해살이풀. 키는 50~ 100cm. 꽃은 흰색, 보라색, 7~8월에 핌. 열매는 삭과. 뿌리는 감기, 기침으로 해수, 천식, 가래가 많은 때에 신통한 효력이 있고, 항염증 작용도 나타낸다. 폐결핵으로 피고름을 토해 내는 증상에 진해, 배농 작용이 신속하고, 폐렴으로 숨을 몰아쉬고, 발열, 천식, 객담이 많을 때 사용한다. 인후염이나 편도선염에 감초와 같이 달여서 입에 물고 있다가 넘긴다. 소아 폐렴에도 신속한 치료 반응을 얻는다.

- 약명 : 길경(桔梗)
- 약용 부위 : 뿌리
- 약효 : 진해, 거담, 소염
- 용량 : 뿌리 4~15g에 물 700mL를 넣고 2~ 3시간 달여서 식후 1시간에 복용
- 채약 시기 : 9~10월

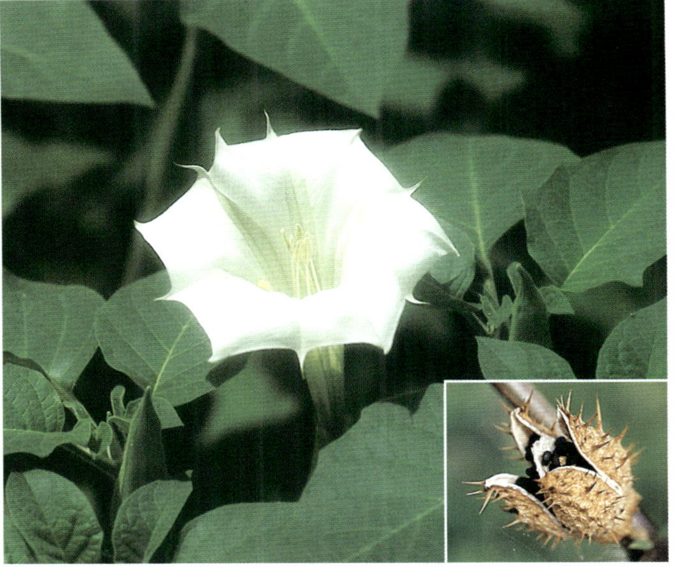

독말풀

열매

독말풀 *Datura stramonium* L. 　　　가지과

- 약명 : 만다라(曼陀羅)
- 약용 부위 : 잎, 꽃
- 약효 : 진통, 피부염, 타박상
- 용량 : 잎 또는 꽃 0.5 ~1g에 물 700mL를 넣고 2~3시간 달여서 식후 1시간에 복용
- 채약 시기 : 9~10월
- 금기 : 신체 허약자

　열대 아시아 원산으로, 각지에서 자라는 한해살이풀. 키는 1~1.2m. 꽃은 흰색, 5~9월에 핌. 열매는 삭과. 꽃은 마취 작용이 있어서, 예전에는 외과 수술시에 마취용으로 써 왔다. 기관지천식, 만성 기관지염에 진해 작용이 신속하나, 1일 1회 1개만 써야 한다. 중추 신경에 작용하여 진정 작용을 나타내고, 피부염에도 사용한다. 복통, 사지 경련 동통, 타박상 등에 통증을 완화시킬 목적으로 사용한다.

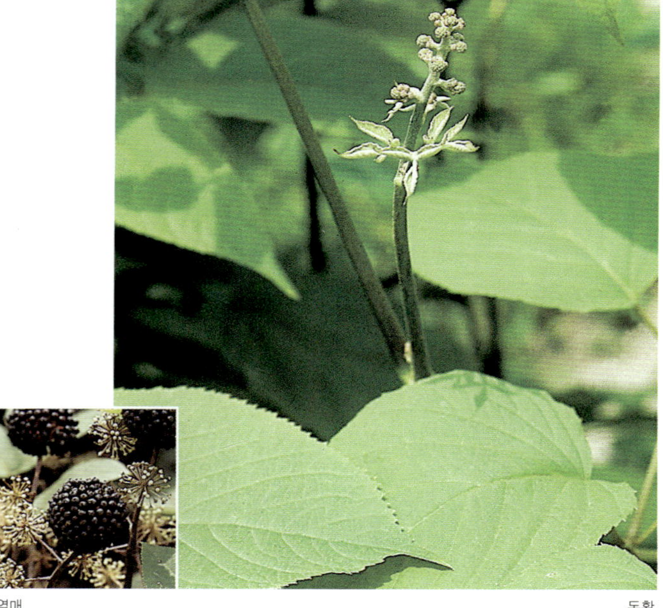

열매

독활

독활 *Aralia cordata* Thunb.　　　　　　　　두릅나무과

전국 각지의 산지에서 자라는 여러해살이풀. 키는 1.5m 가량. 꽃은 연한 녹색, 7~8월에 핌. 열매는 핵과. 뿌리는 허리 디스크와 관절염, 류머티스성 관절염, 고관절염 등에 소염, 진통제로 사용하고 있으며, 감기, 몸살로 전신통을 호소하는 증상에 해열, 진통 효과가 있고, 노동력을 과다하게 사용함으로써 나타나는 근육무력증, 요통 등에도 활용된다.

- 약명 : 총목(楤木)
- 약용 부위 : 뿌리
- 약효 : 진통, 소염, 해열
- 용량 : 뿌리 4~8g에 물 700mL를 넣고 2~3시간 달여서 식후 1시간에 복용
- 채약 시기 : 9~10월

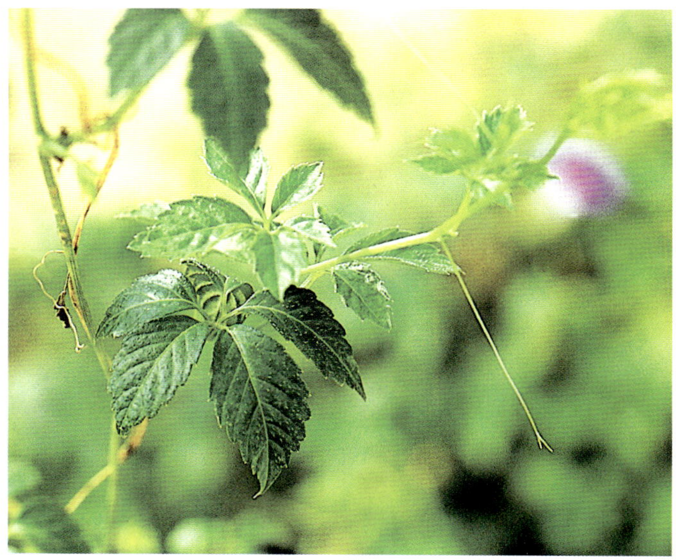

돌외

돌외 *Gynostemma pentaphyllum* Makino　　박과

- 약명 : 교고람(絞股籃)
- 약용 부위 : 전초
- 약효 : 소염, 해열, 강장
- 용량 : 전초 4~20g에 물 700mL를 넣고 30분~1시간 달여서 식후 1시간에 복용
- 채약 시기 : 9월

　남부 지방에서 자라는 덩굴성 여러해살이풀. 키는 2~3m. 꽃은 황록색, 8~9월에 핌. 열매는 박과. 전초는 소염, 해열 작용이 있어서 만성 기관지염에 진해, 거담 효과가 나타난다. 그러나 이 식물에는 인삼의 유효 성분으로 알려진 사포닌 성분이 다량 함유되어 있어서, 복용하면 면역 기능이 활성화되면서 피로 회복과 기력 상승으로 항노화 효과가 현저하게 나타난다. 특히, 생육지가 남부 지역의 온난한 곳에서 널리 자생되고 있어서 southern ginseng이라고까지 부른다.

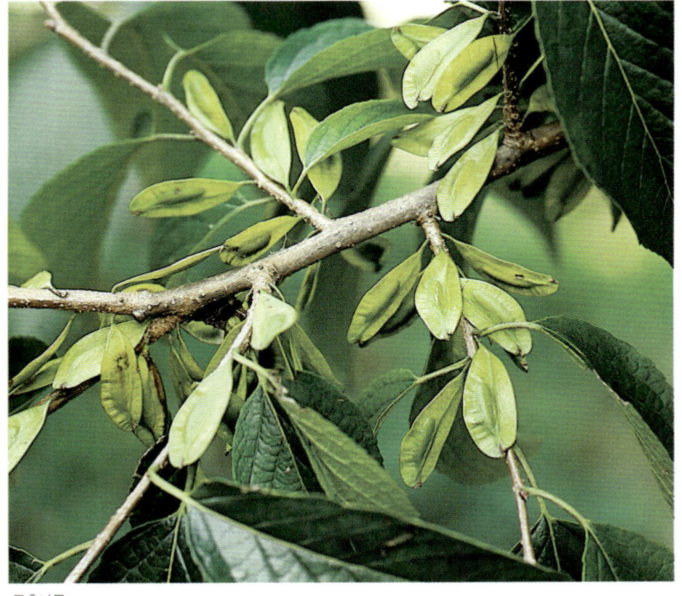

두충나무

두충나무 *Eucommia ulmoides* Oliver 두충과

중국 원산으로, 각지에서 재배하는 갈잎큰키나무. 키는 10m 가량. 꽃은 연한 녹색, 5월에 핌. 열매는 시과. 줄기 껍질은 근육과 골격을 강건하게 만드는 긴요한 약재이다. 근육의 영양 장애로 수축력이 떨어지고, 하지가 무력해지면서 보행 장애, 근육 경련, 골다공증, 무릎관절염, 성장과 발육 장애 증상을 치료한다. 고혈압으로 머리가 아프고 어지러우면서 눈이 침침해지고 안압이 상승될 때 효력이 있다.

- ◆ 약명 : 두충(杜沖)
- ◆ 약용 부위 : 줄기 껍질
- ◆ 약효 : 진통, 항경련, 강장, 혈압 강하
- ◆ 용량 : 줄기 껍질 4~12g에 물 700mL를 넣고 2~3시간 달여서 식후 1시간에 복용
- ◆ 채약 시기 : 5~6월

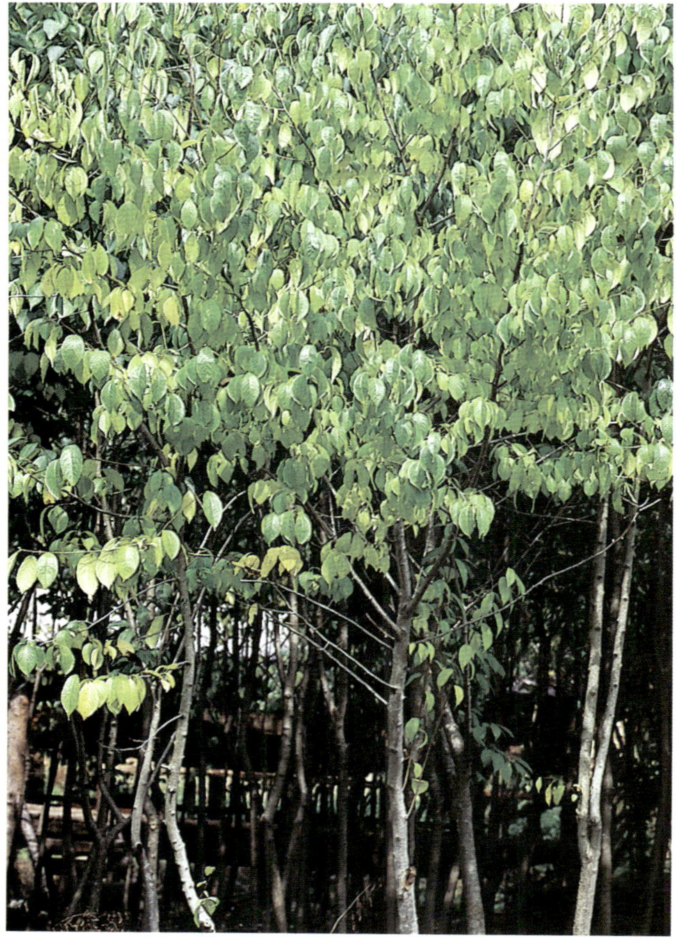

두충나무

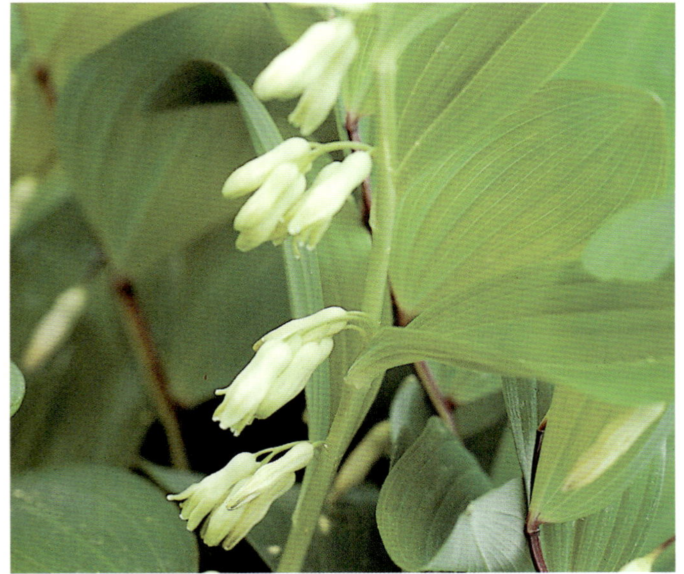

둥굴레

둥굴레 *Polygonatum odoratum* Druce var. *pluriflorum* Ohwi

백합과

　전국 각지의 산지에서 자라는 여러해살이풀. 키는 40~60cm. 꽃은 흰색, 6~7월에 핌. 열매는 장과. 뿌리는 체질이 허약하고, 감기로 발열, 오풍, 마른기침과 머리가 어지러우면서 가슴에서 번조 증상이 있으며, 입 안이 마르는 증상에 박하 등과 같이 쓴다. 열병 후에 소화불량, 식욕 감퇴, 혀와 입 안이 마르고 미열이 있는 증상에 갈근, 석고, 생지황과 같이 쓴다.

- 약명 : 옥죽(玉竹)
- 약용 부위 : 뿌리
- 약효 : 강장, 구갈, 건위, 소화, 항노화
- 용량 : 뿌리 6~12g에 물 700mL를 넣고 2~3시간 달여서 식후 1시간에 복용
- 채약 시기 : 3월, 10월

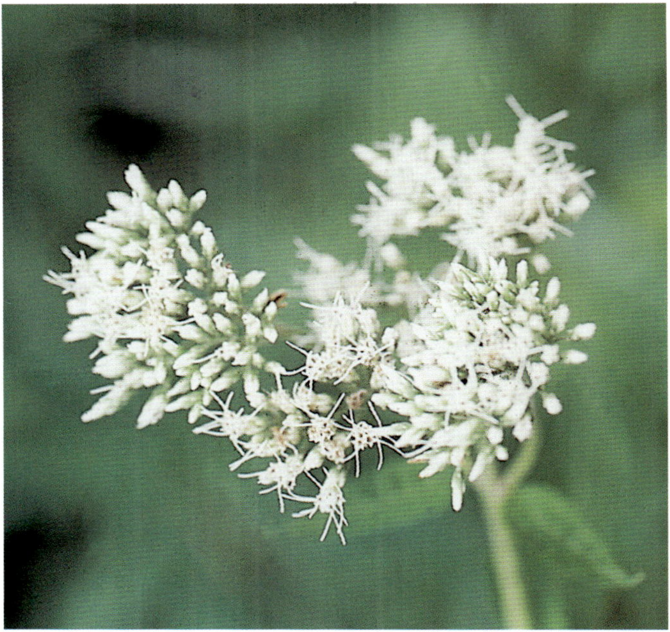

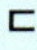

등골나물

등골나물 *Eupatorium chinensis* L.   국화과

- 약명 : 패란(佩蘭)
- 약용 부위 : 전초
- 약효 : 해열, 건위
- 용량 : 전초 6~12g에 물 700mL를 넣고 1시간 달여서 식후 1시간에 복용
- 채약 시기 : 9~10월

전국 각지의 산지에서 자라는 여러해살이풀. 키는 1m 내외. 꽃은 회적색, 9월에 핌. 열매는 수과. 전초는 여름철에 소화불량으로 소화를 잘 못 시키면서 구토, 설사를 일으키는 증상을 치료한다. 여름에 차로 마시면 해열 작용으로 더위를 잊게 한다. 택란과 같이 쓰면 간경화에 유효하다.

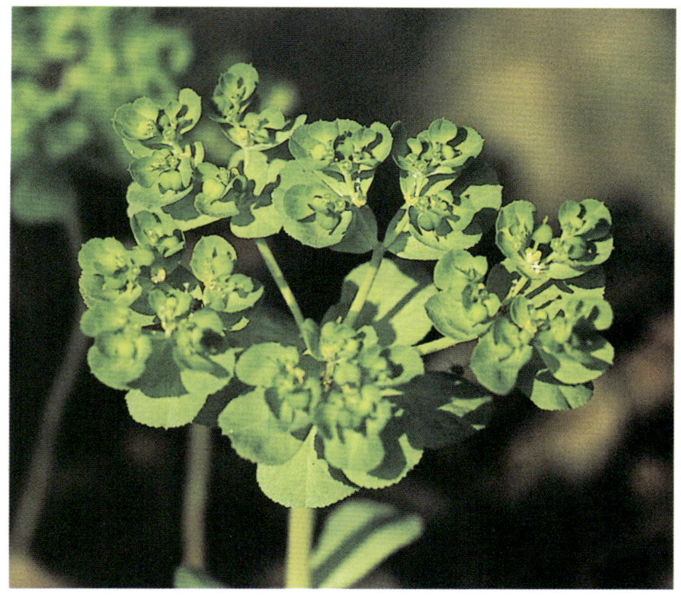

등대풀

등대풀　*Euphorbia helioscopia* L.　　　대극과

경기 이남 지방에서 자라는 두해살이풀. 키는 30cm 가량. 꽃은 황록색, 5월에 핌. 열매는 삭과. 전초는 이뇨 작용이 있어서 전신 부종이 심하거나, 간경화로 복수가 잘 제거되지 않을 때 사용한다. 세균성 이질에도 효력을 나타내며, 급성 간염으로 전신 황달이 심할 때에도 간 기능 개선 작용과 함께 담즙 분비 촉진 효과를 나타낸다. 골수염이나 결핵성 누관염, 결핵성 림프선염 등에도 활용한다.

- 약명 : 택칠(澤漆)
- 약용 부위 : 전초
- 약효 : 이뇨, 소염, 보간
- 용량 : 전초 2~4g에 물 700mL를 넣고 2~3시간 달여서 식전 1시간에 복용
- 채약 시기 : 4~5월

디기탈리스
***Digitalis purpurea* L.**
현삼과

유럽 원산으로, 각처에 재배하는 여러해살이풀. 키는 1m 내외. 꽃은 붉은색, 흰색, 7~8월에 핌. 열매는 삭과. 잎은 심장 근육의 수축력을 현저하게 증가시키므로 심장 허약 환자에게 특효가 있다. 그러므로 강심 작용과 함께 부종을 내려 주는 이뇨 작용도 보인다. digitoxin 성분은 복용시에 90~100% 체내에서 흡수되므로 효력도 신속하지만, 혈장 내에서 단백질의 결합을 촉진시키는 것으로 나타났다.

- 약명 : 모지황(毛地黃)
- 약용 부위 : 잎
- 약효 : 강심, 이뇨
- 용량 : 잎 0.5~1g에 물 700mL를 넣고 2~3시간 달여서 공복에 복용
- 채약 시기 : 개화 전에 채취, 60℃에서 급속 건조
- 금기 : 과량 사용시 심장 정지 현상 발생

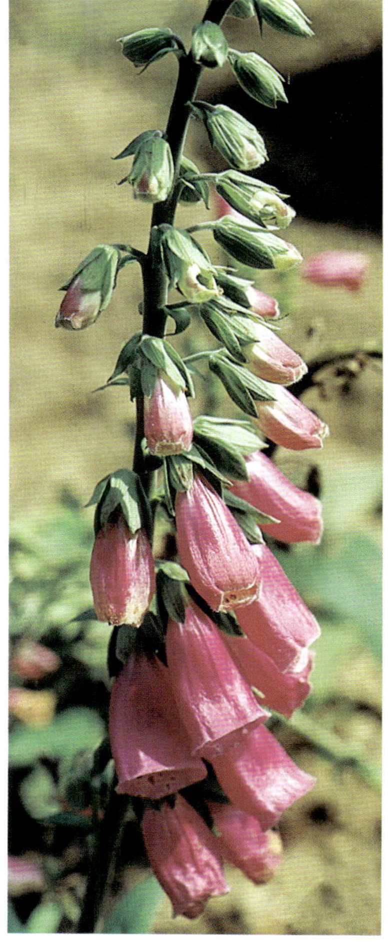

디기탈리스

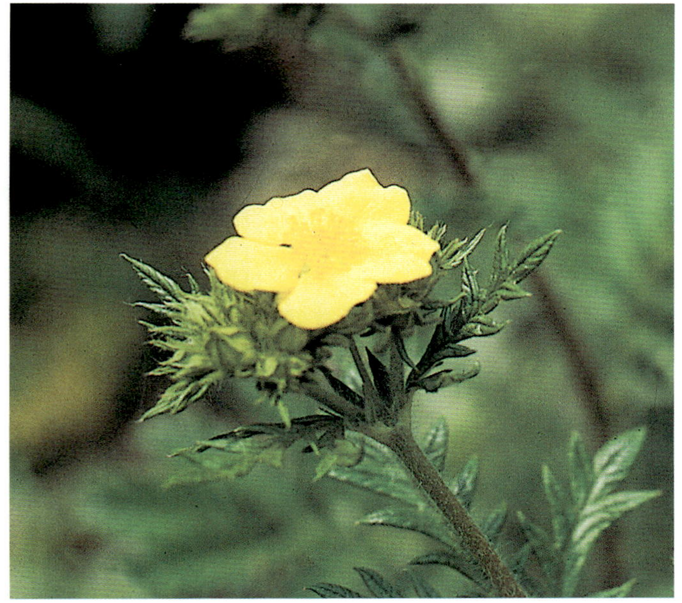

딱지꽃

딱지꽃 *Potentilla chinensis* Seringe　　　　장미과

전국 각지의 하천, 들, 해변에서 자라는 여러
해살이풀. 키는 30~60cm. 꽃은 노란색, 7~8월
에 핌. 열매는 수과. 전초는 급성 세균성 이질과
아메바성 이질에 이질균의 발육을 억제시킴으로
써 효력을 얻는다. 그리고 출혈성 질환, 즉 대변
출혈, 소변 출혈, 자궁 출혈, 코피, 위점막 출혈
등에 열을 내리면서 출혈 시간을 단축시킨다.

- 약명 : 위릉채(萎陵菜)
- 약용 부위 : 뿌리가 달린 전초
- 약효 : 항균, 지혈, 항암
- 용량 : 전초 4~8g에 물 700mL를 넣고 2~3시간 달여서 식전 1시간에 복용
- 채약 시기 : 9월

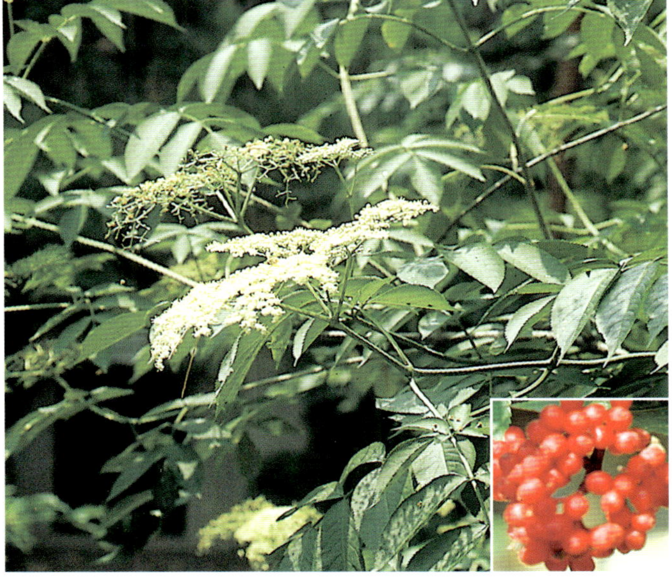

딱총나무

열매

딱총나무 *Sambucus williamsii* Hance var. *coreana* N.

인동과

- 약명 : 접골목(接骨木)
- 약용 부위 : 나뭇가지
- 약효 : 진통, 소염
- 용량 : 나뭇가지 8~12g에 물 700mL를 넣고 2~3시간 달여서 공복에 복용
- 채약 시기 : 9~10월

전국 각지의 산지에서 자라는 갈잎떨기나무. 키는 3m. 꽃은 황백색, 5~6월에 핌. 열매는 핵과. 나뭇가지는 약명에서 보듯이, 골절상을 입었을 때 쓰면 뼈의 접합을 촉진시킨다는 의미를 지니고 있다. 실제로 토끼 실험에서도 효능이 입증되었고, 골다공증 실험에서도 효과가 나타났다. 그러므로 임상에서는 골절상 외에도 관절염과 허리 디스크, 외과 출혈, 타박상과 같은 증상에 효력을 얻고 있다.

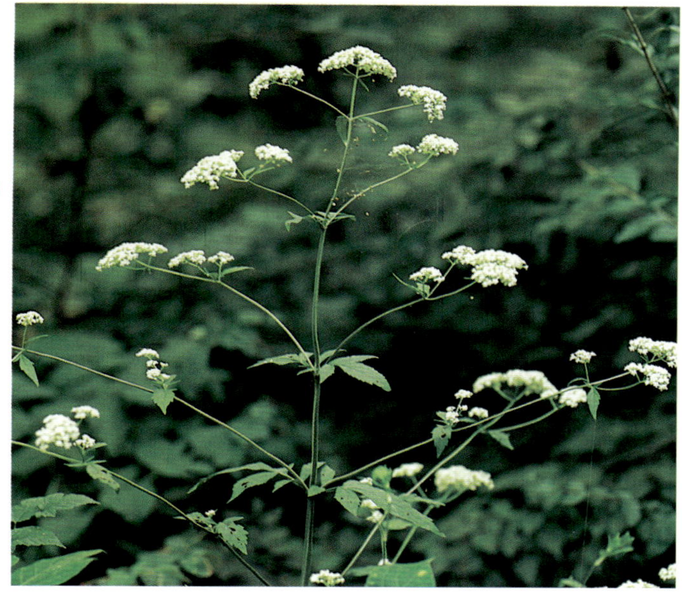

뚝깔

뚝깔 *Patrinia villosa* (Thunb.) Juss.　　　　　마타리과

　　야산에서 흔하게 자라는 여러해살이풀. 키는 70cm~1m. 꽃은 흰색, 7~9월에 핌. 열매는 도란형. 꽃이 흰 것은 백화패장초(白花敗醬草)라고 한다. 뿌리에 있는 villoside, villosol 성분들이 진정, 항균 작용을 보이고 있다. 그러나 임상에서는 충수염과 그 주위의 염증을 제거시키는 데 탁월한 반응을 나타낸다. 이 밖에도 유행성 감기, 만성 궤양성 회결장염, 폐렴, 간농양, 담도 감염증, 화농성 편도선염에도 응용된다.

◈ 약명 : 패장(敗醬)
◈ 약용 부위 : 뿌리
◈ 약효 : 맹장염, 해열, 소염, 항균
◈ 용량 : 뿌리 4~15g에 물 800mL를 넣고 2시간 달여서 1일 3회 공복에 복용
◈ 채약 시기 : 9~10월

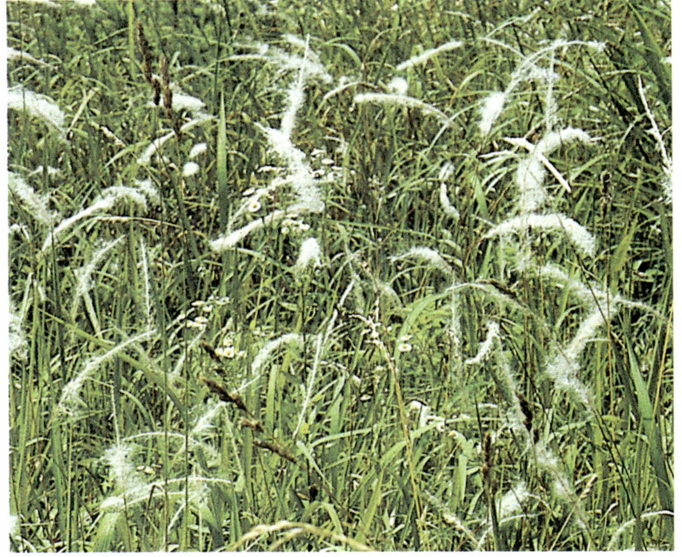

띠

띠 *Imperata cylindrica* (Linné) Beauv. var. *koenigil* (Retz.) Durand et Schinz

화본과

- 약명 : 백모근(白茅根)
- 약용 부위 : 뿌리줄기
- 약효 : 이뇨, 해열, 지혈
- 용량 : 뿌리줄기 8~30g에 물 700mL를 넣고 2~3시간 달여서 공복에 복용
- 채약 시기 : 3월, 10월

전국 각지의 산기슭에 자라는 여러해살이풀. 키는 30~50cm. 꽃은 흰색, 5~6월에 핌. 뿌리줄기는 열병으로 가슴에서 번열증이 심하고, 갈증이 나면서 발열 증상을 보일 때 해열, 지갈 효과를 나타낸다. 급성 간염으로 전신이 붓고 소변을 잘 보지 못하는 증상에 간 기능 개선과 이뇨 작용을 보인다. 또, 발열 증상을 나타내면서 입 안이 마르고 번조 불안증을 호소하면서 코피가 날 때에도 효력이 있다.

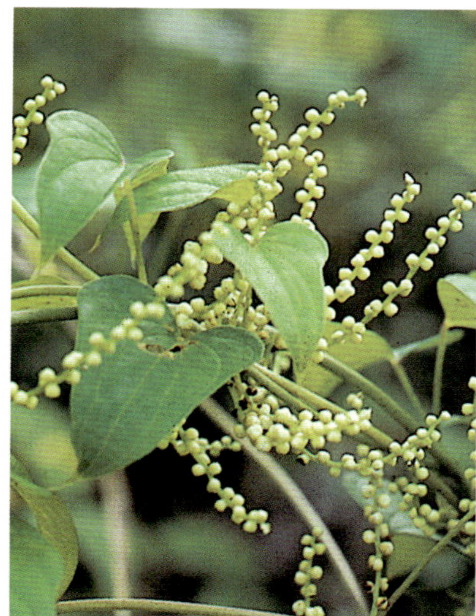
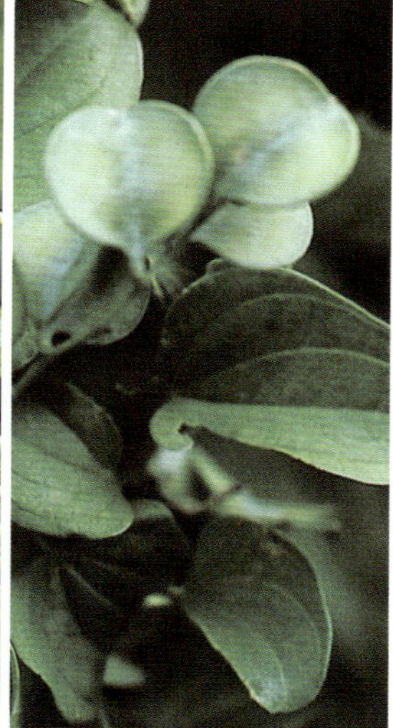

마

열매

마 *Dioscorea batatas* DECNE.

마과

전국 각지의 산기슭에서 많이 자라는 덩굴성 여러해살이풀. 꽃은 흰색, 6~7월에 핌. 열매는 삭과. 뿌리는 소화기계에 작용하여 비위 허약으로 음식을 잘 먹지 못하고, 소화력이 떨어지며, 변이 묽고 수척해지는 증상을 치료한다. 소아의 설사에 탁월한 반응을 보인다. 호흡기계의 기능 감퇴로 감기가 잘 걸리고, 해수, 천식, 가래가 많은 증상, 폐결핵에 폐와 기관지의 기능을 활성화시킨다. 콩팥 기능 허약으로 허리가 아프면서 소변이 잦고, 정력이 떨어지면서 조루, 성욕 감퇴, 정액 부족 등의 증상을 치료한다.

◆ 약명 : 산약(山藥)
◆ 약용 부위 : 뿌리
◆ 약효 : 건위, 강장, 요실금, 정력 증강
◆ 용량 : 뿌리 4~12g에 물 700mL를 넣고 2~3시간 달여서 식전 1시간에 복용
◆ 채약 시기 : 9~10월

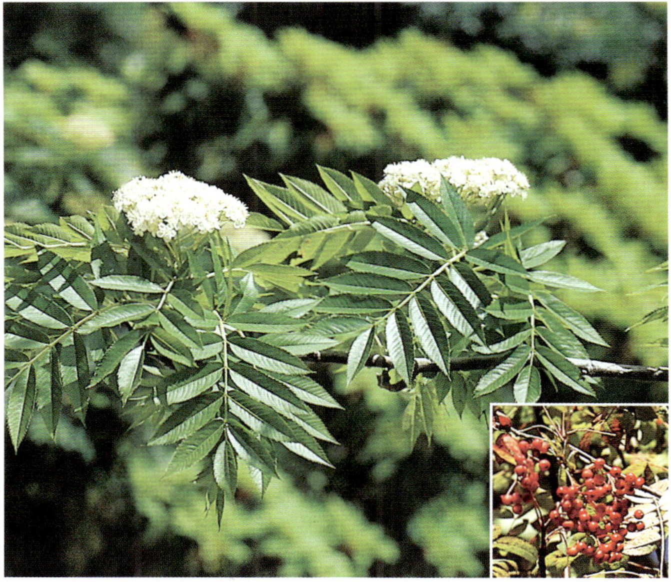

마가목

천산화추(약재)

마가목　*Sorbus commixta* HEDLUND　　　　　　　　　장미과

◆ 약명 : 천산화추(天山花楸)
◆ 약용 부위 : 나무 껍질, 열매
◆ 약효 : 진해, 거담, 지갈
◆ 용량 : 나무 껍질 또는 열매 4~12g에 물 700mL를 넣고 2~3시간 달여서 식후 1~2시간에 복용
◆ 채약 시기 : 9~10월

중부 이남 지방에서 자라는 갈잎작은큰키나무. 키는 6~8m. 꽃은 흰색, 5~6월에 핌. 열매는 이과. 나무 껍질은 호흡기 감염증으로 해수, 천식에 진해, 거담 작용이 있다. 위염으로 복통과 소화불량 증상에 효험을 보인다. 열매와 나무 껍질을 끓여서 차로 마시면 지갈, 생진(生津) 작용으로 갈증을 그치게 한다. 그리고 중풍으로 인한 반신불수로 마비 동통을 호소하는 증상에 특효를 나타낸다.

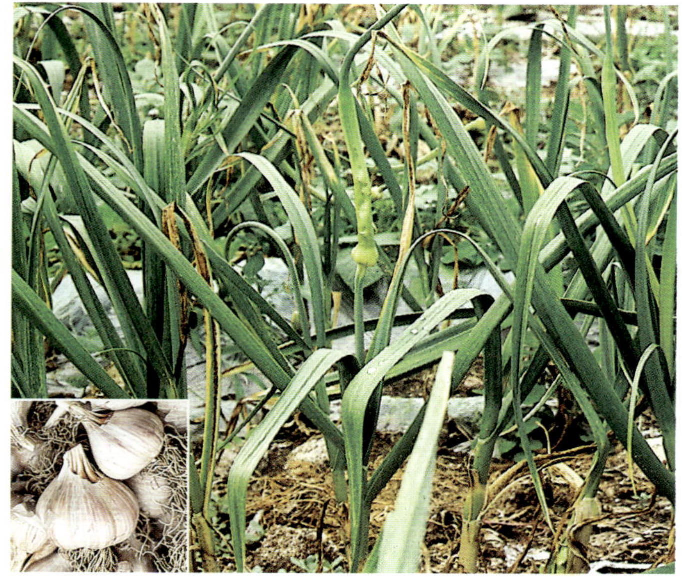

대산(약재)

마늘

마늘 *Allium scorodoprasum* Linné　　　　　　　　백합과

　유럽 원산으로, 각지에서 재배하는 한해살이
풀. 키는 60cm 가량. 꽃은 연한 자주색, 6~7월
에 핌. 열매는 삭과. 비늘줄기의 allicin은 면역
기능 상승과 항암 작용 등이 알려져 있어, 장복을
하면 장수하는 묘약인 식품이다. 그러므로 감기
예방에도 효과가 크고, 세균성 이질, 아메바성 이
질에 항이질균의 효과로 치유된다. 또, 심근의 수
축력 향상과 관상 동맥의 혈관 확장 작용으로 협
심증 예방과 치료에도 크게 작용한다.

◆ 약명 : 대산(大蒜)
◆ 약용 부위 : 비늘줄기
◆ 약효 : 항균, 항암, 강장
◆ 용량 : 비늘줄기 4~15g
　을 생용
◆ 채약 시기 : 6~7월

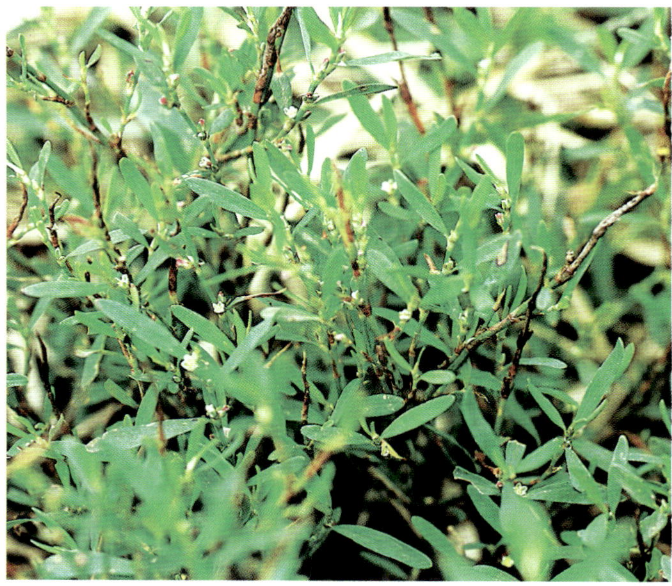

마디풀

마디풀 *Polygonum aviculare* L.   마디풀과

- ◆ 약명 : 편축(萹蓄)
- ◆ 약용 부위 : 전초
- ◆ 약효 : 이뇨, 소염, 항균
- ◆ 용량 : 전초 6~15g에 물 700mL를 넣고 2~3시간 달여서 식전 1시간에 복용
- ◆ 채약 시기 : 9~10월

전국 각지에서 자라는 한해살이풀. 키는 30~40cm. 꽃은 적백색, 6~7월에 핌. 열매는 수과. 전초는 소변불리 증상으로 몸이 붓고, 신장과 방광에 염증이 있어서 아침마다 얼굴과 눈가가 붓는 증상에 소염, 이뇨, 해열 효과를 나타낸다. 그러므로 체내 수분 정체로 몸무게 증가 현상을 나타낼 때에도 효력을 보인다. 급성 세균성 이질에 해열, 항균 작용을 얻고, 급성 간염 치료와 혈압 강하 작용도 나타난다.

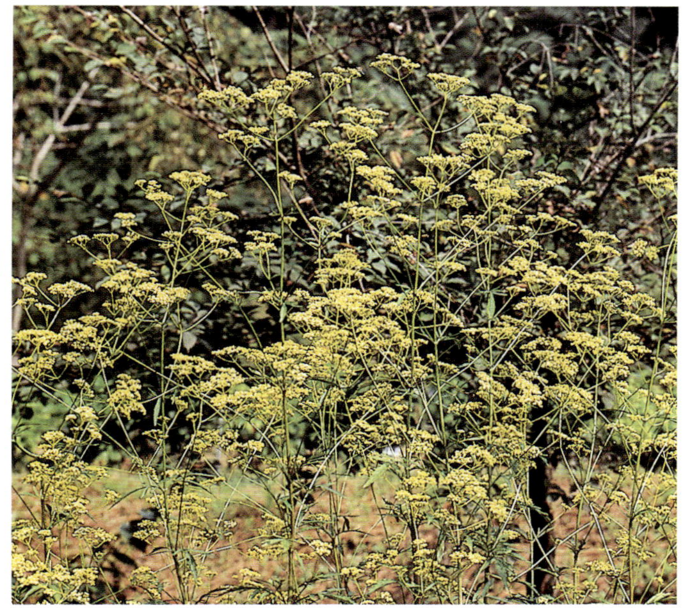

마타리

마타리 *Patrinia scabiosaefolia* FISCH.　　마타리과

전국 각지의 산지에서 자라는 여러해살이풀. 키는 1~1.5m. 꽃은 노란색, 8~9월에 핌. 열매는 타원형. 뿌리는 흔히 맹장염에 특효약이다. 급성에는 해열, 소염, 진통 효과가 뛰어나 화농되지 않고 치료되며, 일단 화농이 되면 소염, 배농 효과를 나타내므로 신속하게 치유된다. 또, 이러한 효능들은 항미생물 효과가 크기 때문이다.

- 약명 : 패장(敗醬)
- 약용 부위 : 뿌리
- 약효 : 소염, 해열, 배농, 진통
- 용량 : 뿌리 4~12g에 물 700mL를 넣고 2~3시간 달여서 식후 1~2시간에 복용
- 채약 시기 : 9~10월

마황

Ephedra sinica STAFT

마황과

중국의 사막 지대에서 자라는 늘푸른떨기나무. 키는 30~70cm. 꽃은 노란색, 5~6월에 핌. 열매는 장과. 지상부의 ephedrine 성분은 강력한 발한, 해열 작용을 나타내므로 감기로 인한 전신통, 오한, 발열, 무한, 두통에 속효를 나타내고, 해수, 천식에 진해, 거담 작용이 탁월하다. 또, 소변을 잘 보지 못하는 증상에 이뇨 작용이 있고, 사지마비 동통, 피부 감각마비와 소양증에 효력이 있다. 뿌리는 지혈 작용을 나타내고, 혈압 강하 작용도 있다.

- ◆ 약명 : 마황(麻黃)
- ◆ 약용 부위 : 전초
- ◆ 약효 : 발한, 해열, 진해
- ◆ 용량 : 전초 2~6g에 물 500mL를 넣고 2시간 달여서 식후 1시간에 복용
- ◆ 채약 시기 : 9월

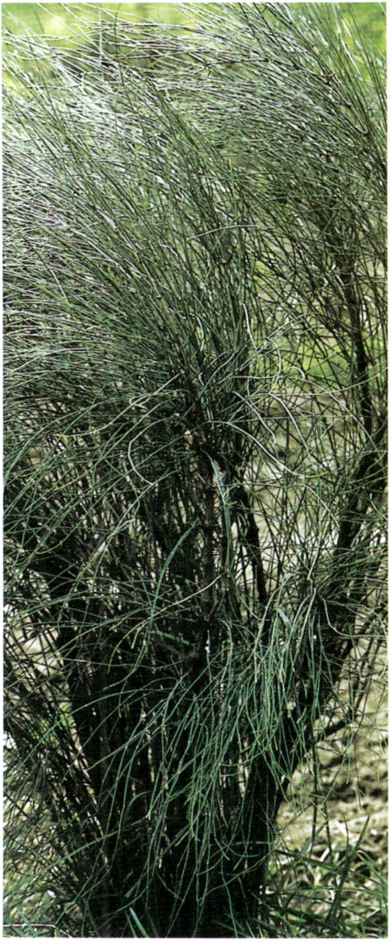

마황

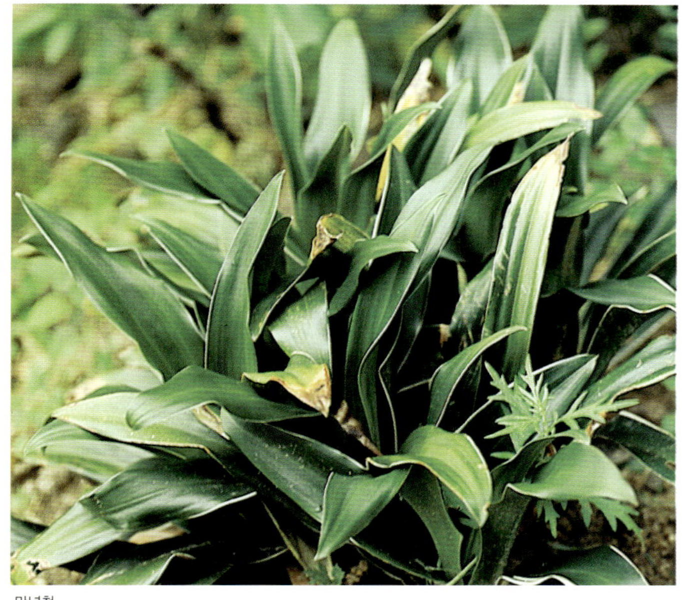

만년청

만년청　*Rohdea japonica* Roth　　　　　백합과

일본, 중국 원산으로, 남부 지방에서 잘 자라는 늘푸른여러해살이풀. 키는 30~50cm. 꽃은 연한 노란색, 6~7월에 핌. 열매는 장과. 뿌리줄기의 해열, 소염 효과로 증상이 호전된다. 급성 세균성 이질에 식초에 7~10일간 담가 두었다가 침전액을 1회 3~5mL씩 복용한다. 또, 심박동 부족으로 부종이 있을 때에도 복용하면 효력을 얻는다. 지혈 작용이 있어서 자궁 출혈, 객혈, 토혈에 응용된다.

- 약명 : 만년청(萬年靑)
- 약용 부위 : 뿌리줄기
- 약효 : 해열, 소염, 지혈, 강심
- 용량 : 뿌리줄기 4g에 물 700mL를 넣고 2~3시간 달여서 식후 1시간에 복용
- 채약 시기 : 1년 내내

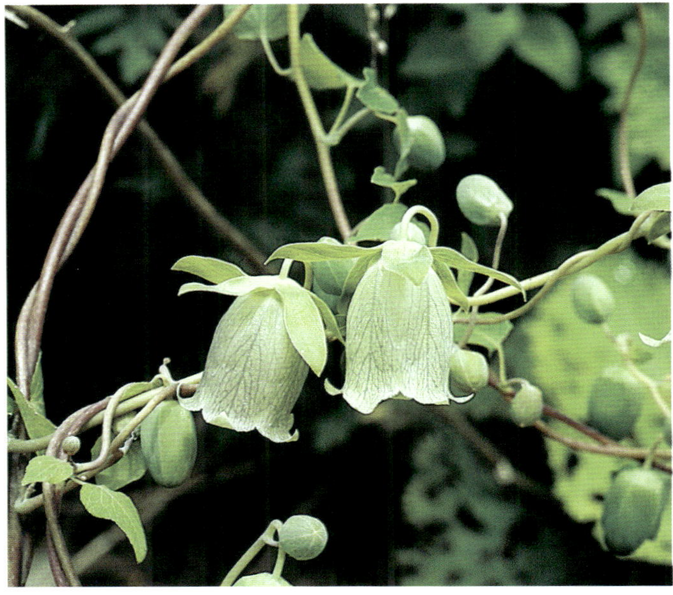

만삼

만삼 *Codonopsis pilosula* Nannfeldt　　　　　초롱꽃과

- 약명 : 만삼(蔓蔘)
- 약용 부위 : 뿌리
- 약효 : 강장, 보혈, 항 궤양, 기력 상승
- 용량 : 뿌리 4~15g 에 물 700mL를 넣 고 2~3시간 달여서 식후 1시간에 복용
- 채약 시기 : 9~10월

중국 이북 지방의 고산에서 자라는 덩굴성 여러해 살이풀. 키는 30cm 가량. 꽃은 흰색, 7~8월에 핌. 열매는 삭과. 뿌리는 인삼 다음 가는 원기 회복 약물 로서, 체내에서 면역 기능을 항진시켜 주고, 조혈 기 능을 왕성하게 하므로 기력 상승과 빈혈 치료에도 도 움이 된다. 신체 허약과 소화 기능 감퇴로 음식을 잘 먹지 못하고 소화력이 떨어질 때에 쓰며, 호흡 기능 이 약화되어 밭은기침과 가래가 나오고, 저음성을 띠 면서 나약함을 호소하는 증상에 활용된다.

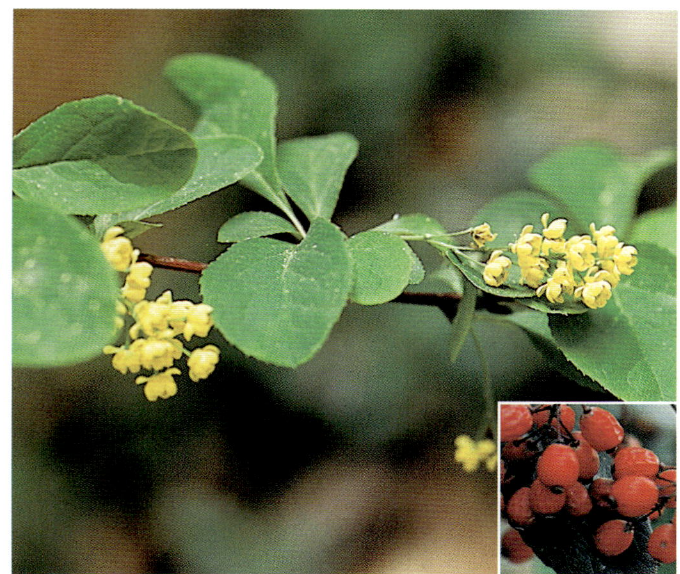

매발톱나무

열매

매발톱나무 *Berberis amurensis* Rupr

매자나무과

중부 이북 지방의 산지에서 자라는 갈잎떨기나무. 키는 2m. 꽃은 노란색, 5월에 핌. 열매는 장과. 다량의 alkaloid가 함유되어 있으며, 주성분은 berberine인데, 급성 장염, 이질에 달여서 복용하면 빠른 효과를 얻는다. 또, 항염증 작용이 있어서 폐렴, 만성 기관지염, 결막염, 인후염, 구내염에도 효력을 나타낸다. 그리고 혈관을 확장시킴으로써 혈압을 내려 주고, 심장 근육의 수축력을 증가시킨다.

- 약명 : 소벽(小檗)
- 약용 부위 : 뿌리, 줄기
- 약효 : 소염, 항균, 해열, 항염증
- 용량 : 뿌리 또는 줄기 4~8g에 물 700mL를 넣고 2~3시간 달여서 식후 1시간에 복용
- 채약 시기 : 3월, 9~10월

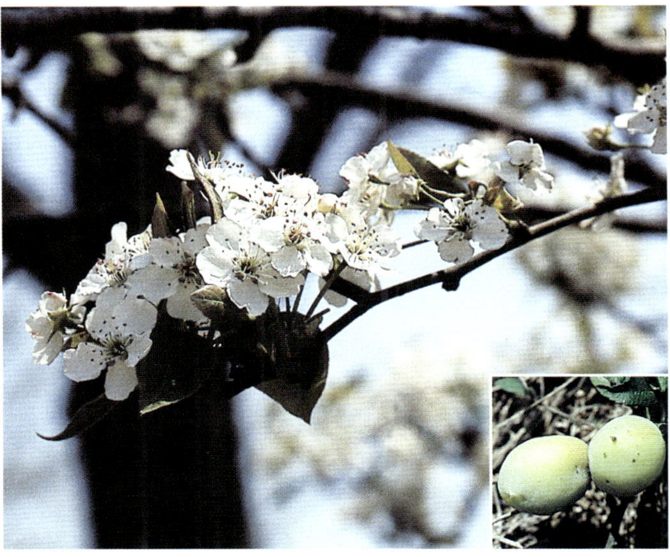

매실나무

오매(약재)

매실나무 *Prunus mume* S. et Z.   장미과

- 약명 : 오매(烏梅)
- 약용 부위 : 열매
- 약효 : 구갈, 해수, 이질, 설사
- 용량 : 열매 6~12g에 물 700mL를 넣고 2~3시간 달여서 식후 1시간에 복용
- 채약 시기 : 5월
- 금기 : 감기로 열이 있을 때에는 복용을 금함.

중부 이남 지방에 재배하는 갈잎큰키나무. 키는 5m. 꽃은 연한 녹색, 3월에 핌. 열매는 핵과. 열매는 당뇨병으로 갈증이 심하여 물을 많이 마실 때에 천화분과 같이 쓰면 지갈, 생진 작용을 한다. 폐의 호흡 기능 허약으로 기침이 오래도록 치유되지 않을 때에 행인, 아교와 같이 쓰인다. 태워서 재로 만든 것은 오래 된 이질, 설사에 좋고, 소아 이질로 아랫배 통증, 후증(後曾)이 있을 때에 신통한 효력이 있다.

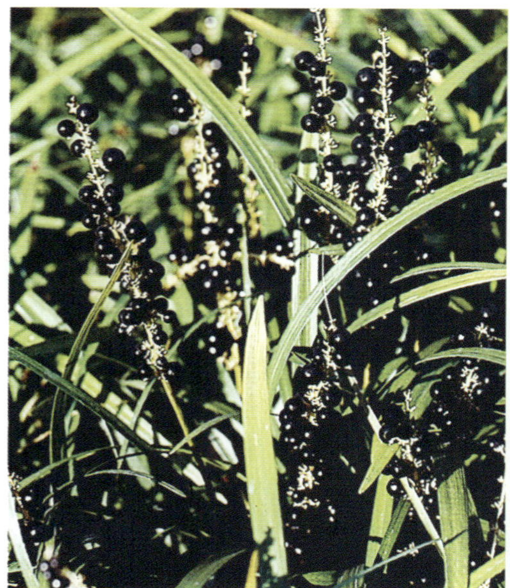

맥문동

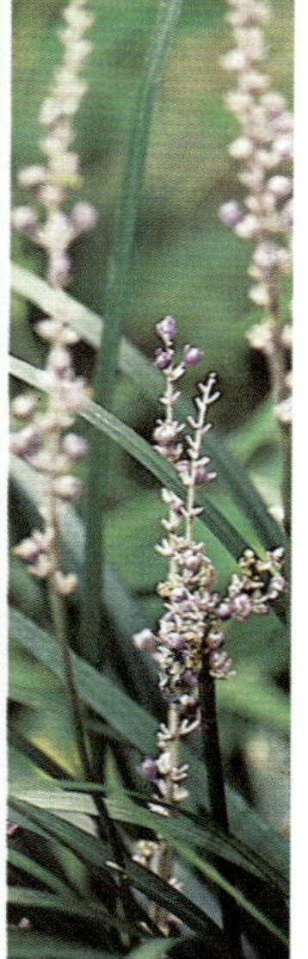

꽃

맥문동 *Liriope platyphylla* WANG et TANG　　　　　　백합과

중남부 지방에서 자라는 늘푸른여러해살이풀. 키는 30~50cm. 꽃은 연한 자주색, 5~6월에 핌. 열매는 장과. 덩이뿌리는 폐렴, 폐결핵으로 마른기침과 미열, 객혈, 흉통, 담액이 끈끈하고 노란색일 때 쓴다. 폐결핵 초기에 입 안과 인후가 건조하고, 해수, 천식 증상을 일으킬 때 사용하며, 또 열병 후기에 입 안이 마르고 인후가 건조하며 혀가 붉은색을 띨 때에 지갈, 생진 작용을 일으킨다. 당뇨병에 목이 마르고 물을 계속 마시는 발열 증상에 활용한다.

- 약명 : 맥문동(麥門冬)
- 약용 부위 : 덩이뿌리
- 약효 : 강장, 항균, 해열, 구갈, 변비
- 용량 : 덩이뿌리 6~12g에 물 700mL를 넣고 2~3시간 달여서 식후 1시간에 복용
- 채약 시기 : 9~10월

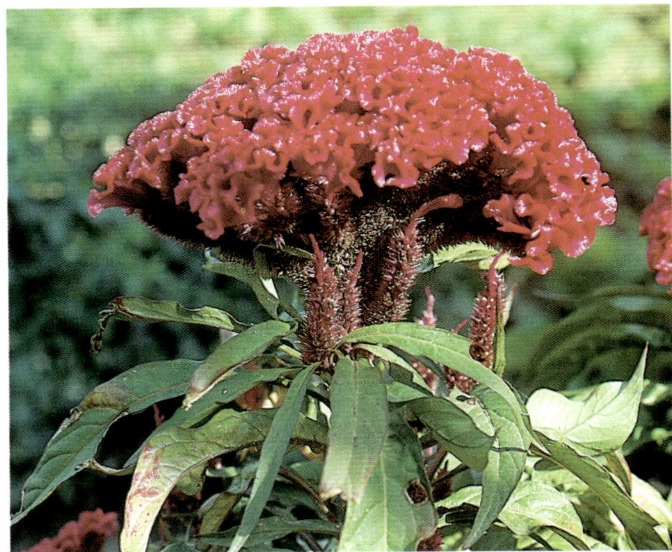

맨드라미

맨드라미　*Celosia cristata* L.　비름과

- 약명 : 계관화(鷄冠花), 계관자(鷄冠子)
- 약용 부위 : 꽃, 종자
- 약효 : 해열, 지혈, 항균
- 용량 : 꽃 또는 종자 4~10g에 물 700mL를 넣고 꽃은 30분, 종자는 2~3시간 달여서 식후 1시간에 복용
- 채약 시기 : 10월

　열대 아시아 원산으로, 전국 각지에서 재배하는 한해살이풀. 키는 90cm 가량. 꽃은 붉은색, 7~8월에 핌. 열매는 개과. 꽃과 종자는 치질이 심하여 용변시에 출혈 증상을 보이고, 과음 후에 대변 출혈, 자궁 출혈, 토혈 등에 지혈 목적으로 쓰인다. 이질균의 억제 작용으로 적백리질(赤白痢疾)에 응용되고, 부인 질환의 자궁내막염에도 항균, 소염 작용이 있어서 유효하게 활용된다. 종자를 계관자라고 하는데, 안과 질환에 널리 응용되고 있다.

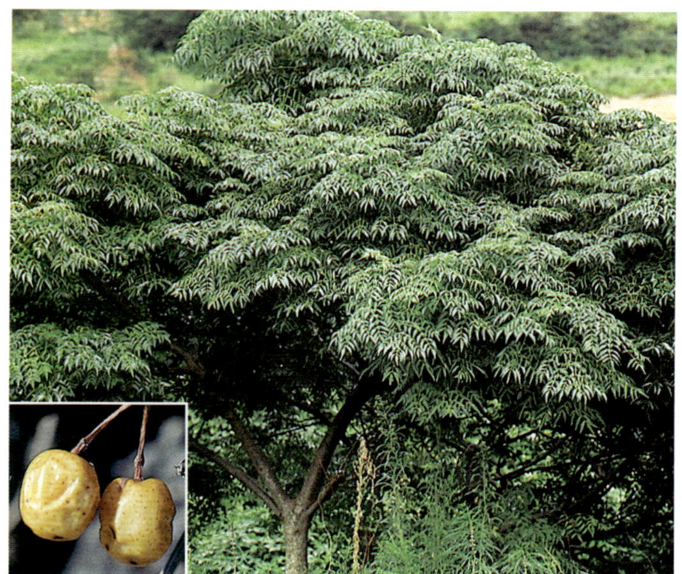

천련자(약재)

멀구슬나무

멀구슬나무 *Melia azedarach* LINNÉ

멀구슬나무과

남부 지방에서 자라는 갈잎큰키나무. 키는 15m 가량. 꽃은 연한 자주색, 5월에 핌. 열매는 핵과. 열매는 고환염에 항염증 작용과 해열 작용을 나타내는데, 어느 한쪽으로 붓거나 전체가 붓고 아파서 걸을 수 없는 증상에 흔히 쓰인다. 피부 건선에도 진균의 억제 작용으로 효과를 보인다. 뿌리 껍질은 장내 기생충 제거에 많이 써 왔고, 또 피부 개선에도 효력을 보인다.

◆ 약명 : 천련자(川楝子), 고련피(苦楝皮)
◆ 약용 부위 : 열매, 뿌리 껍질
◆ 약효 : 살충, 살균, 해열
◆ 용량 : 열매 또는 뿌리 껍질 4~12g에 물 700mL를 넣고 2~3시간 달여서 식전 1시간에 복용
◆ 채약 시기 : 9~10월

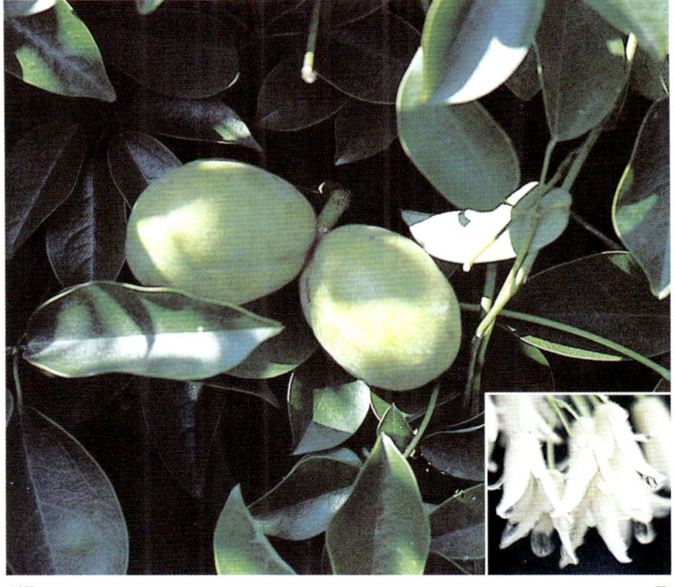

멀꿀

꽃

멀꿀 *Stauntonia hexaphylla* Decaisne　　　　　으름덩굴과

- 약명 : 야모과(野木瓜)
- 약용 부위 : 줄기
- 약효 : 이뇨, 소염, 강심
- 용량 : 줄기 4~12g에 물 700mL를 넣고 2~3시간 달여서 식전 1시간에 복용
- 채약 시기 : 9~10월

　남부 지방의 산기슭에서 자라는 늘푸른덩굴나무. 키는 15m 가량. 꽃은 황백색, 5~6월에 핌. 열매는 장과. 줄기는 목통(木通)과 유사한 효능을 보이므로 이뇨 작용이 있다. 그러므로 신장염, 방광염, 요도염에 소염, 이뇨 효과를 나타낸다. 또, 강심 작용을 보이는 것은 이 약이 심근의 수축력을 강화시켜 주기 때문이다. 최근의 임상 결과에서는 외과 수술 후에 환부나 전신통이 지속적으로 나타나는 동통 현상을 해소시켜 준다.

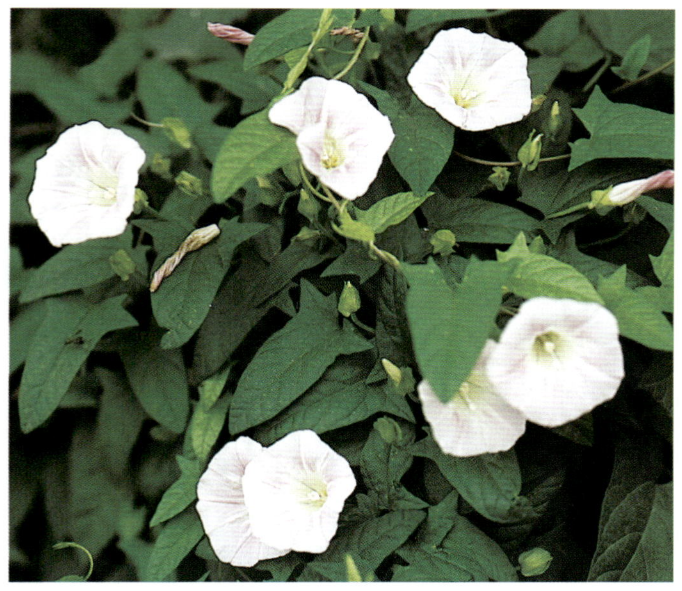

메꽃

메꽃 *Calystegia japonica* Choisy 메꽃과

전국 각지에서 자라는 덩굴성 여러해살이풀. 키는 5~10cm. 꽃은 연한 분홍색, 6~8월에 핌. 열매는 삭과. 뿌리줄기에는 녹말이 다량 함유되어 있어서 구황 식물로 널리 써 왔다. 뿌리를 건조시키면 자양분이 많아서, 체력이 마르고 혈압이 오르는 사람에게 널리 활용할 수 있으며, 약간의 단맛이 있으나 혈당을 내리기도 한다.

- 약명 : 구구앙(狗狗秧)
- 약용 부위 : 뿌리줄기
- 약효 : 강장, 당뇨, 소화 불량, 이뇨
- 용량 : 뿌리줄기 8~15g에 물 700mL를 넣고 2~3시간 달여서 식후 1시간에 복용
- 채약 시기 : 3월, 9~10월

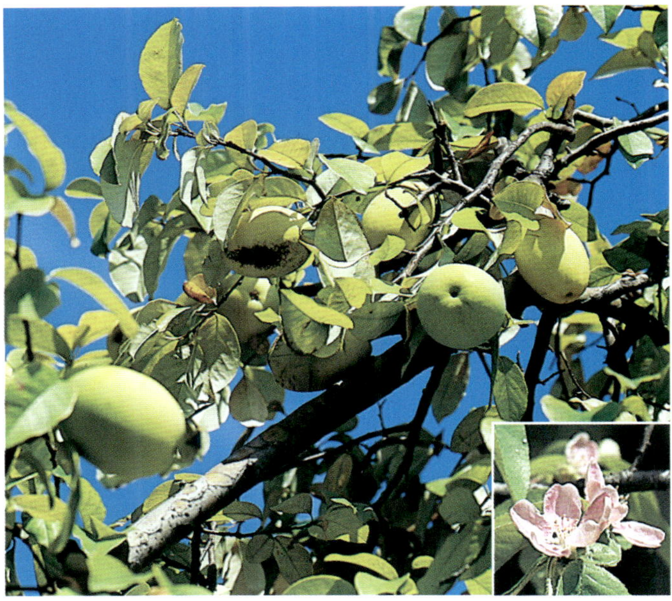

모과나무

꽃

모과나무 *Chaenomeles sinensis* KOEHNE 장미과

- 약명 : 모과(木瓜)
- 약용 부위 : 열매
- 약효 : 신경통, 관절염, 근육염, 소화불량
- 용량 : 열매 4~12g에 물 700mL를 넣고 2~ 3시간 달여서 식후 2시 간에 복용
- 채약 시기 : 9~10월

　　전국 각지에서 재배하는 갈잎작은큰키나무. 키 는 10m. 꽃은 연한 분홍색, 4월에 핌. 열매는 이 과. 열매는 근육 경련과 하지마비 동통, 관절염 등 에 효력을 나타낸다. 이를테면, 허리 디스크, 급· 만성 관절염, 류머티스성 관절염, 신경통에 뛰어 난 약효를 인정한다. 그리고 목 디스크에도 효력 을 보인다. 다리에서 쥐가 잘 난다는 근육 경련에 항경련 작용과 함께 근육의 수축력을 증가시킨다.

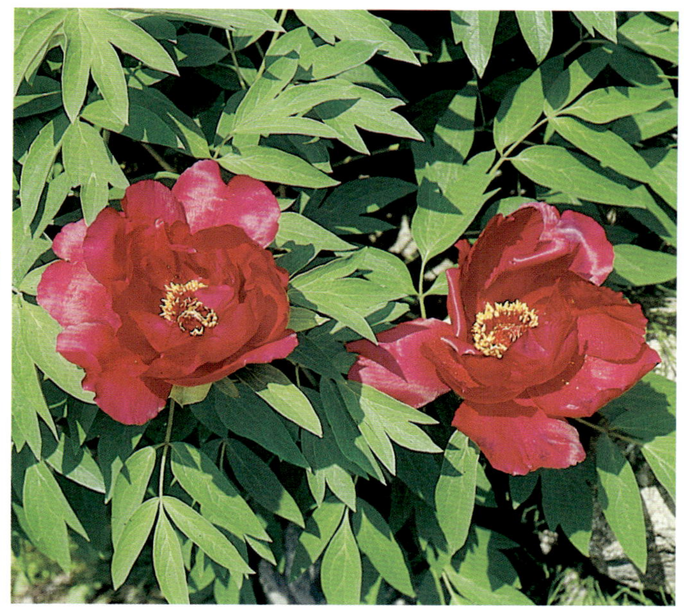

모란

모란 *Paeonia suffruticosa* ANDR.　　　미나리아재비과

중국 원산으로, 전국 각지에서 재배하는 갈잎 떨기나무. 키는 50~100cm. 꽃은 적백색, 4월에 핌. 열매는 골돌. 뿌리 껍질은 중추 신경 계통에 작용하여 진통, 진정, 해열, 항경련 반응을 나타낸다. 임상에서 발열 증상을 띤 피부염, 코피, 토혈, 생리통 등에 널리 응용된다. 유효 성분 중에서 혈전 형성 억제 반응을 보이므로 뇌경색, 고지혈증 등의 혈관 장애 증상에 현저한 반응을 보인다.

- 약명 : 목단피(牧丹皮)
- 약용 부위 : 뿌리 껍질
- 약효 : 소염, 해열, 진정
- 용량 : 뿌리 껍질 3~8g 에 물 700mL를 넣고 2~3시간 달여서 식전, 식후 1시간에 복용
- 채약 시기 : 3월, 9~ 10월

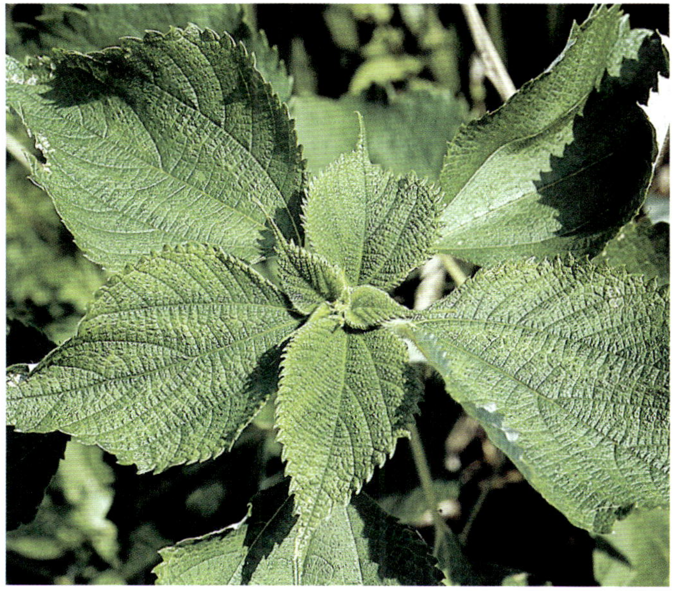

모시풀

모시풀　*Boehmeria nivea* GAUDICH.　　　　쐐기풀과

- 약명 : 저마근(苧麻根)
- 약용 부위 : 뿌리
- 약효 : 지혈, 이뇨, 진통
- 용량 : 뿌리 4~12g에 물 700mL를 넣고 2~3시간 달여서 식후 1시간에 복용
- 채약 시기 : 9~10월

중부 이남 지방의 밭에서 재배하는 여러해살이풀. 키는 1~2m. 수꽃은 흰색, 암꽃은 연한 녹색, 7~8월에 핌. 열매는 수과. 뿌리는 지혈 작용이 있어서 자궁 출혈을 비롯한 여러 종류의 출혈, 즉 토혈, 코피, 소변 출혈, 대변 출혈, 임신 출혈에 지혈 반응을 나타낸다. 임신 중에 복통을 치료하므로 안태약에 속한다. 그리고 이뇨 작용도 있어서 소변은 붉게 보면서 양이 적고, 통증이 있으며, 자주 볼 때 해열, 이뇨 효과를 얻고 있다.

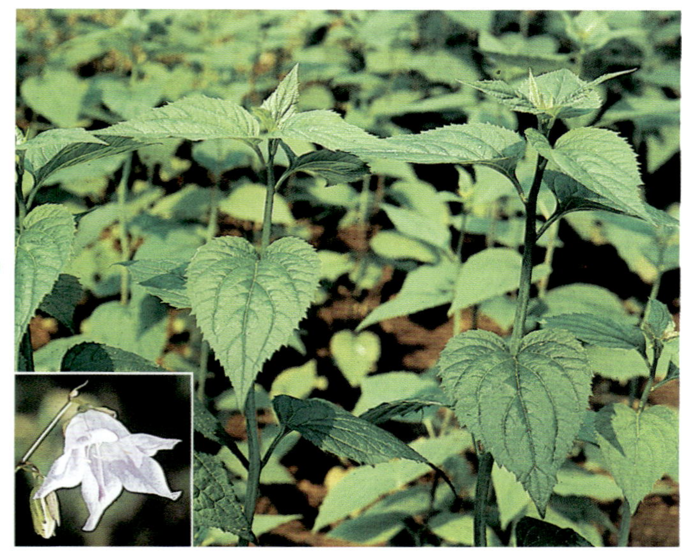

꽃

모싯대

모싯대   *Adenophora remotiflora* MIQUEL   초롱꽃과

전국 각지의 산지에서 자라는 여러해살이풀. 키는 40~100cm. 꽃은 보라색, 7~9월에 핌. 열매는 삭과. 뿌리는 감기로 기침을 계속 하면서 열이 있을 때 쓰고, 급·만성 기관지염으로 해수, 천식, 가래를 배출할 때 비파엽과 같이 써서 진해, 거담, 해열 작용을 얻게 한다. 당뇨병 환자의 경우 정욕이 왕성하여 정액이 저절로 흐르고 갈증을 매우 느끼는 소갈 증상이 있은 후 피부에 종기가 생겼을 때 증상에 맞는 약물을 배합해서 복용하면 혈당을 내려 주면서 갈증을 완화시켜 준다.

- 약명 : 제니(薺苨)
- 약용 부위 : 뿌리
- 약효 : 진해, 거담, 혈당 강하, 해열
- 용량 : 뿌리 4~12g에 물 700mL를 넣고 2~3시간 달여서 식후 1시간에 복용
- 채약 시기 : 9~10월

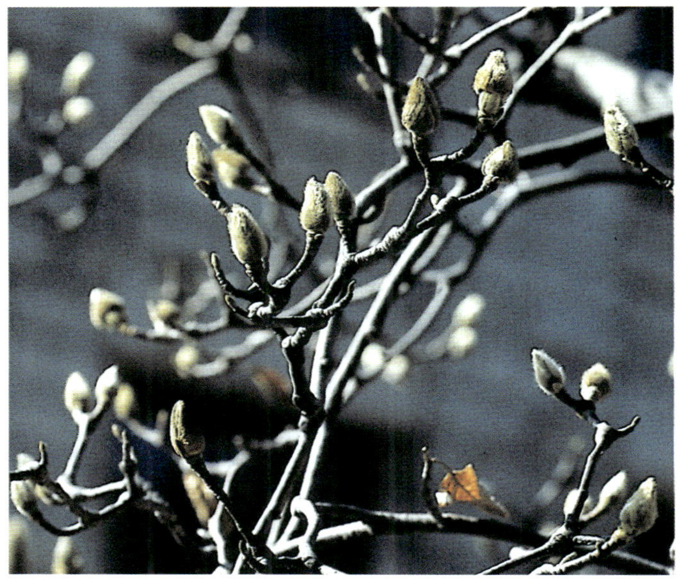

목련   *Magnolia kobus* A.P. De Candolle   목련과

- 약명 : 신이(辛夷)
- 약용 부위 : 꽃봉오리
- 약효 : 해열, 소염, 항균, 배농
- 용량 : 꽃봉오리 4~12g에 물 700mL를 넣고 1시간 달여서 공복에 복용
- 채약 시기 : 12월, 이듬해 1~2월

전국 각지에서 재배하는 갈잎큰키나무. 키는 10~15m. 꽃은 흰색, 3~4월에 핌. 열매는 골돌. 꽃봉오리는 감기로 코가 막히고 콧물이 흐르는 증상에 좋은 치료 반응을 얻고, 축농증으로 머리가 무겁고, 코가 막히면서 기억력이 떨어지고, 코 안이 붓고, 호흡 곤란이 오며, 때로는 누런 코가 많이 나오는 증상에 염증을 제거시킴으로써 배농 효과도 나타낸다.

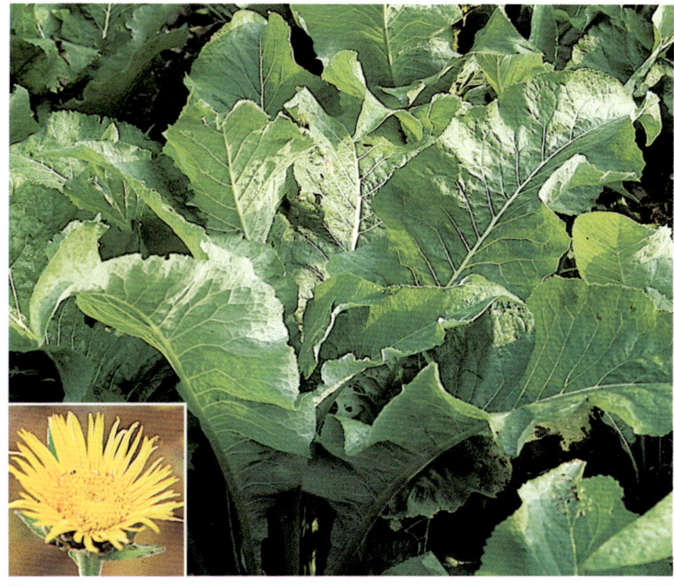

꽃 목향

목향 *Inula helenium* LINNÉ 국화과

유럽 원산으로, 각지에서 재배하는 여러해살이풀. 키는 2m 가량. 꽃은 노란색, 7~8월에 핌. 열매는 수과. 뿌리는 위장의 소화력이 감퇴되어 일어나는 식욕 부진, 복통, 위액 분비 부족과 과다, 구토, 설사, 그리고 신경성 위장 장애에 신속한 반응을 보인다. 만성 장염과 이질에도 소염 작용을 보이며, 이질균과 대장균의 억제 작용도 있다. 임신 중 구토에도 진구 작용을 얻고, 식욕을 증진시키면서 건위 작용을 나타낸다.

- 약명 : 토목향(土木香)
- 약용 부위 : 뿌리
- 약효 : 건위, 지사, 항균
- 용량 : 뿌리 2~6g에 물 700mL를 넣고 2~3시간 달여서 식후 1시간에 복용
- 채약 시기 : 9~10월

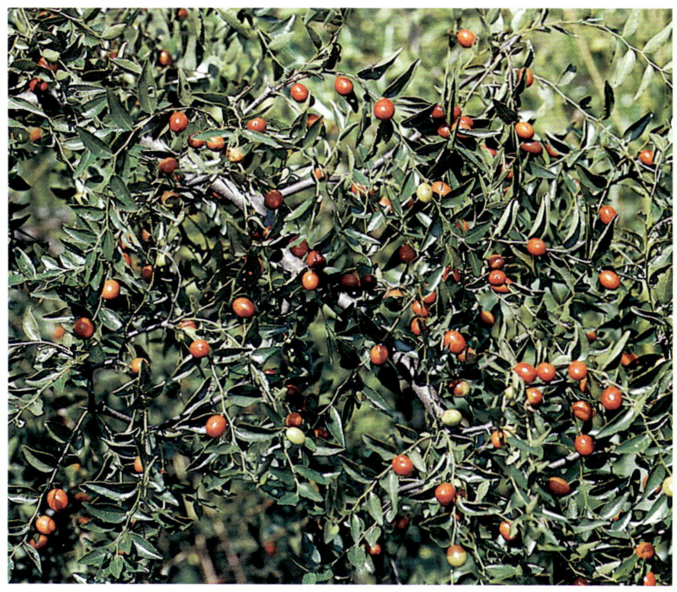

묏대추나무

묏대추나무 *Zizyphus jujuba* MILLER 갈매나무과

- 약명 : 산조인(酸棗仁)
- 약용 부위 : 종자
- 약효 : 진정, 불면, 강장
- 용량 : 종자 4~15g에 물 700mL를 넣고 2~3시간 달여서 식전, 식후 1시간에 복용
- 채약 시기 : 9~10월

전국 각지의 양지에서 자라는 갈잎큰키나무. 키는 3~4m. 꽃은 연한 황록색, 5~6월에 핌. 열매는 핵과. 종자 생것은 신경 쇠약으로 잠을 이루지 못하고, 잘 놀라며, 불안, 초조, 근심에 정신 신경 안정 효과가 크다. 간 기능 허약과 빈혈로 눈이 침침하고 어지러우면서 귀에서 소리가 날 때 간 기능을 정상으로 유도하면서 치료한다. 볶은 것은 가슴이 뛰고 잠을 이루지 못하며 노동력을 너무 소모시켜 소화가 안 되고 건망증이 있을 때 쓴다.

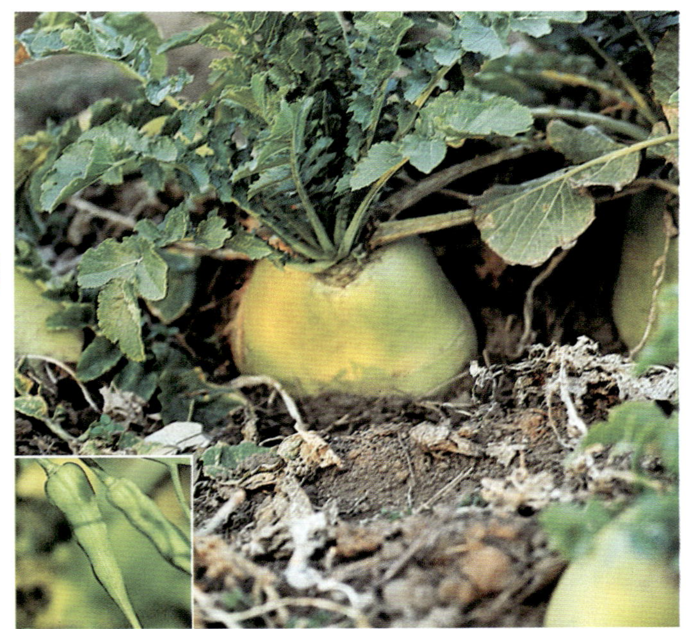

열매   무

무 *Raphanus sativus* Linné var. *acanthiformis* Makino   십자화과

전국 각지에서 재배하는 한해·두해살이풀. 키는 1m 가량. 꽃은 담자색, 4~5월에 핌. 열매는 삭과. 종자는 위염이 있어서 트림, 복통, 소화 불량, 때로는 구토, 복부 팽만감을 느끼고, 두통까지 있을 때 신속한 반응을 일으킨다. 또, 진해, 거담 작용이 있어서 감기, 기침과 기관지염에도 해수, 천식이 심할 때 활용한다.

- 약명 : 나복자(蘿蔔子)
- 약용 부위 : 종자
- 약효 : 건위, 진해, 변비
- 용량 : 종자 4~15g에 물 700mL를 넣고 2~3시간 달여서 식후 1시간에 복용
- 채약 시기 : 8~10월

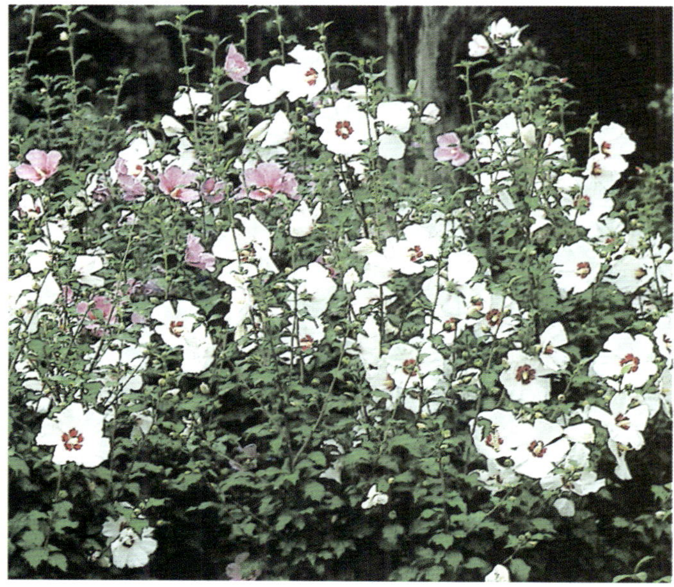

무궁화

무궁화 *Hibiscus syriacus* L. 아욱과

- 약명 : 목근피(木槿皮), 목근화(木槿花)
- 약용 부위 : 뿌리 껍질, 꽃
- 약효 : 소염, 항균, 지혈
- 용량 : 뿌리 껍질 또는 꽃 4~8g에 물 700mL를 넣고 2~3시간 달여서 식전, 식후 1시간에 복용
- 채약 시기 : 9~10월

중국, 인도 원산으로, 전국 각지에서 서식하는 갈잎떨기나무. 키는 3~4m. 꽃은 분홍색, 흰색, 7~8월에 핌. 열매는 삭과. 꽃은 해열, 살충 작용으로 피부염, 개선증, 소양증에 효력을 얻는다. 치질이나 탈항에는 찜질을 해서 염증을 가라앉히고, 달인 물로 세척을 한다. 부인들의 자궁내막염과 외음부 염증에도 효력이 있다. 세균성 이질에는 꽃을 가루를 내어 1회 2~4g씩 복용하면 이질균이 억제된다.

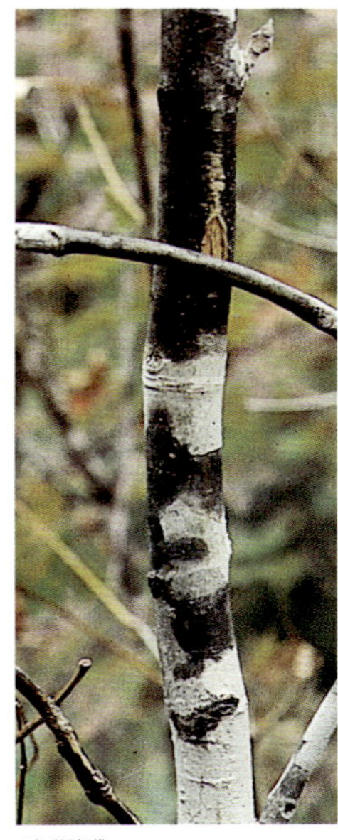

진피(약재)

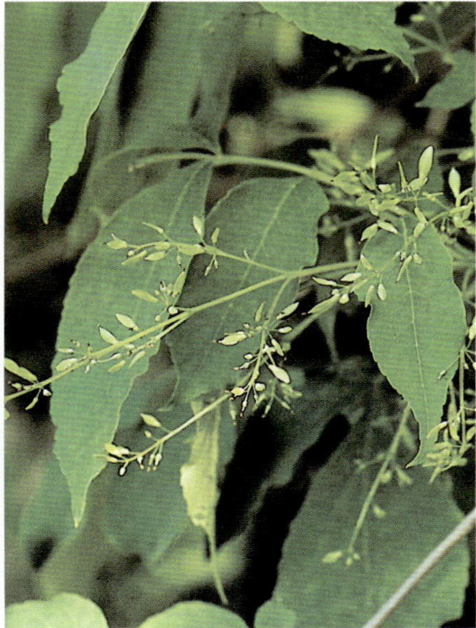

물푸레나무

물푸레나무 *Fraxinus rhynchophylla* HANCE　　물푸레나무과

전국 각지의 산기슭에서 자라는 갈잎큰키나무. 키는 10m 가량. 꽃은 녹색, 5월에 핌. 열매는 시과. 나무 껍질은 소염, 해열, 진통 작용이 있어서 화농성 염증 질환에 많이 응용된다. 이를테면, 다래끼가 생겼을 때 달여서 복용하면 곧 치유되고, 신경 과민으로 화기가 치밀고, 안구 충혈, 혈압 상승시에도 내복을 하면 혈압이 내리고 머리가 가벼워진다. 체내에서 요산의 배설을 촉진시키므로 통풍 치료에 현저한 반응을 보인다.

- 약명 : 진피(秦皮)
- 약용 부위 : 나무 껍질
- 약효 : 해열, 소염, 혈압 강하, 항균
- 용량 : 나무 껍질 4~8g에 물 700mL를 넣고 2~3시간 달여서 공복에 복용
- 채약 시기 : 3월, 10월

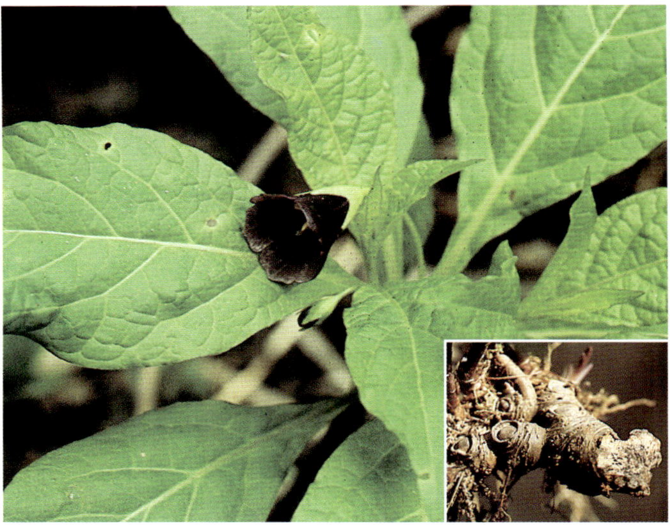

미치광이풀

동낭탕(약재)

미치광이풀   *Scopolia japonica* MAXIM.   가지과

- 약명 : 동낭탕(東莨菪)
- 약용 부위 : 뿌리줄기
- 약효 : 진정, 진통, 피부염
- 용량 : 뿌리줄기 0.1~1g에 물 700mL를 넣고 2~3시간 달여서 식후 1시간에 복용
- 채약 시기 : 9~10월
- 금기 : 독성이 강하므로 잎, 뿌리는 의사 처방에 따라 사용한다.

중북부 지방 산지에서 자라는 여러해살이풀. 키는 30~50cm. 꽃은 자주색, 3월에 핌. 열매는 삭과. 잎이 감자의 잎과 비슷하여, 사람이 모르고 캐어 먹고 광적인 반응을 일으켜 미치광이풀이라고 하였다. 뿌리줄기는 진정 작용을 보이므로, 정신과 질환에서 광적 증상을 보일 때 진정, 안정 작용을 나타낸다. 각종 동통 증상에 진통 작용도 보이고, 알코올 중독도 풀어 준다. 잘 치유되지 않는 피부염에는 달여서 환부를 3일에 1회씩 세척한다.

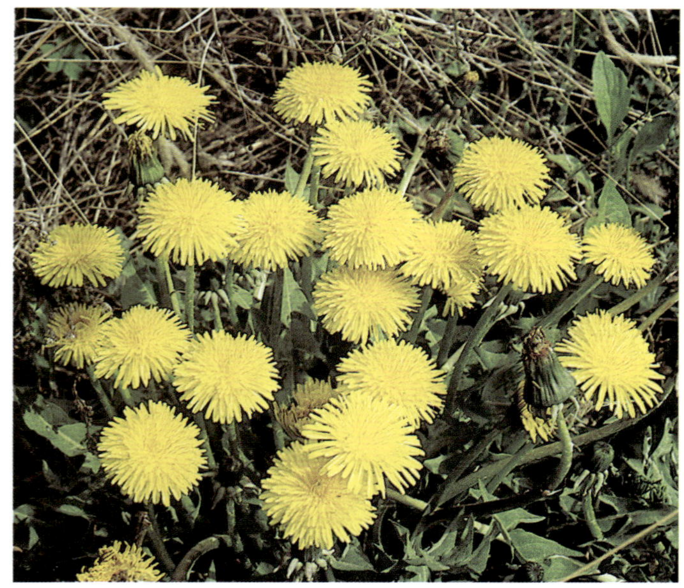

민들레

민들레 *Taraxacum mongolicum* H. Mazz.   국화과

전국 각지에서 자라는 여러해살이풀. 키는 20~30cm. 꽃은 노란색, 흰색, 4~5월에 핌. 열매는 수과. 어린 잎은 식용도 하지만, 성숙된 잎은 소염, 배농, 살균 효과가 탁월하다. 그러므로 급성 유선염으로 발열, 발적, 동통이 심할 때 복용하면 치유 속도가 빠르다. 그리고 급성 인후염, 급성 편도선염, 급성 간염으로 전신 황달과 간염 수치가 급격하게 상승할 때 소염 작용이 신속하다.

- 약명 : 포공영(蒲公英)
- 약용 부위 : 뿌리가 달린 전초
- 약효 : 건위, 소화, 소염, 해열
- 용량 : 전초 4~40g에 물 700mL를 넣고 1~2시간 달여서 식후 1시간에 복용
- 채약 시기 : 5월, 8월

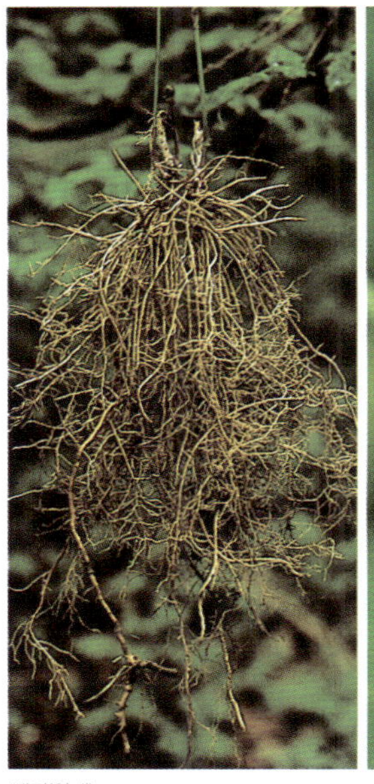

백전(약재)

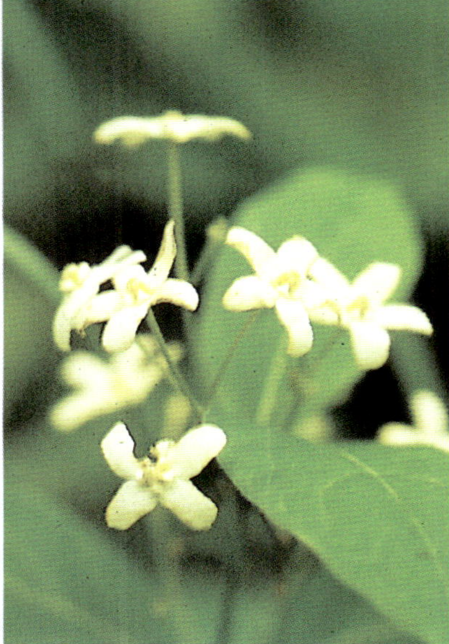

민백미꽃

민백미꽃 *Cynanchum ascyrifolium* Matsumura   박주가리과

- 약명 : 백전(白前)
- 약용 부위 : 뿌리
- 약효 : 진해, 거담, 해열
- 용량 : 뿌리 3~8g에 물 700mL를 넣고 2~3시간 달여서 식후 1시간에 복용
- 채약 시기 : 9~10월

전국 각지의 산지에서 자라는 여러해살이풀. 키는 30~60cm. 꽃은 흑자색, 5월에 핌. 흰 뿌리는 감기, 기침으로 오한, 발열이 심하고, 가래가 잘 나오지 않으면서 기침을 할 때 진해, 거담 작용을 얻게 한다. 또, 가래가 노란색이면서 끈끈하고, 열이 나면서 기침이 심하면 상백피를 가미한다. 폐의 기능 허약으로 밭은기침을 하고, 가래에 흰 거품이 끼면서 입 안과 인후가 건조할 때에는 사삼, 맥문동을 배합한다.

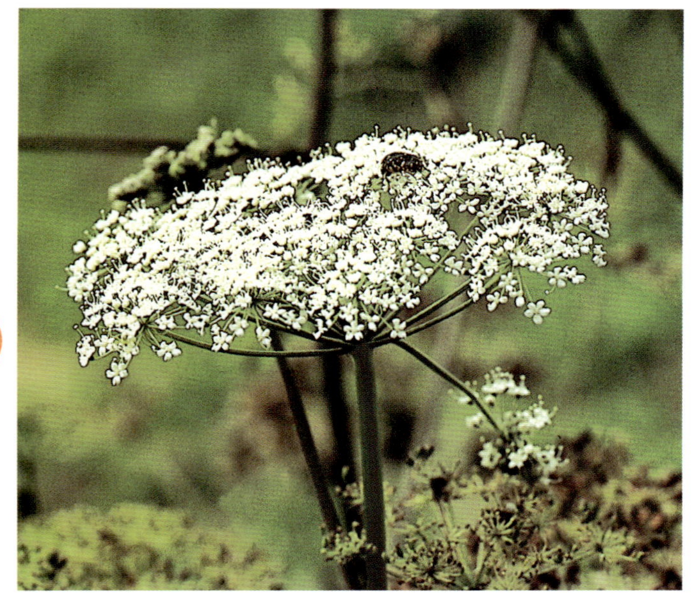

바디나물

바디나물 *Angelica decursiva* FRANCH. et SAVAT. 미나리과

전국 각처의 산이나 들에서 자라는 여러해살이풀. 키는 1~1.5m. 꽃은 자주색, 흰색, 8~9월에 핌. 열매는 분과. 뿌리는 감기, 기침으로 열이 심하면서 가래가 많고, 인후가 아픈 증상에 진해, 거담, 해열 작용을 나타낸다. 감기, 기침으로 가래가 희고, 두통과 오한, 발열이 있을 때에는 소염 작용을 하는 길경을 배합한다. 약리 실험에서도 호흡 기도의 점액 분비를 촉진시키는 것으로 나타났다.

- 약명 : 전호(前胡)
- 약용 부위 : 뿌리
- 약효 : 진해, 거담, 해열
- 용량 : 뿌리 3~8g에 물 700mL를 넣고 2~3시간 달여서 식후 1시간에 복용
- 채약 시기 : 9~10월

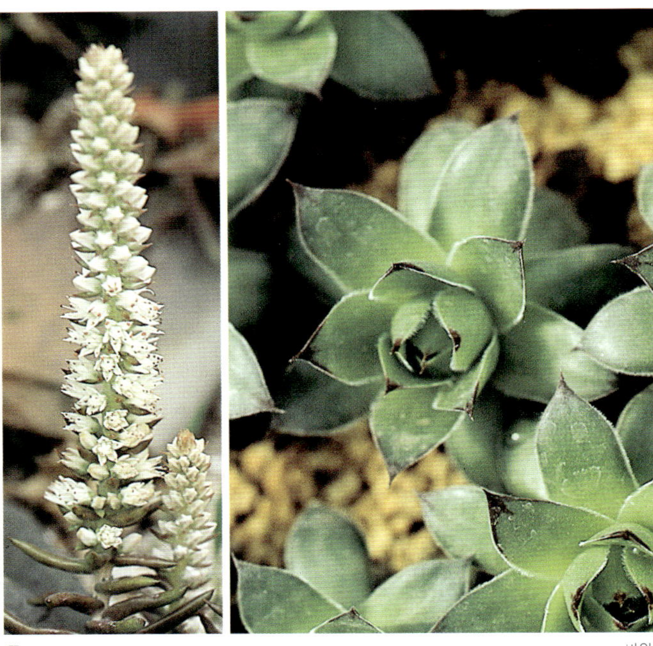

꽃

바위솔

바위솔 *Orostachys japonicus* A. BERGER 꿩의비름과

- 약명 : 와송(瓦松)
- 약용 부위 : 전초
- 약효 : 지혈, 항암, 소염
- 용량 : 전초 4~8g에 물 700mL를 넣고 2~3시간 달여서 식후 1시간에 복용
- 채약 시기 : 9~10월

전국 각지의 산, 바위 위나 지붕 위에서 자라는 여러해살이풀. 키는 30cm 가량. 꽃은 흰색, 9월에 핌. 열매는 골돌. 전초는 자궁암 치료제로 널리 응용되고 있다. 지혈 작용이 있어서 토혈, 코피, 치질 출혈, 자궁 출혈 등에 지혈 작용을 보인다. 전염성 간염에 해열 작용과 간 기능 개선 반응을 일으키고, 폐렴에도 항염증 작용을 나타낸다.

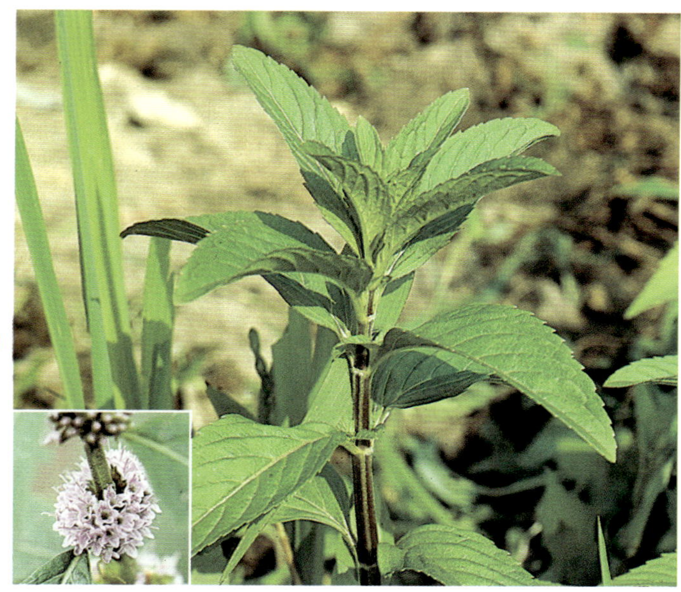

꽃

박하

박하 *Mentha arvensis* L. var. *piperascens* MALINVAUD　　꿀풀과

　　전국 각지의 습지에서 자라는 여러해살이풀. 키는 60cm 가량. 꽃은 흰색, 7~9월에 핌. 열매는 소견과. 잎은 방향성 정유 성분이 다량 함유되어 있어서 해열, 소염, 건위, 담즙 분비 촉진, 위장 평활근 억제 등으로 활용 범위가 넓다. 그러므로 감기의 발열, 두통, 무한 증상에 쓰고, 인후염, 편도선염에는 달인 물을 입 안에 넣어서 치료하거나 구내염 치료에도 효과가 있다. 피부염에 대한 항염증 작용과 항균 작용으로 소양증, 피부 발진을 치료하게 된다.

◆ 약명 : 박하(薄荷)
◆ 약용 부위 : 전초
◆ 약효 : 해열, 소염, 진통, 식중독
◆ 용량 : 전초 4~8g에 물 700mL를 넣고 2~3시간 달여서 공복에 복용
◆ 채약 시기 : 9월

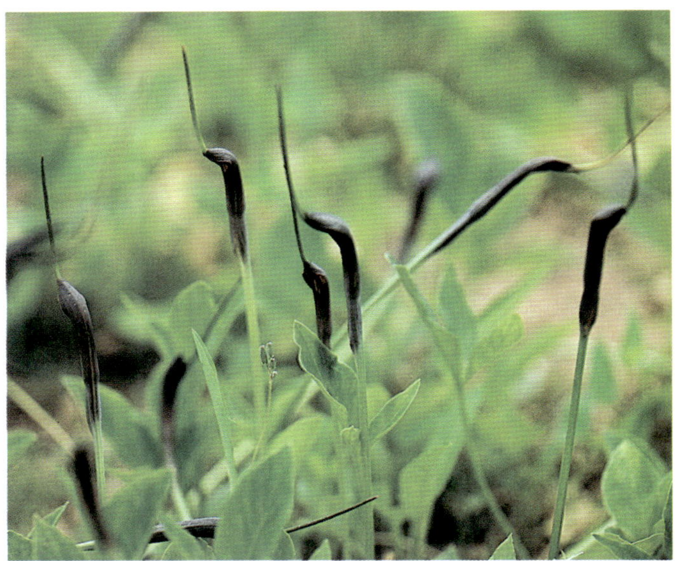

반하

반하 *Pinellia ternata* BREIT. 천남성과

- 약명 : 반하(半夏)
- 약용 부위 : 덩이뿌리
- 약효 : 거담, 진구, 진해, 항암
- 용량 : 덩이뿌리 2~8g 에 물 700mL를 넣고 2~3시간 달여서 식후 1시간에 복용
- 채약 시기 : 7~9월
- 금기 : 반드시 해독하여 사용해야 한다.

전국 각지의 밭에서 자라는 여러해살이풀. 키는 30cm 가량. 꽃은 연한 황백색, 6~7월에 핌. 열매는 장과. 덩이뿌리는 일체의 담이 원인이 되어 일어나는 질환에 특효약으로서, 두통, 오심, 구토, 현훈에 사용된다. 그러므로 진해, 거담, 진토 작용을 나타낸다. 독성이 강하므로 생강즙에 담갔다가 쓰고, 해수, 천식, 가래에 활용하는 데, 담의 빛깔이 희며 많고, 설태가 부드럽고 흰색이며, 기침을 하고 천식을 일으키는 증상에도 쓴다. 속이 메스껍고 구토가 나는 때에 응용된다.

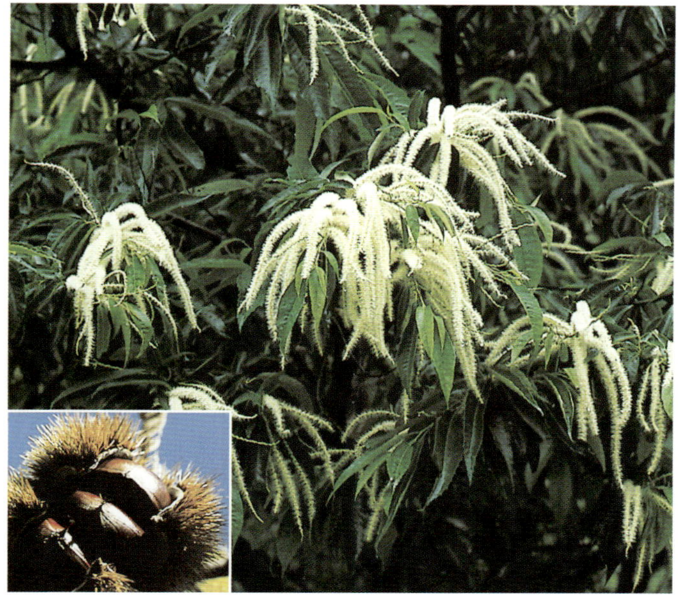

열매   밤나무

밤나무 *Castanea crenata* SIEB. et ZUCC.　　　　너도밤나무과

전국 각지에서 야생하는 큰키나무. 키는 5~15m. 꽃은 흰색, 6월에 핌. 열매는 견과. 종자는 자양 강장제로 이름이 높다. 그러므로 건위 작용이 있어 위장의 소화력을 높이고 지사 작용을 얻게 한다. 콩팥 기능 감퇴로 요통, 하지무력, 소아의 하지무력증에 활용된다. 성장과 발육 부진, 신체 허약증으로 감기가 잦고, 토혈, 객혈, 육혈, 대변 출혈 등에 지혈 작용을 나타낸다.

- 약명 : 율자(栗子)
- 약용 부위 : 종자
- 약효 : 강장, 건위, 항노화, 피로 회복
- 용량 : 종자 8~20g에 물 1L를 넣고 2~3시간 달여서 식후 1시간에 복용
- 채약 시기 : 9~10월

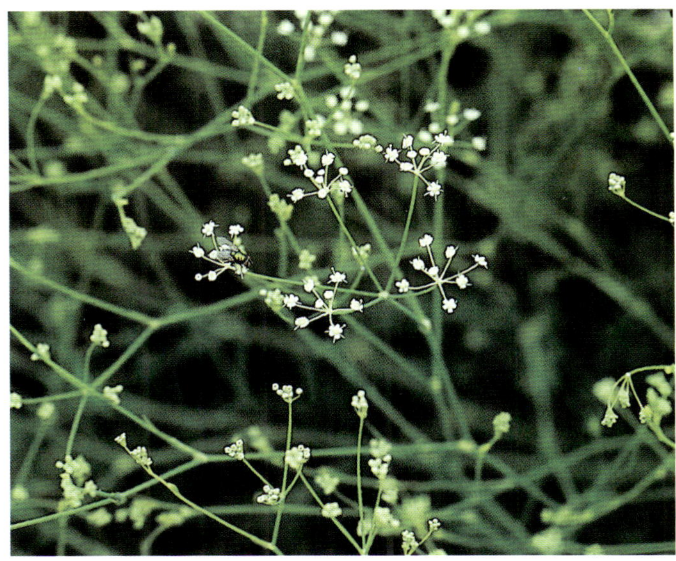

방풍

방풍 *Saposhnikovia seseloides*(Hoffm.) Kitagawa (*Ledebouriella seseloides* Wolff)

미나리과

- 약명 : 방풍(防風)
- 약용 부위 : 뿌리
- 약효 : 해열, 소염, 발한, 진통
- 용량 : 뿌리 4~8g에 물 700mL를 넣고 2~3시간 달여서 식후 1~2시간에 복용
- 채약 시기 : 10월, 이듬해 3월

중국 원산으로, 각지에 심고 있는 여러해살이 풀. 키는 1.5m 가량. 꽃은 흰색, 7~8월에 핌. 열매는 분과. 뿌리는 해열, 진경, 항염증 작용이 있어서 감기로 인한 고열, 오한, 발열, 전신통에 널리 쓰이고, 여러 가지 원인으로 발병한 피부 질환에 활용된다. 뇌혈관 장애로 인한 반신불수, 전신 불수, 근육 경련 등에 효력이 있다.

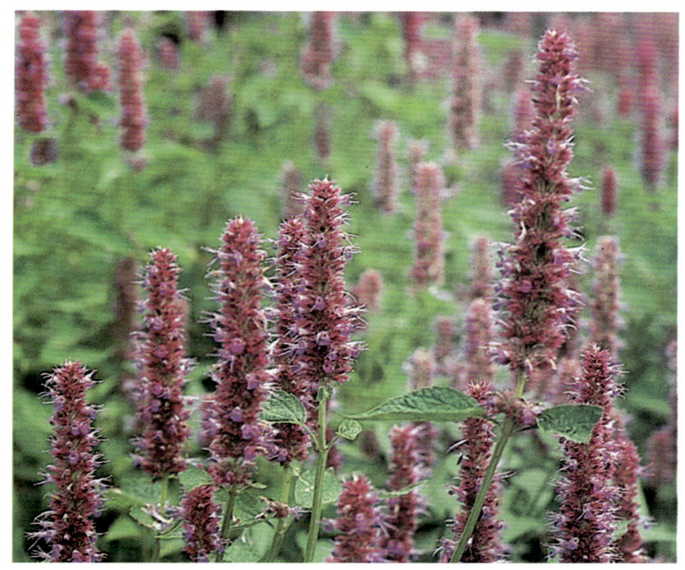

배초향

배초향　*Agastache rugosa* O. KUNTZE　　　꿀풀과

전국 각지의 야산이나 들에서 자라는 여러해살이풀. 키는 40~100cm. 꽃은 자주색, 7~9월에 핌. 열매는 소견과. 잎은 여름 장마와 무더위 속에서 위장 장애가 발생하여 구토, 설사, 복통, 복부 팽만, 식욕 감퇴 증상을 보일 때에 쓰고, 감기로 식욕이 없으면서 발한이 안 되고 전신이 쑤시는 증상에 해열, 발한 작용을 나타내면서 치유된다. 여름에는 차로 달여서 복용하면 더위를 잊게 해 준다. 피부 개선균에 억제 작용을 보이므로 피부 개선 증상을 치료한다.

- 약명 : 곽향(藿香)
- 약용 부위 : 전초
- 약효 : 해열, 항균, 건위
- 용량 : 전초 4~8g에 물 700mL를 넣고 2~3시간 달여서 식후 1~2시간에 복용
- 채약 시기 : 9월

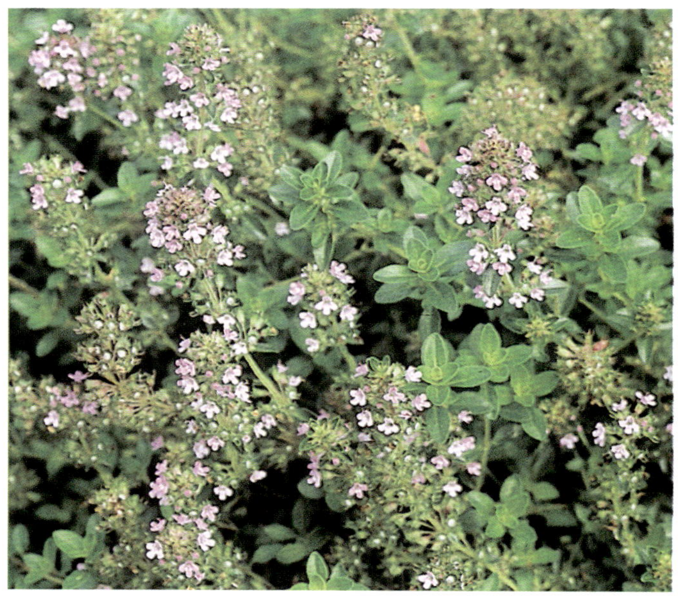

백리향

백리향   *Thymus quinquecostatus* CELAK.   꿀풀과

- 약명 : 백리향(百里香)
- 약용 부위 : 전초
- 약효 : 지사, 건위, 진해
- 용량 : 전초 12~15g에 물 700mL를 넣고 2~3시간 달여서 공복에 복용
- 채약 시기 : 9~10월

고산의 바위 근처에서 자라는 갈잎작은큰키나무. 키는 10cm 가량. 꽃은 연한 분홍색, 6월에 핌. 열매는 소견과. 전초의 방향성 성분이 체내에 들어가 위염, 장염에 효력을 보이는 것은 항염증, 진정, 위액 분비 조절 작용에서 얻어지는 것이다. 또, 복부 냉감과 복통, 설사, 구토, 복부 팽만감을 가라앉히기도 한다. 일반 감기로 해수가 연달아 나거나, 경련성 해수, 백일해, 인후염에도 달여서 입에 물고 있다가 천천히 복용한다.

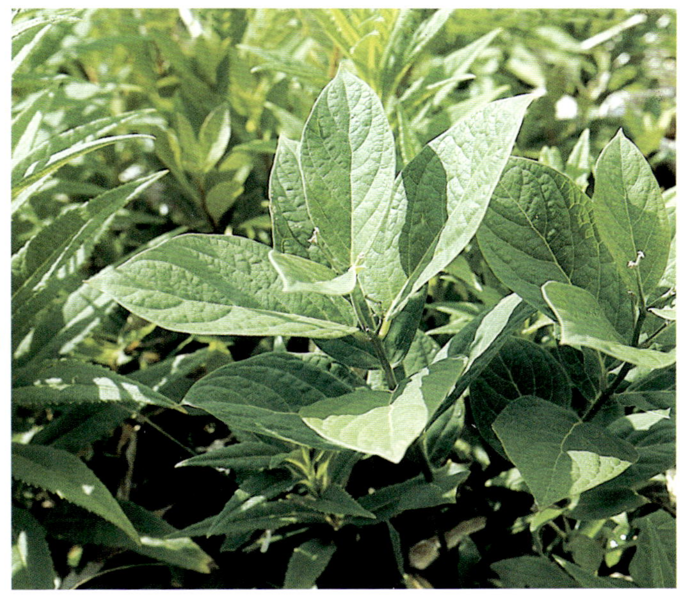

백미꽃

백미꽃 *Cynanchum atratum* Bunge 박주가리과

전국 각지의 산지에서 자라는 여러해살이풀. 키는 60cm 가량. 꽃은 흰색, 5~7월에 핌. 열매는 골돌. 뿌리는 열병 후에 미열이 지속적으로 나타나는 증상에 해열 작용을 보인다. 감기로 열이 있거나 폐렴으로 해수를 연발하는 증상에 소염 작용이 있다. 이뇨 작용이 있어서 소변적색, 소변불리 등에 효력이 있으며, 종기에는 달인 물을 내복한다. 식은땀을 그치게 하고, 뇌경색 후유증으로 어지럽고 사지가 마비되는 증상에 호전 반응을 보인다.

- 약명 : 백미(白薇)
- 약용 부위 : 뿌리
- 약효 : 해열, 이뇨, 소염
- 용량 : 뿌리 4~8g에 물 700mL를 넣고 2~3시간 달여서 식후 1시간에 복용
- 채약 시기 : 9~10월

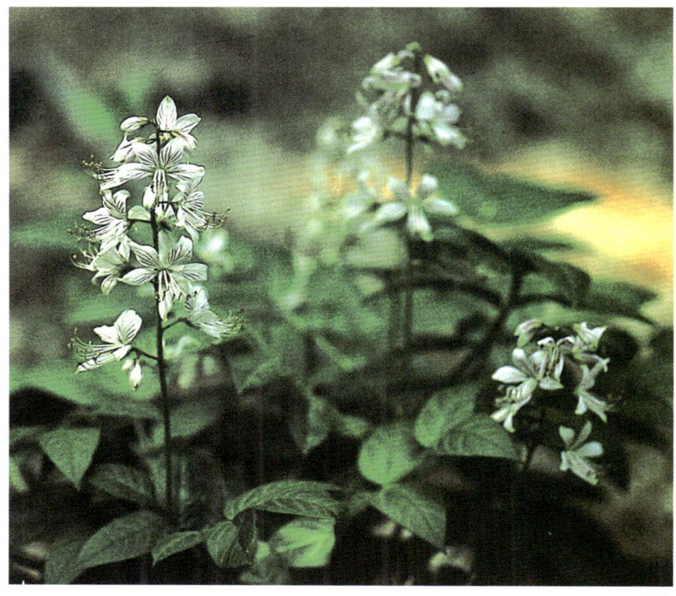

백선 *Dictamnus dasycarpus* Turcz. 운향과

- 약명 : 백선피(白鮮皮)
- 약용 부위 : 뿌리 껍질
- 약효 : 해열, 소염, 항균
- 용량 : 뿌리 껍질 6~8g에 물 700mL를 넣고 2시간 달여서 식후 1~2시간에 복용
- 채약 시기 : 9월

전국 각지에서 자라는 여러해살이풀. 키는 80cm 내외. 꽃은 적백색, 5월에 핌. 열매는 삭과. 뿌리 껍질은 해열 작용으로 피부염, 피부 발진, 습진, 풍진, 소양증에 내복 외용해서 해열, 소염, 항균 작용을 나타낸다. 급성 간염으로 효소 반응이 높게 나타나고 전신에 황달이 있을 때에 담즙 분비 촉진과 간 기능 개선 반응을 나타낸다. 시중에 봉삼(鳳蔘)이라고 하는 것이 바로 이 식물의 뿌리이다.

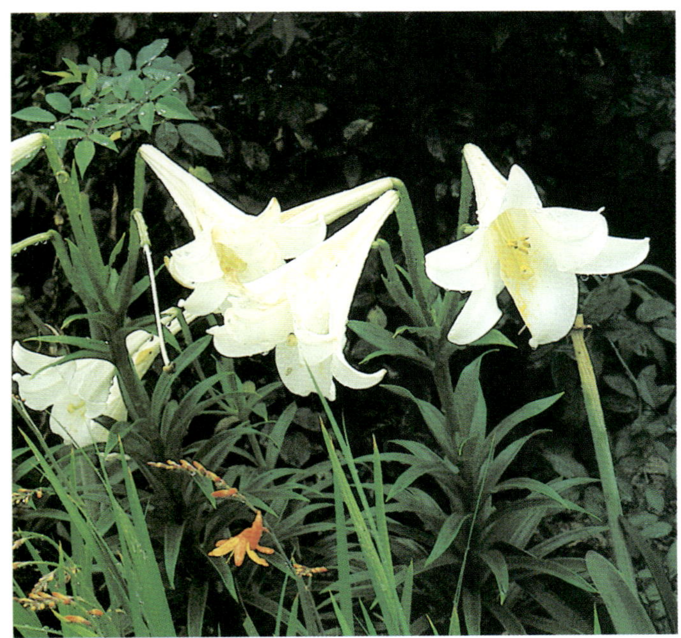

백합

백합 *Lilium longiflorum* Thunb.

백합과

류큐 원산으로, 각지에서 재배하는 여러해살이풀. 키는 30~100cm. 꽃은 흰색, 5~6월에 핌. 열매는 삭과. 비늘줄기는 약용 가치가 높다. 심신 불안증으로 정신이 황홀하고, 헛소리, 식욕 부진, 번민, 입 안이 쓰고, 조기 결핵으로 해수, 복부 팽만 동통, 소변불리 증상을 해소시킨다. 기관지 분비를 증가시켜 거담 작용을 얻게 한다.

- 약명 : 백합(百合)
- 약용 부위 : 비늘줄기
- 약효 : 진정, 거담, 항염증
- 용량 : 비늘줄기 6~12g에 물 700mL를 넣고 2~3시간 달여서 식후 1시간에 복용
- 채약 시기 : 10~12월

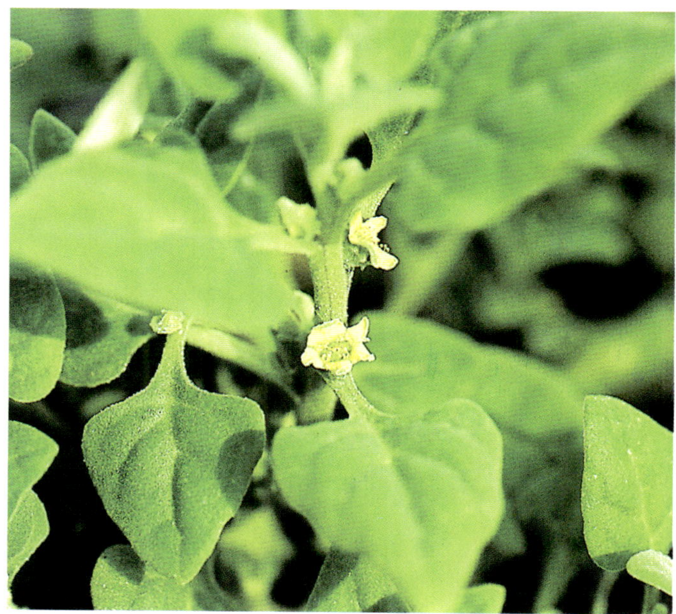

번행초

번행초 *Tetragonia tetragonoides* O. Kᴜɴᴛᴢᴇ 석류풀과

- 약명 : 번행(蕃杏)
- 약용 부위 : 전초
- 약효 : 항암, 안질환, 피부 발적
- 용량 : 전초 8~15g에 물 700mL를 넣고 30분~1시간 달여서 식후 1시간에 복용
- 채약 시기 : 9~10월

남부 지방의 모래밭에 많이 자라는 여러해살이풀. 키는 40~60cm. 꽃은 노란색, 5~6월에 핌. 열매는 핵과. 전초는 암 치료에 효과가 있어서, 위암, 식도암, 자궁경부암 등에 활용하면 효력을 얻는다. 급성 안질환으로 안구 충혈, 안구 건조증, 동통 증상을 해소시킨다. 피부 발적에도 항염증, 해열 작용을 나타내므로 효력을 보인다.

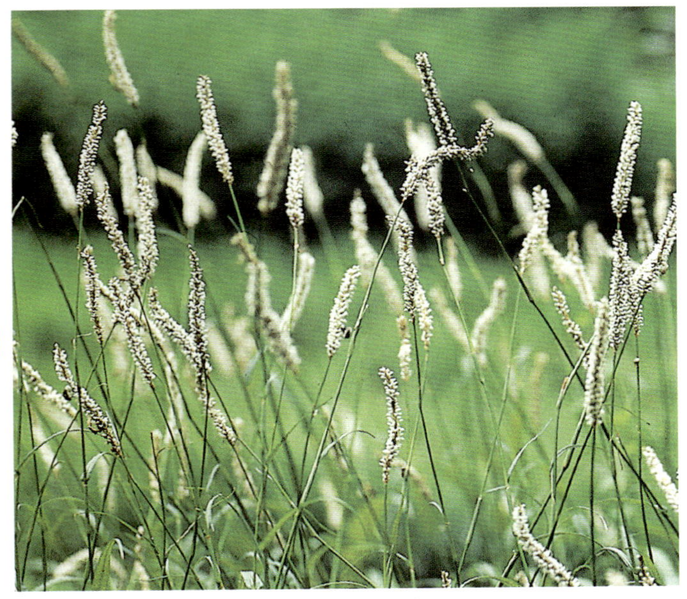

범꼬리

범꼬리 *Bistorta major* S. F. GRAY var. *japonica* HARA 마디풀과

전국 각지의 깊은 산 초원에서 자라는 여러해살이풀. 키는 30~80cm. 꽃은 홍백색, 6~7월에 핌. 열매는 수과. 뿌리줄기는 열이 있는 이질, 설사, 장염에 복용하면 대변 출혈, 복통, 후증 증상이 해소된다. 항염증 작용이 현저하여 발열이 있는 종기, 인후염, 구내염, 림프선 결핵, 뱀에게 물린 데 바르면 소염, 해독 기능을 얻게 된다. 만성 기관지염, 폐결핵에 열이 있고 기침을 연달아 하면서 가래를 뱉는 증상에 개선 반응을 보인다.

- 약명 : 권삼(拳蔘)
- 약용 부위 : 뿌리줄기
- 약효 : 소염, 해독, 이질, 설사
- 용량 : 뿌리줄기 4~8g에 물 700mL를 넣고 2~3시간 달여서 식후 1시간에 복용
- 채약 시기 : 9~10월

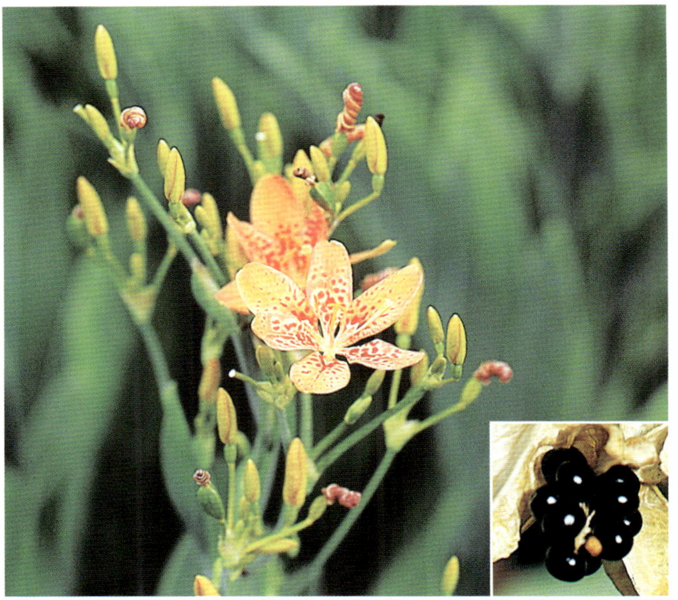

범부채

열매

범부채　*Belamcanda chinensis* DC.　　붓꽃과

- 약명 : 사간(射干)
- 약용 부위 : 뿌리줄기
- 약효 : 소염, 해열, 진해, 거담, 항균
- 용량 : 뿌리줄기 4~8g 에 물 700mL를 넣고 2~3시간 달여서 식후 1~2시간에 복용
- 채약 시기 : 9~10월

전국 각지에서 자라는 여러해살이풀. 키는 1m 가량. 꽃은 황적색, 7~8월에 핌. 열매는 삭과. 뿌리줄기는 해열, 소염 작용으로 인후염, 편도선염에 발열 작용과 함께 물이나 음식물을 삼킬 수 없고 목 안에 염증이 심한 것을 완화시켜 준다. 또, 항염증 작용과 혈압 강하 작용도 나타낸다. 폐렴이나 폐결핵으로 기침, 가래가 끓고 열이 있을 때 소염, 진해 효과도 나타낸다.

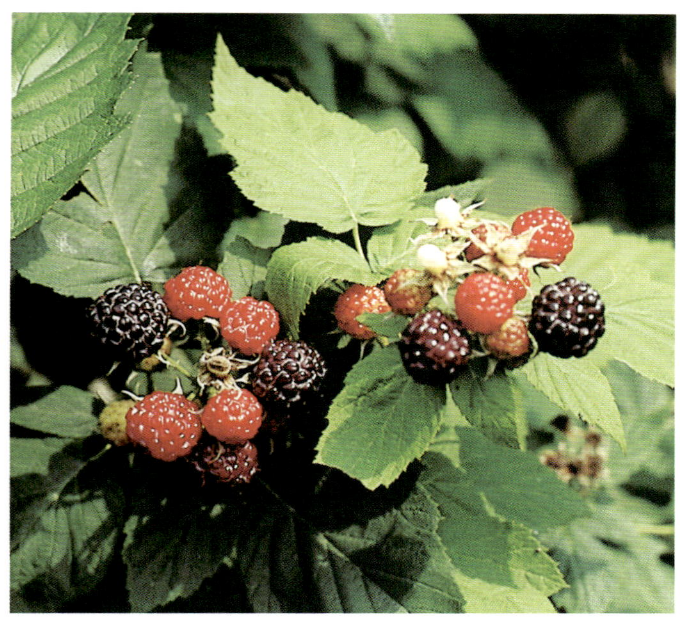

복분자딸기

복분자딸기 *Rubus coreanus* MIQ.　　　　　장미과

중남부 지방에서 야생하는 갈잎떨기나무. 키는 3m. 꽃은 연한 분홍색, 5~6월에 핌. 열매는 핵과. 덜 익은 열매는 수렴성이 강하여, 콩팥 기능 허약으로 오는 유정, 몽정, 조루, 발기 부전 등에 효력이 있으며, 소변불리, 소변빈삭에도 방광 근육을 수축시키면서 조절력을 높게 한다. 노화 과정에서 나타나는 시력 감퇴, 안화, 눈물이 많고 햇빛을 꺼리는 증상에 효력이 있다.

- 약명 : 복분자(覆盆子)
- 약용 부위 : 덜 익은 열매
- 약효 : 강장, 요실금, 조루, 항노화
- 용량 : 덜 익은 열매 4~20g에 물 700mL를 넣고 2~3시간 달여서 식후 1시간에 복용
- 채약 시기 : 6월

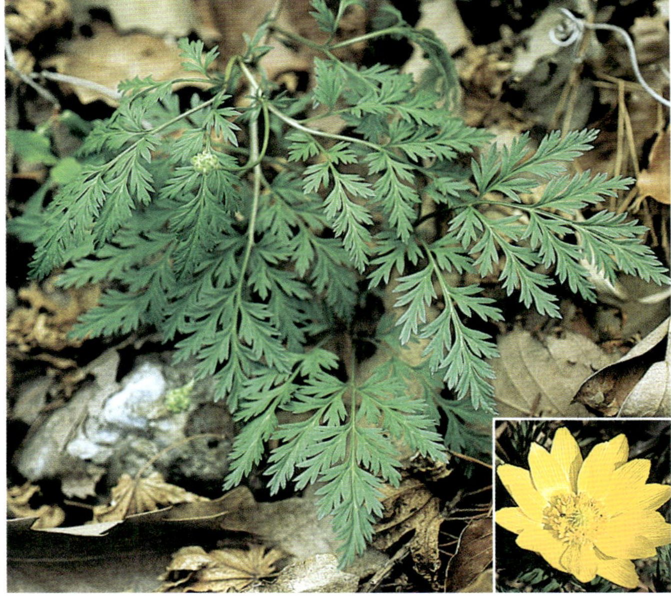

복수초 꽃

복수초 *Adonis amurensis* REGEL et RADDE   미나리아재비과

- 약명 : 복수초근(福壽草根)
- 약용 부위 : 뿌리
- 약효 : 강심
- 용량 : 뿌리 1~4g에 물 700mL를 넣고 2~3시간 달여서 식후 1시간에 복용
- 채약 시기 : 4월
- 금기 : 다량 복용은 심장 억제

전국 각지의 숲 속에서 자라는 여러해살이 풀. 키는 25cm 가량. 꽃은 노란색, 4~5월에 핌. 열매는 수과. 뿌리는 강심 배당체 성분이 함유되어 있어서 심장 쇠약으로 인한 심계 항진 증상에 개선 반응을 보인다. 이를테면, 심근의 수축력을 증강시키고, 동시에 심장의 부종 억제 작용을 나타내며, 이뇨 작용도 한다.

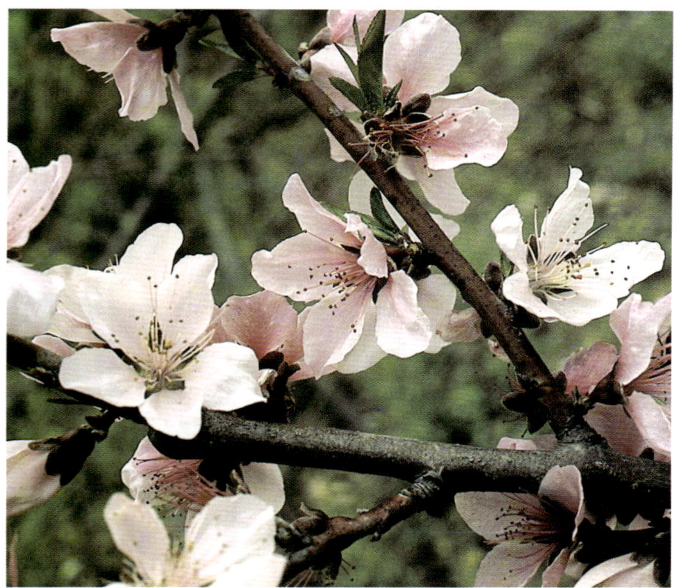

복숭아나무

복숭아나무 *Prunus persica* Batsch 장미과

전국 각지에 자라는 갈잎작은큰키나무. 키는 6m 가량. 꽃은 연한 붉은색, 4~5월에 핌. 열매는 핵과. 종자는 지방유가 다량 함유되어 있어서 변비 치료에 유효하다. 특히, 장관 운동이 떨어지고 장액 부족으로 오는 변비에 치유력이 높고, 지속성도 강하다. 혈액 순환 개선 작용이 강하므로 무월경, 월경통, 산후 복통, 타박상 등에 혈관을 확장시켜 순환을 돕는다. 관상 동맥경화증에도 고지혈증 용해 작용과 진통 효과가 높게 나타났다. 만성 해수에 진해 작용도 보인다.

- 약명 : 도인(桃仁)
- 약용 부위 : 종자
- 약효 : 진해, 거담, 통경, 해수
- 용량 : 종자 4~8g에 물 700mL를 넣고 2~3시간 달여서 공복에 복용
- 채약 시기 : 8월

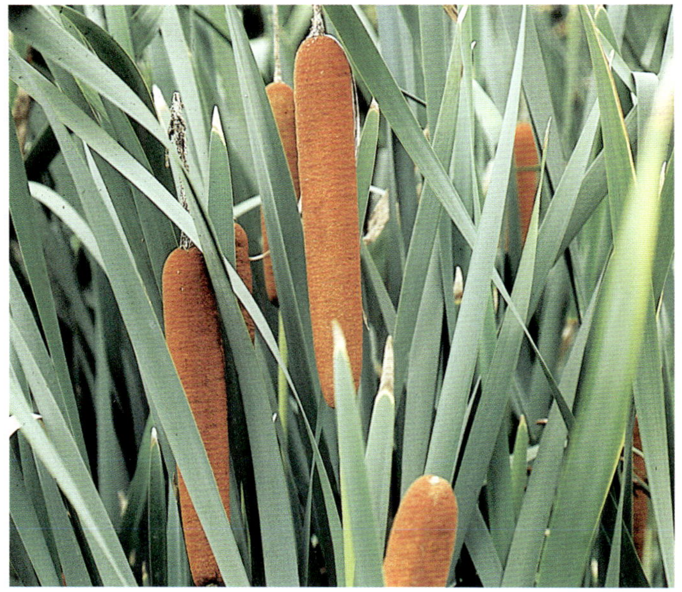

부들

부들 *Typha latifolia* L.　　　　　　　　　　　　부들과

- 약명 : 포황(蒲黃)
- 약용 부위 : 꽃가루
- 약효 : 지혈, 이뇨
- 용량 : 꽃가루 4~10g 에 물 700mL를 넣고 2~3시간 달여서 식전 1시간에 복용
- 채약 시기 : 8~9월
- 금기 : 임신부

　전국 각지의 강이나 습지에서 자라는 여러해살이풀. 키는 1~2m. 꽃은 붉은색, 7~8월에 핌. 열매는 소형. 꽃가루는 여성의 월경통과 월경이 없어서 아랫배가 팽창하고 아파서 괴로워하는 증상에 통경과 혈액 순환 촉진 작용을 나타낸다. 혈액 순환 개선과 어혈을 제거시키는 효과가 탁월하여, 해산 후 복통이 심한 증상을 치료한다. 소변을 잘 보지 못하고, 용변시 통증을 호소하는 증상에 이뇨, 소염, 해열 작용을 나타내어 치유하게 한다.

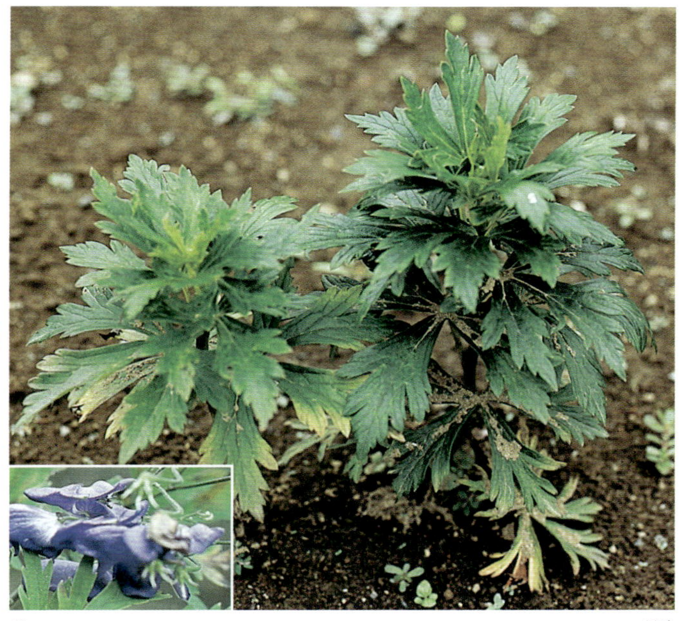

꽃

부자

부자(바꽃) *Aconitum carmichaeli* Deb.   미나리아재비과

중국 원산으로, 여러해살이풀. 키는 90~120cm. 꽃은 자주색, 9월에 핌. 열매는 골돌. 뿌리줄기의 aconitine 성분은 독성이 강하므로 약용에는 반드시 제독해서 사용해야 한다. 강심 작용과 흥분, 번열, 진통, 혈당 강하, 항염증 효과가 뛰어나서 심장 기능 부전, 관절염, 반신불수, 하지냉증에 널리 응용된다.

- 약명 : 오두(烏頭), 부자(附子)
- 약용 부위 : 뿌리줄기
- 약효 : 강심, 진통, 항염증, 혈류 촉진
- 용량 : 뿌리줄기 2~8g에 물 1L를 넣고 3시간 달여서 1일 2~3회 식후 1시간에 복용
- 채약 시기 : 7월

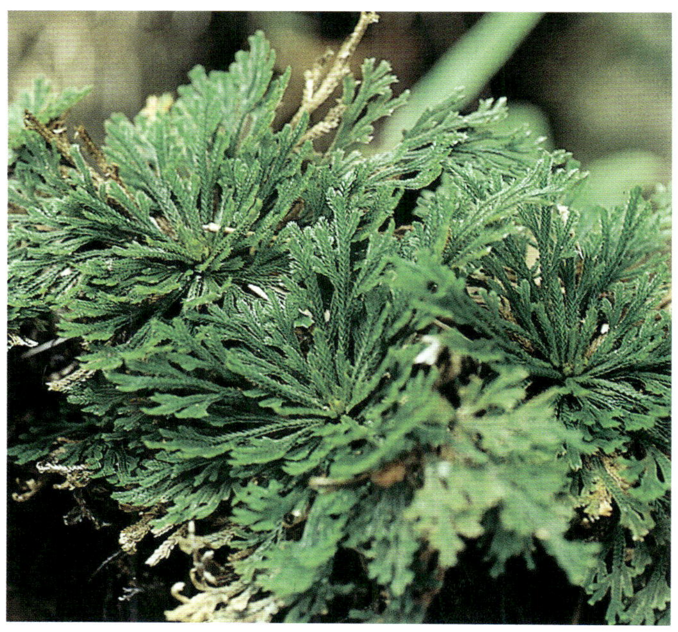

부처손

부처손 *Selaginella tamariscina* Sᴘʀɪɴɢ　　부처손과

- 약명 : 권백(卷柏)
- 약용 부위 : 전초
- 약효 : 지혈, 항암
- 용량 : 전초 4~40g에 물 1L를 넣고 1~2시간 달여서 식전 1시간에 복용
- 채약 시기 : 1년 내내

전국 각지의 산 암벽에서 자라는 여러해살이풀. 키는 20cm. 포자 식물로 꽃이 없음. 암벽에서 잘 자라는 이 식물은 출혈 증상에 지혈 작용을 나타낸다. 특히, 치질 출혈에 지혈 반응이 신속하고, 이 밖에도 자궁 출혈, 토혈, 소변 출혈, 외과적인 출혈에 효과가 있다. 최근에는 항암 효과가 있어서 인후암, 폐암, 위암, 직장암, 간암, 유방암, 피부암 등에 장복시킨다.

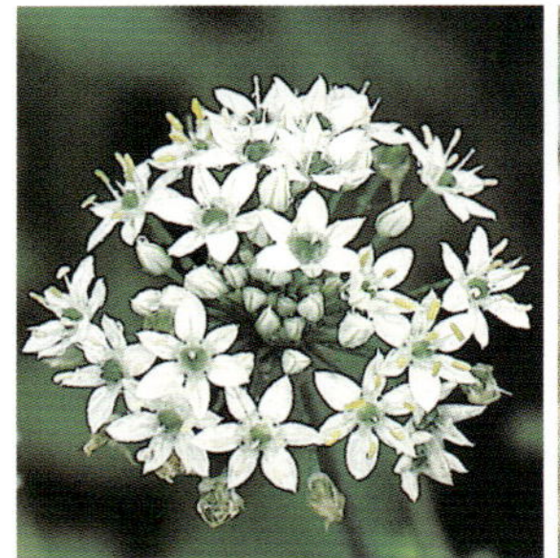

꽃

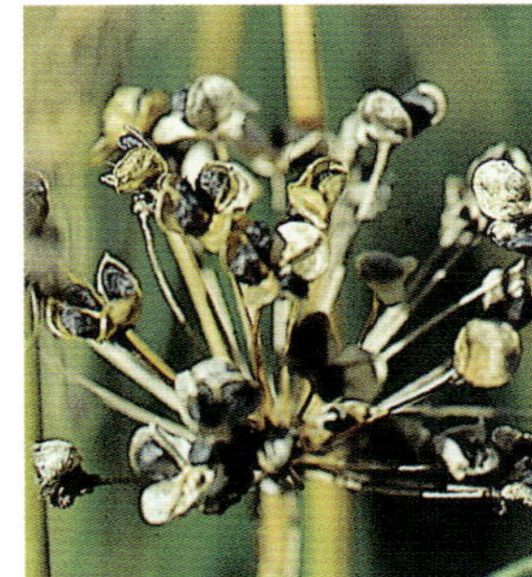

구자(약재)

부추

부추　*Allium tuberosum* Rottler　　　백합과

　　전국 각지에서 재배하는 여러해살이풀. 키는 30~40cm. 꽃은 흰색, 7~8월에 핌. 열매는 삭과. 잎도 정력 증강에 효력을 보이지만, 종자는 양기 부족, 유정, 몽정, 소변불금, 설사 등에 효과가 있다. 또, 콩팥 기능 부족으로 오는 요통, 무릎 관절이 시리고 아픈 증상과 무력증 등에 쓰인다.

- 약명 : 구자(韭子)
- 약용 부위 : 종자, 잎
- 약효 : 자양, 강장, 정력 증강
- 용량 : 종자 또는 잎 4~12g에 물 700mL를 넣고 2~3시간 달여서 식전 1시간에 복용
- 채약 시기 : 9~10월

분죽
Phyllostachys nigra MUNRO
var. henonis STAPF

화본과

중국 원산으로, 남부 지방에 재배하는 늘푸른큰키나무. 키는 10m 가량. 꽃은 드물게 핌. 진액을 고혈압에 장복하면 혈압을 내리고, 중풍을 예방하면서 치유하는 반응을 나타낸다. 갈증을 느낄 때 먹으면 구갈이 그치고, 당뇨병에 복용하면 혈당 강하 작용을 보인다. 신경 과민으로 가슴이 뛰고 열이 나면서 잠을 이루지 못하는 증상에 호전 반응을 보인다. 해열, 진정, 진경 작용이 있어서 급성 폐렴, 소아 경풍, 발열, 구토 증상에도 활용된다.

◆ 약명 : 죽엽(竹葉), 죽력(竹瀝)
◆ 약용 부위 : 대나무 기름
◆ 약효 : 해열, 소염, 고혈압, 구갈, 진정
◆ 용량 : 불로 열을 가해서 얻은 진액을 1회 2~3숟가락씩 공복에 복용
◆ 채약 시기 : 1년 내내

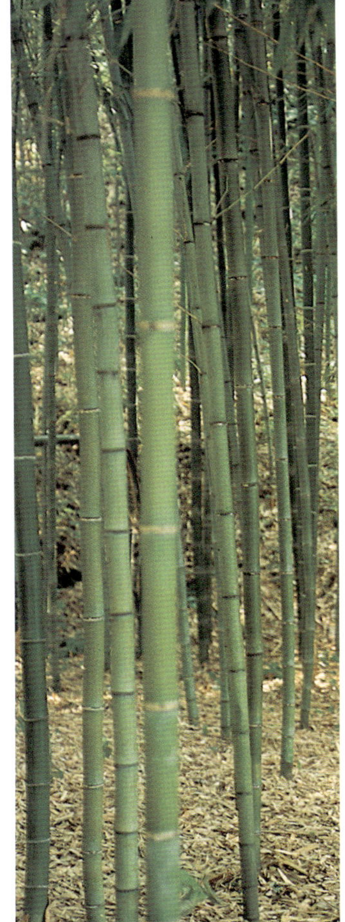

분죽

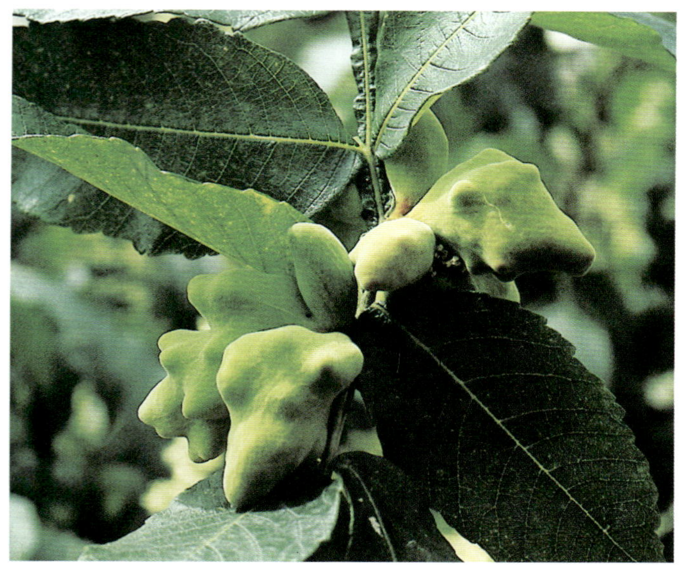

붉나무

붉나무   *Rhus japonica* L.   옻나무과

전국 각지에서 자라는 갈잎작은큰키나무. 키는 7m 가량. 꽃은 황백색, 8~9월에 핌. 벌레집을 오배자라고 하며, 약으로 사용한다. 뿌리는 감기에 해열 작용을 보이고, 장염과 설사에도 쓰인다. 잎은 뱀독을 없애기 위하여 환부에 짓찧어서 바른다. 벌레집인 오배자는 수렴 작용이 있어서 식은땀을 그치게 하고, 이질, 치질, 만성 기관지염을 치료하며, 지혈 작용이 있어 코피, 자궁 출혈, 대변 출혈을 그치게 한다. 일반 외과적인 상처로 피가 날 때에도 사용하면 지혈이 된다.

◆ 약명 : 오배자(五倍子)
◆ 약용 부위 : 벌레집
◆ 약효 : 수렴, 지혈, 설사, 외상 출혈, 소염
◆ 용량 : 벌레집 4~8g에 물 700mL를 넣고 2~3시간 달여서 식전 1시간에 복용, 또는 가루를 내어 환부에 바른다.
◆ 채약 시기 : 9~10월

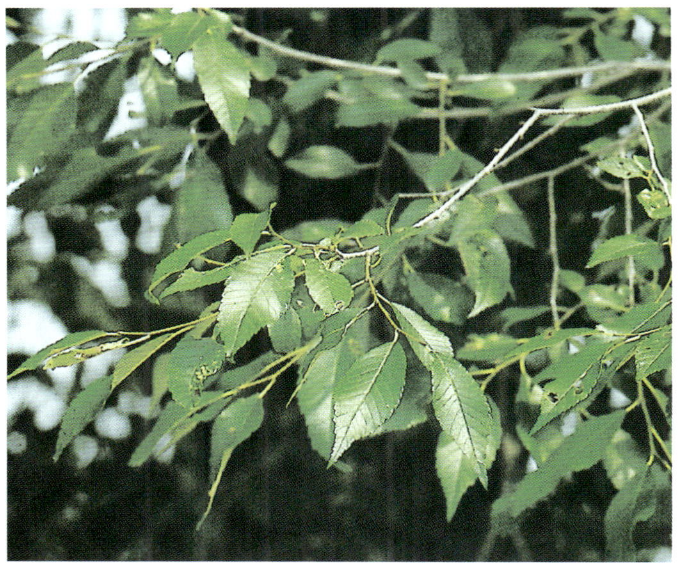

비술나무

비술나무   *Ulmus pumila L.*   느릅나무과

- 약명 : 유백피(榆白皮)
- 약용 부위 : 나무 껍질
- 약효 : 항염증, 항암, 건위, 소염, 항균
- 용량 : 나무 껍질 4~12g에 물 700mL를 넣고 2~3시간 달여서 식후 1시간에 복용
- 채약 시기 : 3월, 9월

중부 이북 지방의 하천변이나 들에서 자라는 갈잎큰키나무. 키는 15m 가량. 꽃은 녹색, 3~4월에 핌. 열매는 시과. 나무 껍질은 이뇨 작용이 있어서 전신이 붓고 용변시에 통증과 소변불리 증상을 호소하는 데 쓰인다. 최근에 국내에서 암 치료제로 널리 쓰이고 있는데, 실제 실험에서도 항암 작용이 인정되고 있다. 그리고 축농증에 항염증 작용이 신속하여 치료에 큰 효험을 나타내고 있다. 이 밖에도 위염, 위궤양, 피부의 종기, 단독, 개선, 악창 등에도 소염, 항균 작용으로 효과를 보인다.

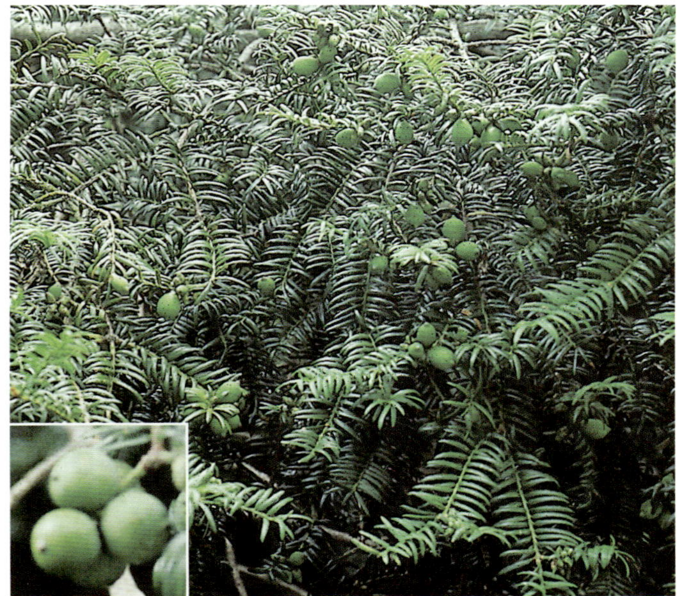

비자(약재)

비자나무

비자나무 *Torreya nucifera* (Linné) S. et Z. 주목과

제주와 전남에서 야생하는 늘푸른큰키나무. 키는 25m 가량. 꽃은 연한 녹색, 4월에 핌. 열매는 핵과. 열매는 장내 기생충 구제약으로 써 왔는데, 그 중에서도 촌백충에 가장 효과가 높았으며, 실제 동물 실험에서도 효과가 인정되었다. 여기에 들어 있는 지방 성분은 변비 치료에 도움이 되고, 약간 볶아서 먹으면 시력이 좋아져 시력 감퇴증에 써 왔다. 마른기침을 연달아 하는 증상에도 진해, 거담 효과를 얻고 있다.

- 약명 : 비자(榧子)
- 약용 부위 : 열매
- 약효 : 살충, 진해, 거담
- 용량 : 열매 4∼8g에 물 700mL를 넣고 2∼3시간 달여서 공복에 복용
- 채약 시기 : 10월

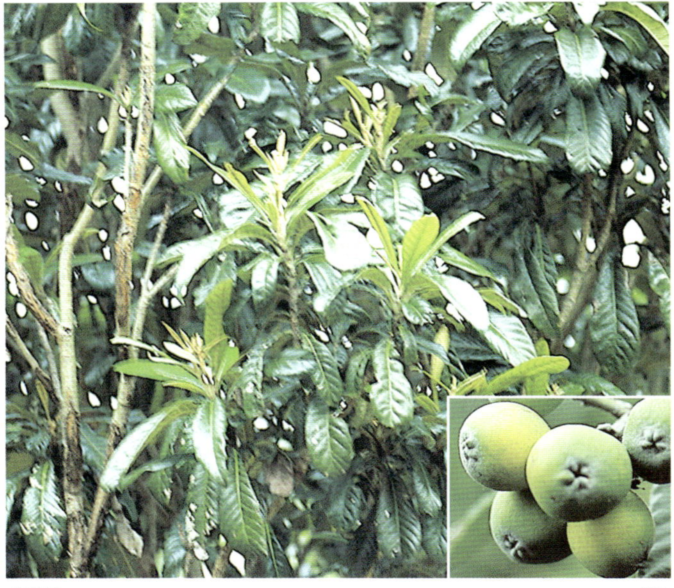

비파나무   열매

비파나무   *Eriobotrya japonica* Lᴵɴᴅʟ.   장미과

- 약명 : 비파엽(枇杷葉)
- 약용 부위 : 잎
- 약효 : 진해, 거담, 항암
- 용량 : 잎 4~15g에 물 700mL를 넣고 1~2시간 달여서 식후 1시간에 복용
- 채약 시기 : 1년 내내

　남부 지방에서 자라는 늘푸른작은큰키나무. 키는 10m. 꽃은 흰색, 10~11월에 핌. 열매는 이과. 잎은 해수로 열이 많고 호흡이 빠르며 가래가 있을 때 쓰면 거담, 진해 작용을 나타내고, 비파엽 중에는 항암 작용이 있어서 동통 경감, 혈당 강하 작용을 보이기도 한다. 급성 기관지염에 15g을 백부근과 배합하여 사용하며, 만성 기관지염에도 효력을 보인다. 실험적으로는 황색포도상구균의 억제 작용이 있고, 가벼운 거담 작용이 나타났다.

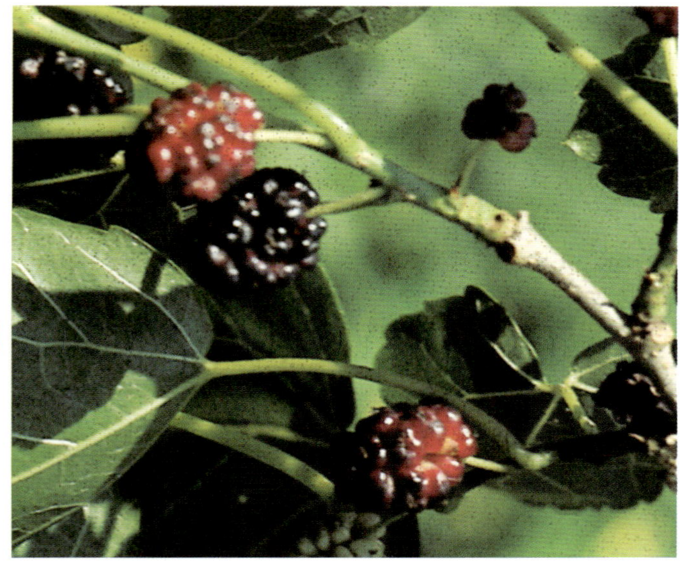

뽕나무

뽕나무 *Morus alba* L.　　　　　　　　　　뽕나무과

　전국 각지에서 자라는 갈잎큰키나무. 키는 7 ~8m. 꽃은 연한 녹색, 4월에 핌. 열매는 다육질. 뿌리 껍질은 감기, 기침, 급성 폐렴, 기관지염에 발열 증상이 심하고, 얼굴이 붉고, 해수, 천식이 심할 때 탁월한 효능을 나타낸다. 소화 기능이 감퇴되면서 몸이 붓고 소변을 잘 보지 못하면서 몸이 무겁거나, 또는 임신 중에 몸이 붓는 증상에 이뇨 작용을 나타낸다. 약리 실험에서는 지속적인 이뇨 작용과 혈압 강하 작용, 신경 계통의 진정, 안정, 항경련, 진통 작용이 있었다.

- 약명 : 상백피(桑白皮)
- 약용 부위 : 뿌리 껍질
- 약효 : 진해, 거담, 해열, 소염, 혈압 강하
- 용량 : 뿌리 껍질 6~12 g에 물 700mL를 넣고 2~3시간 달여서 식후 1시간에 복용
- 채약 시기 : 3월, 10월

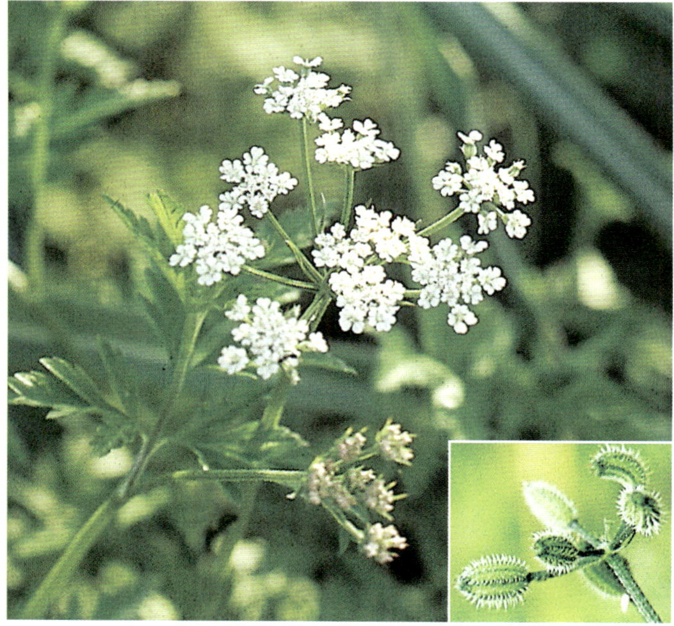

사상자

열매

사상자 *Torilis japonica* De Candolle   산형과

- 약명 : 파자초(破子草)
- 약용 부위 : 종자
- 약효 : 소염, 항균
- 용량 : 종자 4~12g 에 물 700mL를 넣고 1~2시간 달여서 식전 1시간에 복용
- 채약 시기 : 6~8월

전국 각지의 들에서 잘 자라는 두해살이풀. 키는 30~70cm. 꽃은 흰색, 5~6월에 핌. 열매는 분과. 종자는 살균력이 있어서 음부 소양증과 음도염에 세척제로 자주 쓰인다. 그리고 급성 삼출성 피부염, 피부 건선, 습진 등에 활용된다. 장복하면 남자는 신장 기능 강화로 정력이 증강되고, 여자는 불임에 효력을 나타내며, 백대하에도 효력을 얻게 된다.

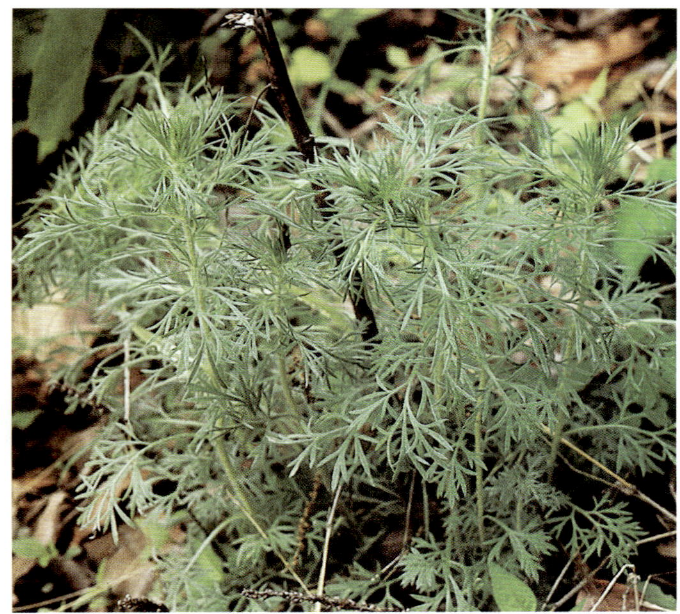

사철쑥

전국 각지의 개울가에서 자라는 여러해살이풀. 키는 30~100cm. 꽃은 녹색, 8~9월에 핌. 열매는 수과. 전초는 전염성 간염, 급·만성 간염, 간경화, 간암, 담낭염까지 광범위하게 응용되며, 효력 또한 탁월하다. 간에서 효소 반응을 활성화시키며, 지방 분해 효과가 신속하고 조직의 재생력을 촉진케 한다. 이와 같은 결과들은 동물 실험에서도 확인되었으며, 임상적으로도 확증된 바 있다.

- 약명 : 인진호(茵蔯蒿)
- 약용 부위 : 전초
- 약효 : 항염증, 해열, 고지혈증
- 용량 : 전초 4~20g에 물 700mL를 넣고 2~3시간 달여서 식후 1시간에 복용
- 채약 시기 : 9~10월

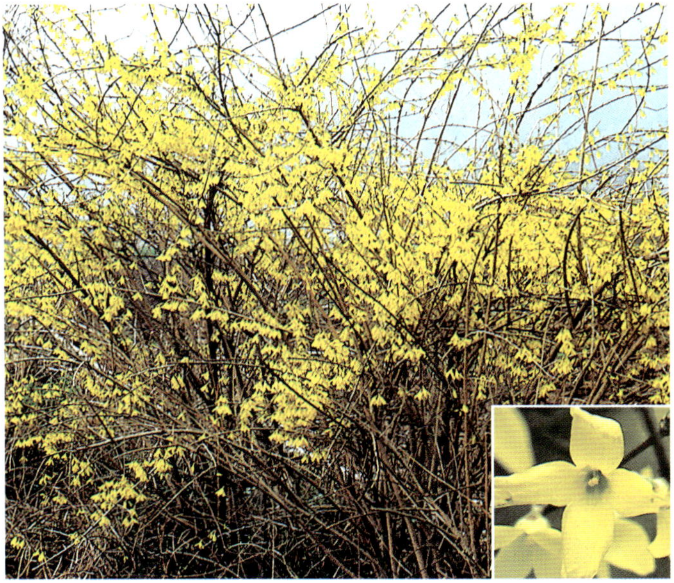

산개나리

꽃

산개나리 *Forsythia saxatilis* NAKAI　　　　　물푸레나무과

- 약명 : 연교(連翹)
- 약용 부위 : 열매
- 약효 : 해열, 소염, 배농, 항균
- 용량 : 열매 4~10g에 물 700mL를 넣고 1시간 달여서 공복에 복용
- 채약 시기 : 9~10월

중부 지방의 산지에서 자라는 갈잎작은큰키나무. 꽃은 노란색, 3~4월에 핌. 열매는 삭과. 열매는 항균, 항염증 작용이 강하여 여러 종류의 병원 미생물에 대하여 억제 작용이 뚜렷하고, 화농성 염증 질환에 소염 작용이 현저할 뿐만 아니라, 화농시에는 배농 효과도 있다. 감기로 열이 심할 때에도 해열 효과가 있다. 발열이 있는 혈소판감소성 자반병, 과민성 자반병과 피부 발진 소양증에도 치료 작용을 나타낸다.

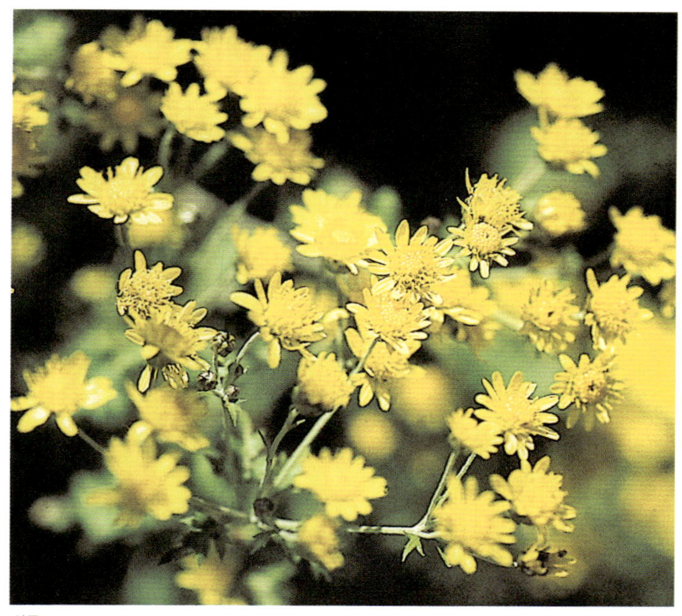

산국

산국 *Chrysanthemum boreale* MAKINO　　국화과

전국 각지의 산지에서 자라는 여러해살이풀.
키는 1~1.5m. 꽃은 노란색, 9~10월에 핌. 열매
는 수과. 꽃은 고혈압에 혈압 강하 작용으로 두
통과 안구 충혈을 치료한다. 뿐만 아니라, 원인
불명의 두통, 시력 감퇴에도 효과가 있다. 감기로
발열, 오한, 전신통, 두통, 무한 증상에 해열, 발
한 효과가 나타난다.

- 약명 : 야국(野菊)
- 약용 부위 : 꽃
- 약효 : 고혈압, 해열, 소염, 진정
- 용량 : 꽃 4~12g에 물 700mL를 넣고 10~15분 달여서 식후 1시간에 복용
- 채약 시기 : 10월

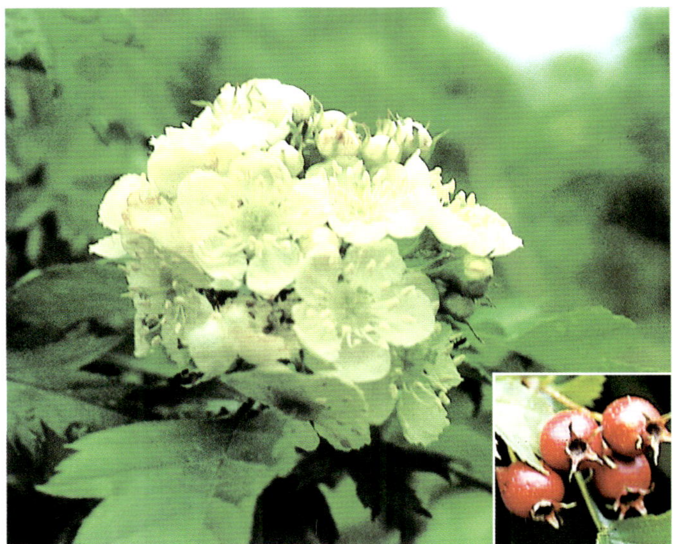

산사나무

산사(약재)

산사나무   *Crataegus pinnatifida* Bunge   장미과

- 약명 : 산사(山査)
- 약용 부위 : 열매
- 약효 : 건위, 소화, 고지 혈증
- 용량 : 열매 4~15g에 물 700mL를 넣고 2~ 3시간 달여서 식후 1시 간에 복용
- 채약 시기 : 9~10월

전국 각지에서 자라는 갈잎큰키나무. 키는 6m 가량. 꽃은 흰색, 5월에 핌. 열매는 이과. 열매는 소화력이 뛰어나다. 이를테면, 고기를 먹고 소화 가 잘 안 되거나 복통, 설사를 일으킬 때 신속한 효력을 나타낸다. 고지혈증의 치료와 예방에도 좋은 반응을 나타내므로, 죽상 동맥경화증, 관상 동맥 장애 증상, 협심증 등에 많이 활용된다. 급 성 이질, 장염에도 효력을 얻고, 타박상으로 인한 요통과 산후에 어혈이 정체되어 잘 배설되지 않 아서 나타나는 복통에 유익한 반응을 보인다.

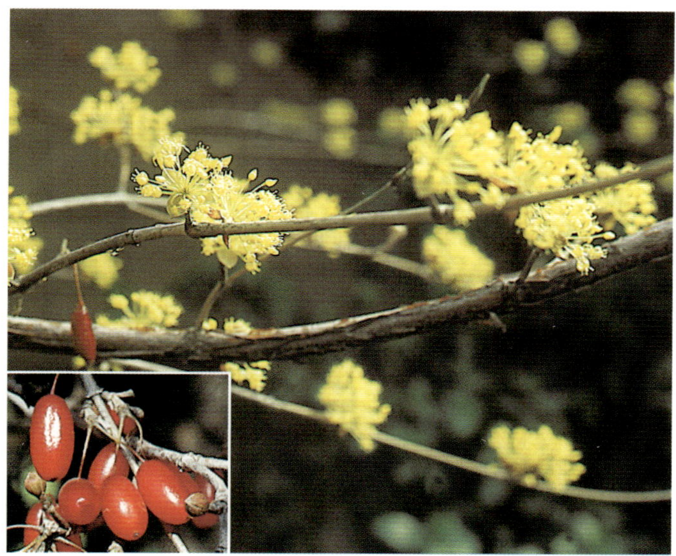

산수유(약재)

산수유나무

산수유나무 *Cornus officinalis* S. et. Z.   층층나무과

전국 각지에서 재배하는 갈잎큰키나무. 키는 10~15m. 꽃은 노란색, 3월에 핌. 열매는 신체가 허약해서 맥없이 식은땀을 흘릴 때 황기와 오미자를 배합하여 사용한다. 땀을 많이 흘려서 허탈 상태에 이르고, 구토, 심계 항진, 구갈을 느낄 때 만삼과 같이 쓰고, 자기도 모르는 사이에 땀에 젖어 기운이 없을 때에는 숙지황을 쓴다. 술에 찐 것은 신경 과민으로 혈압이 오르고, 두통, 현훈, 이명을 치료하며, 또 정력 감퇴, 유정, 몽정, 소변빈삭에 유효하고, 여자는 월경 과다, 자궁 출혈에도 효력을 보인다.

- 약명 : 산수유(山茱萸)
- 약용 부위 : 열매
- 약효 : 소변빈삭, 정력 감퇴, 다한, 구갈
- 용량 : 열매 4~12g에 물 700mL를 넣고 2~3시간 달여서 식전 1시간에 복용
- 채약 시기 : 11월

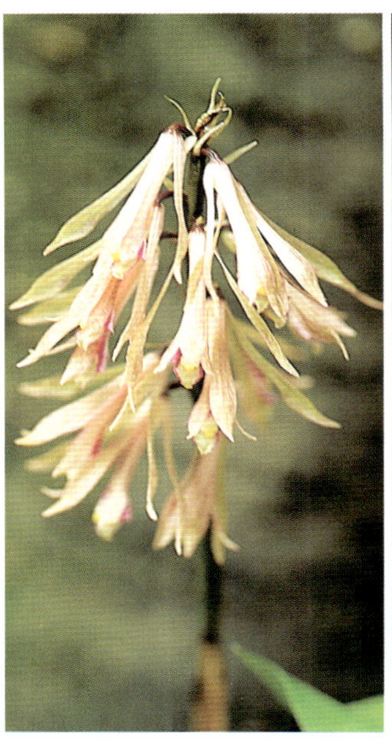

약난초

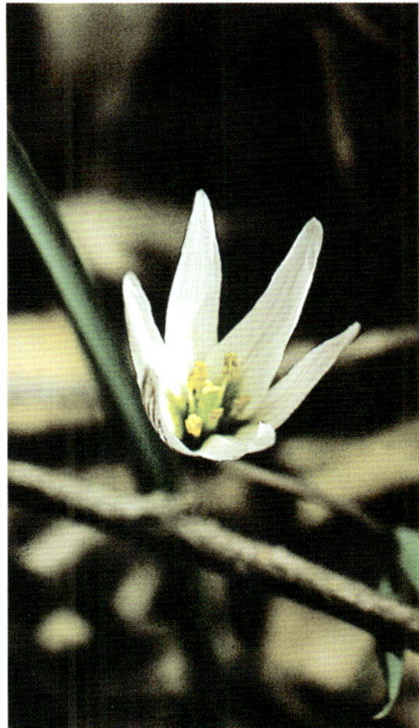

산자고

산자고 *Tulipa edulis* Bᴀᴋᴇʀ　　　　백합과

- 약명 : 산자고(山慈姑)
- 약용 부위 : 비늘줄기
- 약효 : 해열, 소염, 항암
- 용량 : 비늘줄기 4~8g 에 물 700mL를 넣고 2 시간 달여서 식후 1~2 시간에 복용
- 금기 : 신체 허약자는 삼가서 복용

중남부 지방에서 자라는 여러해살이풀. 키는 15~25cm. 꽃은 흰색, 4월에 핌. 열매는 삭과. 비늘줄기는 해열, 소염 작용이 있어서 잘 치유되지 않는 피부염, 종기, 임파선에 내복하거나 외용한다. 최근에는 항암 작용이 있다고 하여 자궁암, 식도암, 폐암, 위암에 널리 응용된다.

＊ 약난초 *Cremastra appendiculata* Mᴀᴋɪɴᴏ도 산자고와 약효가 같다.

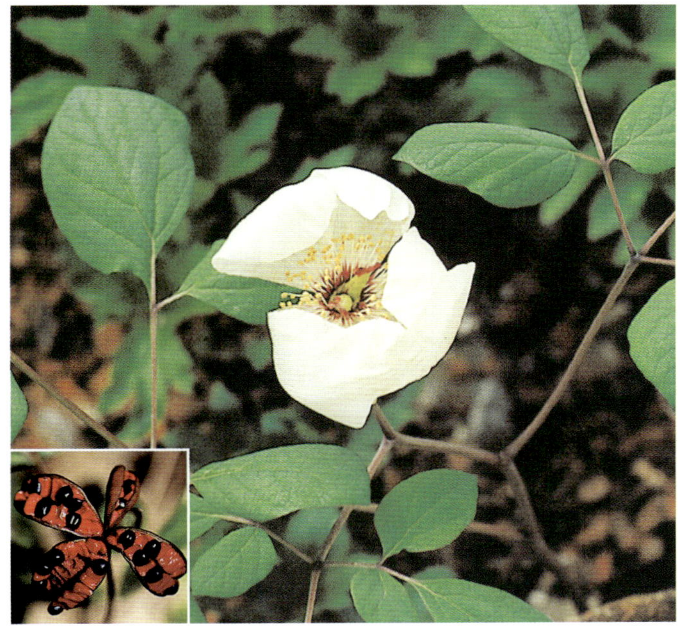

열매

산작약

산작약 **산작약** *Paeonia japonica* MIYABE et TAKEDA　　**미나리아재비과**

전국 각지의 산지에서 자라는 여러해살이풀. 키는 40cm 가량. 꽃은 흰색, 5월에 핌. 열매는 골돌. 뿌리는 혈액 순환을 촉진시키므로 월경통, 무월경과 타박상 등에 효력이 있다. 미약한 보혈 작용도 보이며, 월경 조절 기능, 간 기능 회복 작용 등에도 유효한 반응을 나타낸다.

- 약명 : 초작약(草芍藥)
- 약용 부위 : 뿌리
- 약효 : 보혈, 강장, 통경
- 용량 : 뿌리 4~8g에 물 700mL를 넣고 2~3시 간 달여서 식후 1시간에 복용
- 채약 시기 : 9~10월

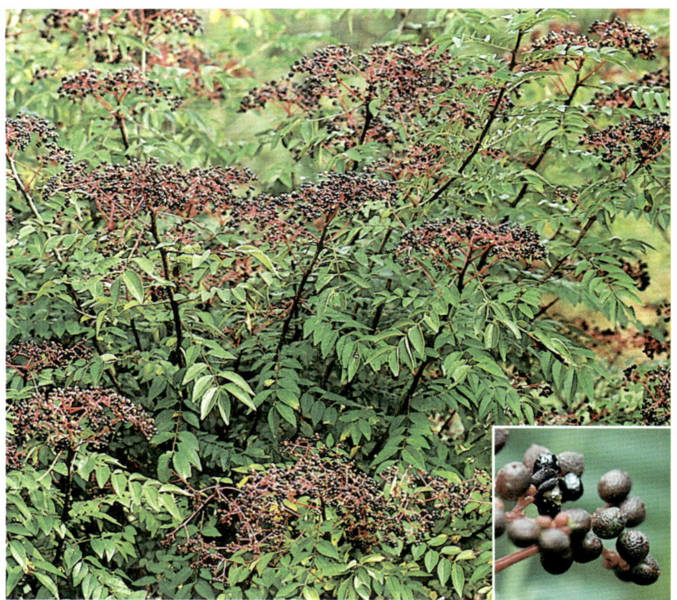

산초나무

열매

- 약명 : 야초(野椒)
- 약용 부위 : 과피, 잎
- 약효 : 살충, 소염, 항균, 건위
- 용량 : 과피 또는 잎 4~8g에 물 700mL를 넣고 30분~1시간 달여서 식후 1시간에 복용
- 채약 시기 : 9~10월

전국 각지에서 자생하는 갈잎떨기나무. 키는 3m 가량. 꽃은 황록색, 6~7월에 핌. 열매는 삭과. 과피는 회충 구제약으로 써 왔다. 살균 효과가 있어서 지루성 피부염에 소염, 항균 작용으로 효력을 보인다. 배가 차서 일어나는 복통, 설사, 구토에도 쓰이는데, 소량을 썼을 때에는 식욕 증진 효과도 나타난다. 잎은 비린내 제거, 식욕 촉진에 쓰인다.

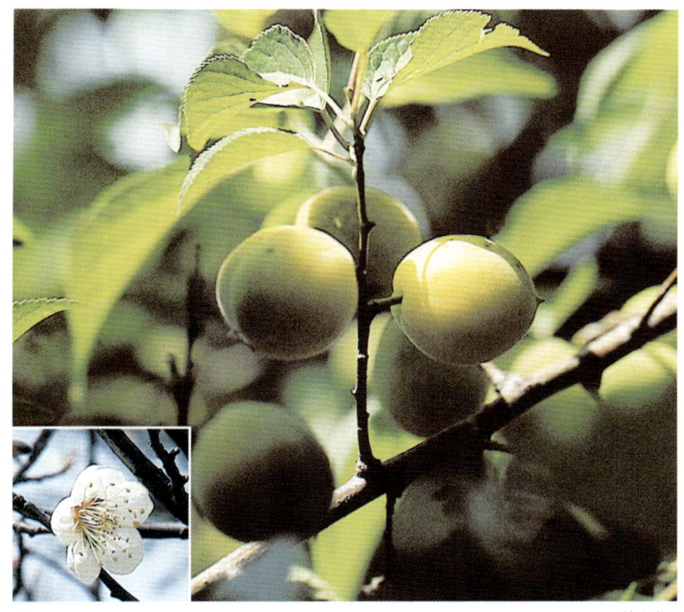

꽃　　　　　　　　　　　　　　　　　　　　　　　　　　　　　　　살구나무

살구나무　*Prunus armeniaca* L.　　　　　　　　장미과

　　중남부 지방에서 잘 자라는 갈잎큰키나무. 키
는 5m 가량. 꽃은 연한 분홍색, 4월에 핌. 열매
는 핵과. 종자에는 지방유가 많이 들어 있어서 노
인성, 산후, 병후 허약으로 오는 변비에 탁월한
반응을 보인다. 해수, 천식이 열이 있거나 없거나
를 막론하고 진해, 거담 작용을 나타낸다. 그러므
로 만성 기관지염에 좋은 치료 반응을 보인다. 항
암 작용도 인정되었다.

- 약명 : 행인(杏仁)
- 약용 부위 : 종자
- 약효 : 진해, 거담, 항염증, 항암
- 용량 : 종자 4~12g에 물 700mL를 넣고 2~3시간 달여서 식전 1시간에 복용
- 채약 시기 : 7월

삼

Cannabis sativa L.

뽕나무과

전국 각지에서 자라는 한해
살이풀. 키는 2m. 꽃은 연한
녹색, 7~8월에 핌. 열매는 수
과. 잎도 환각 작용이 있지만,
종자에는 식물성 지방이 다량
함유되어 있어서 임신부, 노인
성 허약 체질, 병후에 변비를
수반하는 증상에 윤장 작용과
함께 변비를 풀어 준다. 잎이나
꽃은 환각 작용을 나타내지만,
열매는 마약 성분이 없어서 약
용으로 쓰인다. 고지혈증을 하
강시킬 뿐만 아니라 혈압 강하
등의 효력도 보인다. 빈혈로 탈
모가 있을 때에는 볶아서 오동
유에 개어 환부에 붙인다.

◆ 약명 : 화마인(火麻仁)
◆ 약용 부위 : 종자
◆ 약효 : 변비, 혈압 강하, 탈모
◆ 용량 : 종자 4~12g에 물
　　　700mL를 넣고 2~3시간
　　　달여서 식전 1시간에 복용
◆ 채약 시기 : 9~10월
◆ 금기 : 볶아서 다량 쓰면 정
　　　신 착란, 사지마비를 일으킴.

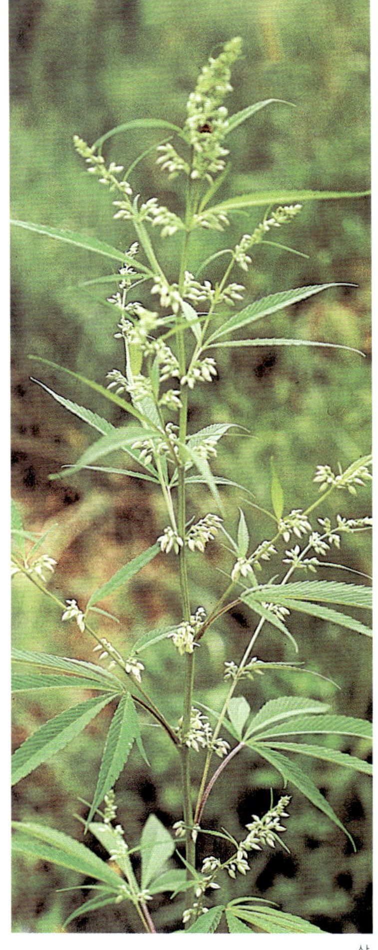

삼

"

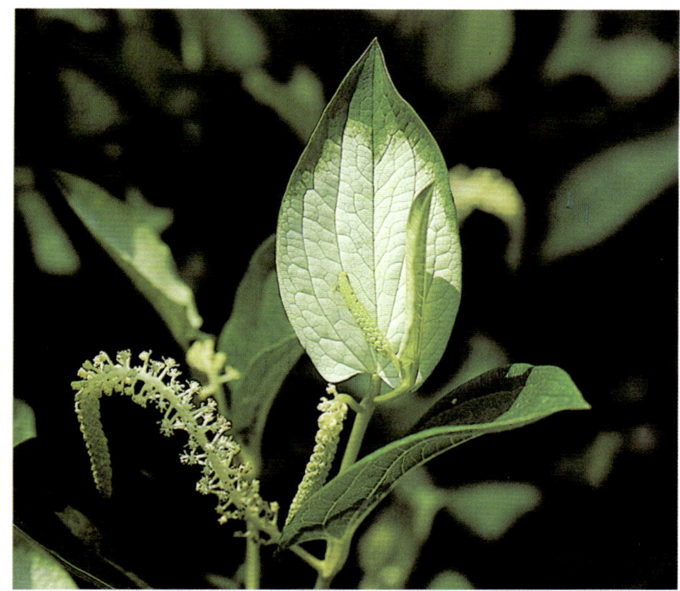

삼백초

<table>
<tr><td>**삼백초** *Saururus chinensis* BAILLON</td><td>삼백초과</td></tr>
</table>

제주 협재 부근에서 나는 여러해살이풀. 지금은 각지에서 재배한다. 키는 50~100cm. 꽃은 흰색, 6~8월에 핌. 열매는 둥근 모양. 전초는 해열, 이뇨 작용이 있어서 요도염, 방광염, 신염으로 인한 전신 부종에 응용되고, 급성 간염으로 인한 고열, 담즙 분비 부족, 협통, 전신 황달에 해열, 소염, 담즙 분비 촉진 효과를 나타낸다. 종기에 짓찧어서 환부에 붙이면 소염 작용으로 열을 내리면서 치료된다.

- 약명 : 삼백초(三白草)
- 약용 부위 : 전초
- 약효 : 해열, 이뇨, 항염증, 소염
- 용량 : 전초 4~8g에 물 700mL를 넣고 2~3시간 달여서 식전 1시간에 복용
- 채약 시기 : 9월

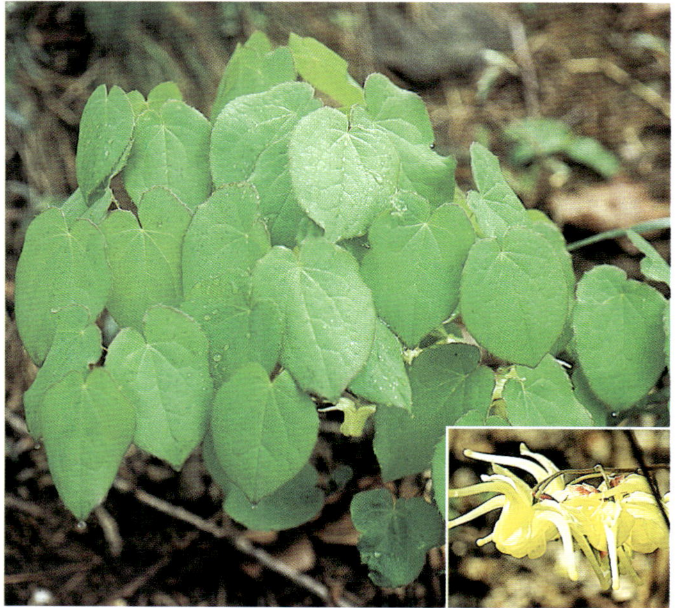

삼지구엽초

삼지구엽초 *Epimedium koreanum* Nakai 매자나무과

- ◆ 약명 : 음양곽(淫羊藿)
- ◆ 약용 부위 : 잎, 뿌리
- ◆ 약효 : 강장, 정력 증강
- ◆ 용량 : 잎 또는 뿌리 4 ～20g에 물 700mL를 넣고 2～3시간 달여서 식후 1시간에 복용
- ◆ 채약 시기 : 6～7월

중부 이북 지방에서 널리 자생하는 여러해살이 풀. 키는 30cm 가량. 꽃은 흰색, 5월에 핌. 열매 는 삭과. 잎은 차고 습한 기운이 인체의 경락에 정 체되어 사지가 차고 피부의 감각이 둔해지면서 또 근육이 땡기면서 경련이 일어나는 증상에 위령선 과 같이 사용하면 큰 효험을 본다. 뇌경색으로 사 지마비 동통, 혈액 순환 장애에 활용한다. 볶아서 먹으면 남자의 성 기능 촉진 작용을 나타낸다.

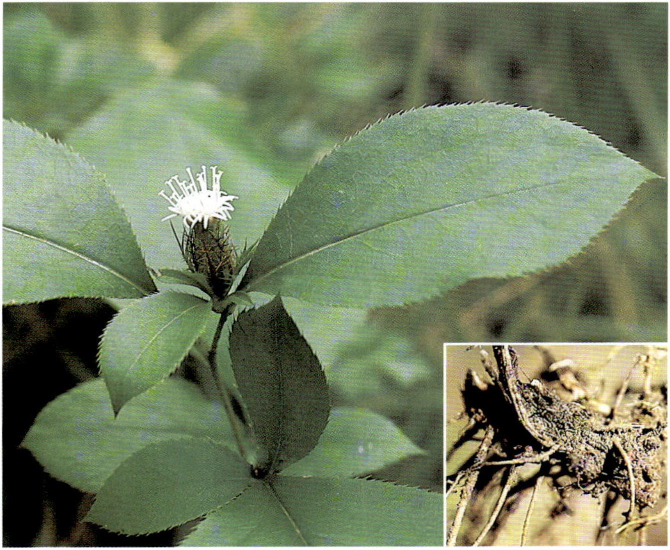

삽주

창출(약재)

삽주 *Atractylodes japonica* Koidz.　　　　국화과

전국 각지의 산지에서 자라는 여러해살이풀. 키는 40~50cm. 꽃은 흰색, 9월에 핌. 열매는 수과. 뿌리는 일체의 소화기 질환의 명약이다. 노소를 불문하고 위액 분비 부족으로 인한 소화불량과 위산과다, 위염, 위·십이지장 궤양 등의 질환에 다양하게 응용되며, 효과도 신속하다. 그러므로 구토, 설사, 복통, 변비 등에 쓰인다. 감기로 전신통이 있을 때에도 감기 치료제와 배합하여 유용하게 쓰이며, 가벼운 이뇨 작용으로 전신 부종과 소변불리자에게도 활용한다. 간 기능 개선, 혈당 강하, 시력 증강 등에도 널리 활용된다.

- 약명 : 창출(蒼朮)
- 약용 부위 : 뿌리
- 약효 : 건위, 발한, 이뇨, 해열
- 용량 : 뿌리 4~12g에 물 700mL를 넣고 2~3시간 달여서 식후 1시간에 복용
- 채약 시기 : 10월

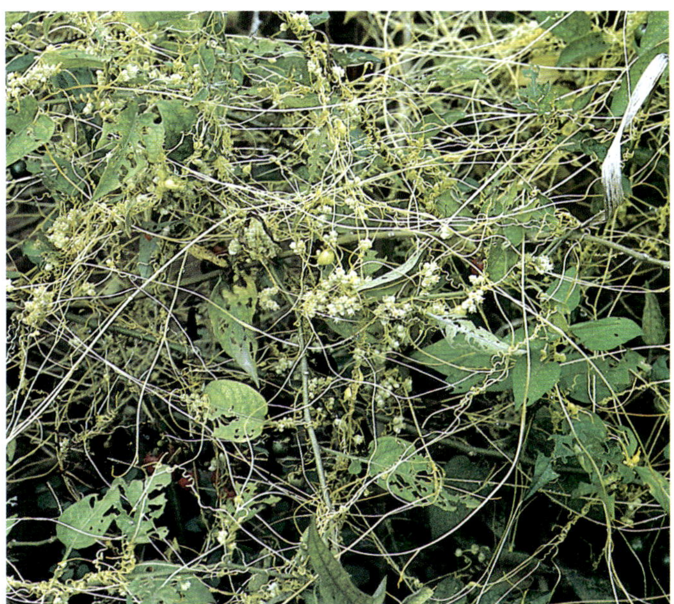

새삼

| 새삼 | *Cuscuta japonica* Choisy | 메꽃과 |

- 약명 : 토사자(菟絲子)
- 약용 부위 : 종자
- 약효 : 정력 감퇴, 조루, 요실금, 요통
- 용량 : 종자 4~12g에 물 700mL를 넣고 2~3시간 달여서 식전 1시간에 복용
- 채약 시기 : 10월

전국 각지에서 자라는 한해살이 덩굴성 기생 식물. 꽃은 흰색, 8~9월에 핌. 열매는 삭과. 종자는 간 기능의 감퇴로 시력이 떨어지고 물체가 모호하게 보일 때, 술에 담갔다가 가루로 만들어 술로 마신다. 소금에 담갔다가 구기자, 오미자와 같이 쓰면 정력 감퇴, 유정, 조루, 허리, 무릎 연약, 신체 피곤 등에 효능이 있다.

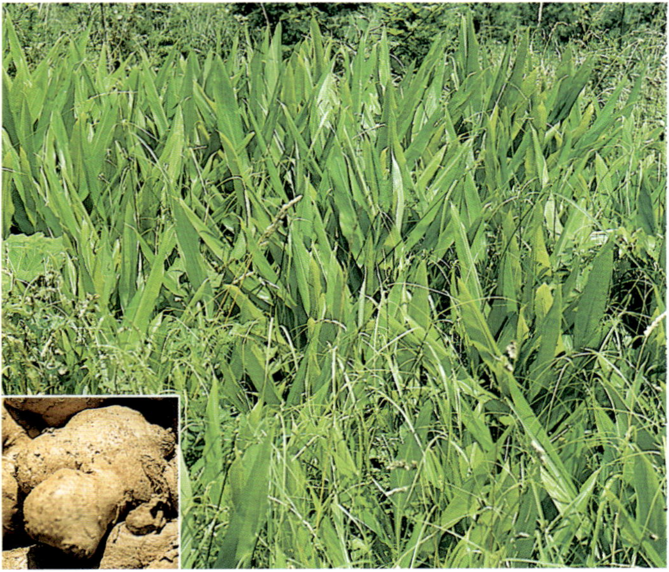

건강(약재)

생강

생강 *Zingiber officinale* Roscoe 생강과

열대 아시아 원산으로, 중남부 지방에서 재배하는 여러해살이풀. 키는 1m 가량. 꽃은 담황색, 8~9월에 핌. 생강의 매운맛과 향기는 위장 내에서 위액 분비 촉진과 연동 작용 활성화로 건위, 소화, 한랭이 원인이 되어 발생하는 구토를 가라앉힌다. 혈관 운동 중추, 호흡 중추를 흥분시켜서 혈압을 상승시켜 저혈압, 수족 냉증, 복부 냉감 등에 탁월한 반응을 나타낸다. 허리, 무릎이 차고 무거우면서 통증을 호소할 때에도 효력을 보인다.

- 약명 : 건강(乾薑)
- 약용 부위 : 뿌리줄기 말린 것
- 약효 : 건위, 소화, 수족 냉증
- 용량 : 뿌리줄기 2~8g에 물 700mL를 넣고 2~3시간 달여서 식후 1시간에 복용
- 채약 시기 : 9월

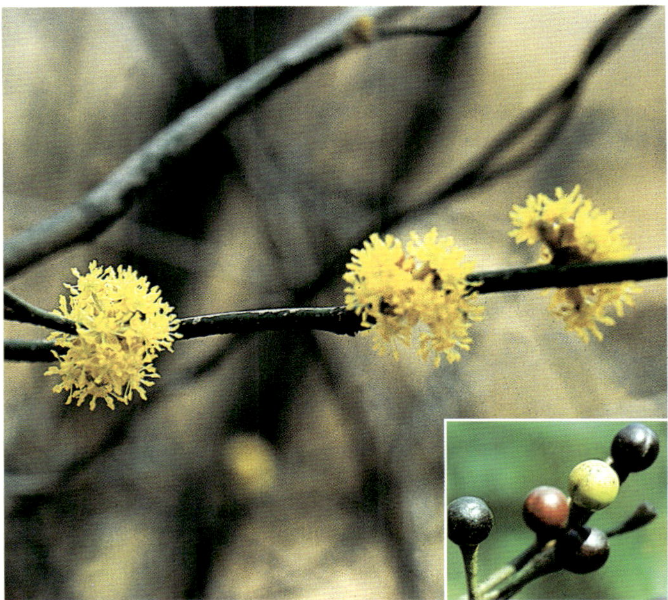

생강나무

열매

생강나무 *Lindera obtusiloba* BLUME　　　　녹나무과

- 약명 : 삼첩풍(三鉆風)
- 약용 부위 : 줄기 껍질
- 약효 : 혈액 순환 개선, 이뇨
- 용량 : 줄기 껍질 4~20g에 물 700mL를 넣고 2~3시간 달여서 식후 2시간에 복용
- 채약 시기 : 9~10월

전국 각지의 산기슭에서 자라는 갈잎작은큰키나무. 키는 3m 가량. 꽃은 노란색, 3월에 핌. 열매는 장과. 줄기 껍질은 타박상으로 전신이 울혈이 되어 순환 장애와 동통이 심한 것을 치료한다. 해산한 후 전신통이 있고, 붓는 증상에 이뇨, 소염 작용을 나타낸다. 이와 같은 효력은 혈액 순환 개선과 근육 운동을 활성화시킴으로써 일어나는 효과이다.

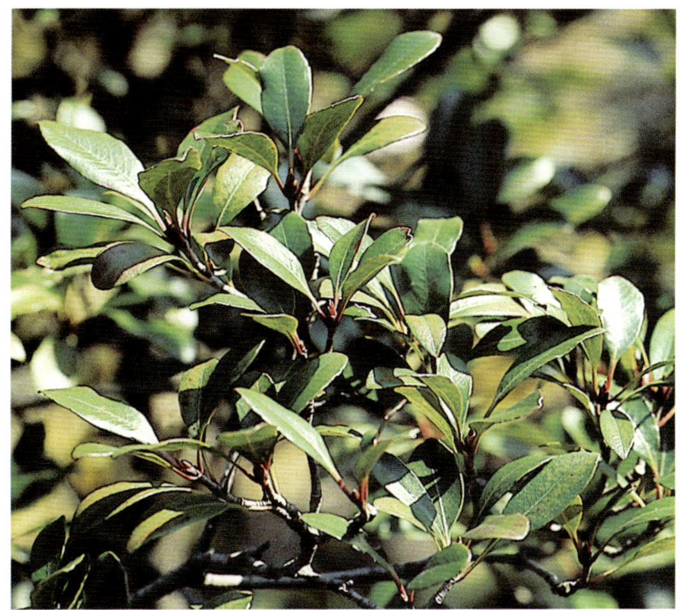

생달나무

생달나무　*Cinnamomum japonicum* Sieb.　　　녹나무과

남부 지방의 산기슭에서 자라는 늘푸른큰키나무. 키는 15m 가량. 꽃은 연한 노란색, 6월에 핌. 열매는 장과. 남부 섬에서 자라는 생달나무는 정유가 1% 가량 들어 있지만, 소화 기능이 허약하고 차서 소화불량, 식욕 감퇴, 구토, 이질에 효력을 보인다. 수족마비, 동통 치료와 혈액 순환 개선에도 효과가 있다.

- 약명 : 천축계(天竺桂)
- 약용 부위 : 나무 껍질, 열매
- 약효 : 건위, 지사, 진통
- 용량 : 나무 껍질 또는 열매 4~8g에 물 700mL를 넣고 2~3시간 달여서 식후 1시간에 복용
- 채약 시기 : 9~10월

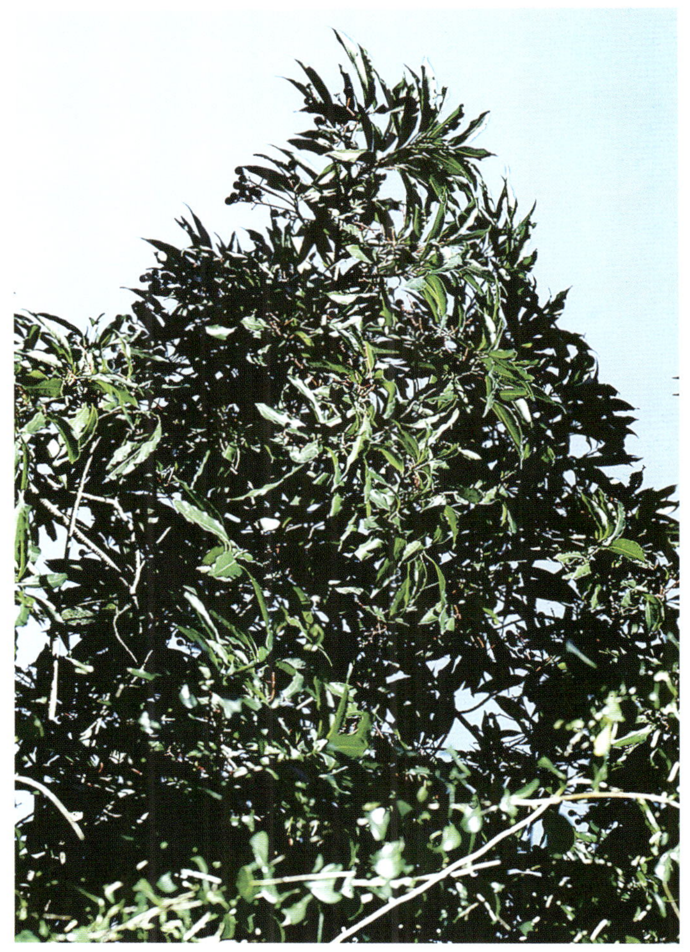

생달나무

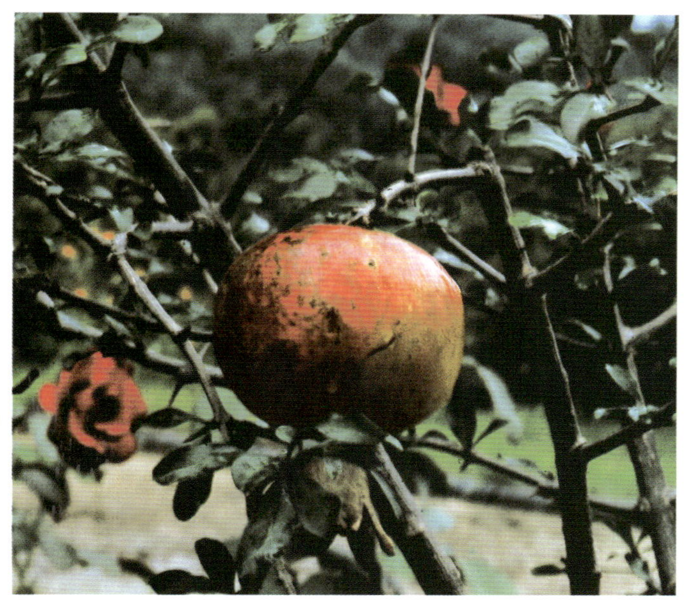

석류나무

석류나무 *Punica granatum* L. 　　　　　석류나무과

　　소아시아 원산으로, 각지에서 재배하는 갈잎작은키나무. 꽃은 분홍색, 7~8월에 핌. 열매는 둥근 모양. 열매 껍질은 수렴성이 강하여 오래 된 이질, 설사를 그치게 한다. 이런 효능은 이질균의 억제 작용과 함께 기타 병원 미생물의 억제 효과 때문이다. 실제 임상에서 아메바성 이질, 세균성 이질에 모두 유효하다는 결과가 보고되었다. 항염증 작용으로 장염, 기관지염, 담도염을 치료하고, 호흡기 감염증으로 기침을 연달아 할 때에도 효력을 보인다.

- 약명 : 석류(石榴)
- 약용 부위 : 열매 껍질
- 약효 : 항균, 지사, 항염증
- 용량 : 열매 껍질 4~12g에 물 700mL를 넣고 1시간 달여서 식후 1시간에 복용
- 채약 시기 : 10월

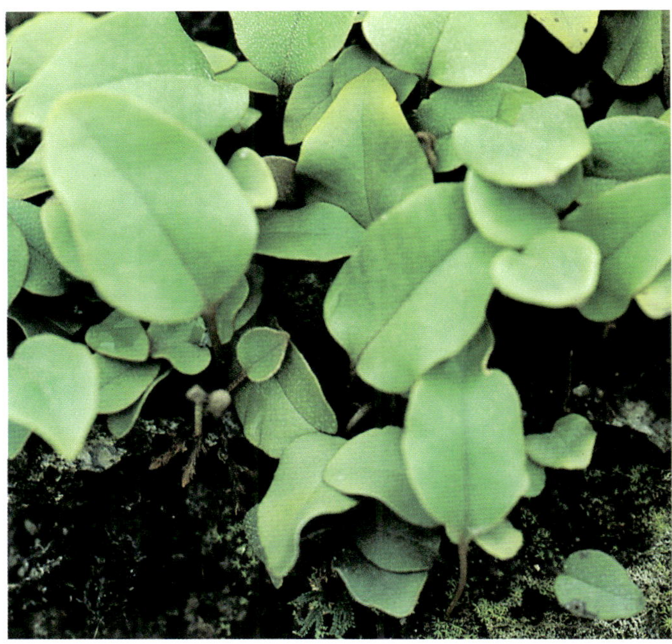

석위

석위 *Pyrrosia lingua* Farwell　　　　　　　고란초과

- 약명 : 석위(石韋)
- 약용 부위 : 잎
- 약효 : 이뇨, 소염, 지혈
- 용량 : 잎 4~8g에 물 700mL를 넣고 2~3시간 달여서 식전 1시간에 복용
- 채약 시기 : 1년 내내

　　남부 지방의 바위나 나무에서 자라는 여러해살이풀. 포자 번식을 함. 잎은 이뇨 작용이 있어서 방광염, 요도염, 전립선염에 활용되는데, 주로 신장, 방광과 요로의 결석 용해 효과와 배설 작용을 돕고 있다. 그러므로 용변시에 통증이 심하고 혈뇨를 보이는 때에 적중된다.

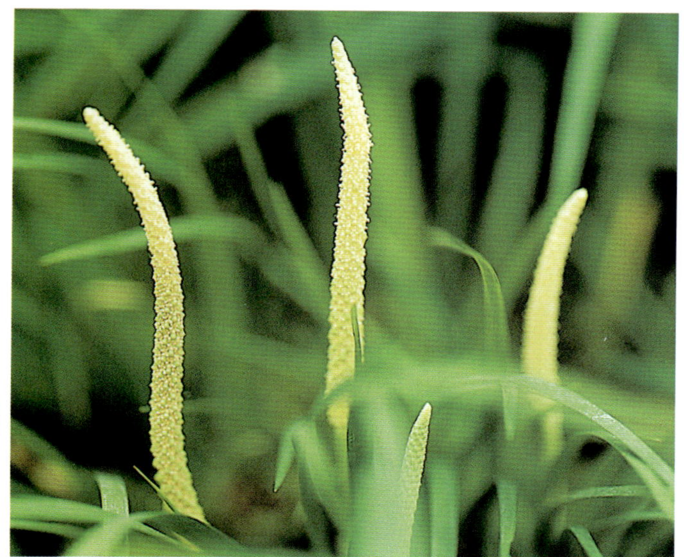

석창포

석창포 *Acorus gramineus* SOLANDER 천남성과

남부 지방의 냇가에서 자라는 여러해살이풀. 키는 30~40cm. 꽃은 연한 노란색, 5월에 핌. 열매는 삭과. 뿌리줄기의 방향성 정유 성분은 폐쇄성 뇌질환으로 의식이 없을 때, 정신 신경 장애 등에 유효성이 인정되었다. 그리고 건망, 불면, 이명, 불안 등 증상에도 치료 반응을 얻고, 소화기 계통에는 소화액 분비 촉진으로 소화불량, 복부 팽만 증상을 제거시킨다. 공부하는 학생에게 장복시키면 대뇌 기능 활성화로 뇌력 향상, 불안 해소, 집중력과 의지력이 향상된다. 피부진균의 억제 작용도 나타난다.

- 약명 : 석창포(石菖蒲)
- 약용 부위 : 뿌리줄기
- 약효 : 진정, 건위, 소화, 항균
- 용량 : 뿌리줄기 2~8g에 물 700mL를 넣고 2~3시간 달여서 식후 1시간에 복용
- 채약 시기 : 9~10월

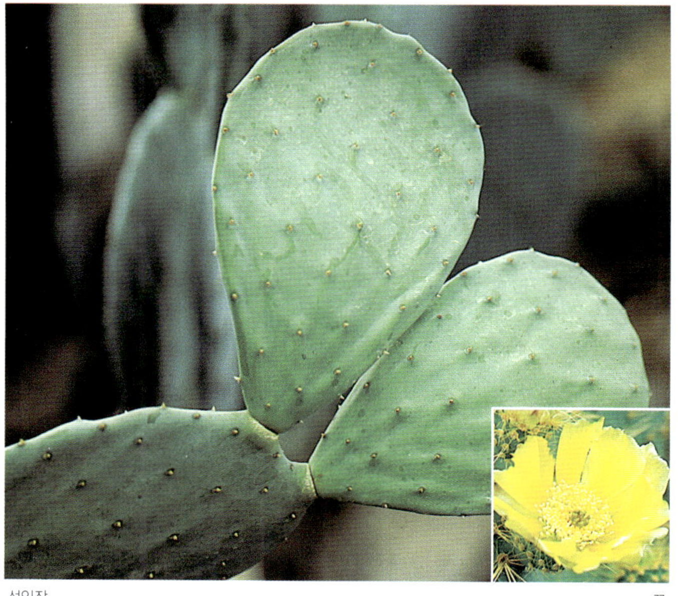

선인장

꽃

선인장 *Opuntia ficus-indica* Mɪʟʟ. 선인장과

- 약명 : 선인장(仙人掌)
- 약용 부위 : 열매, 잎
- 약효 : 지혈, 항암, 진해
- 용량 : 열매 또는 잎 8 ~20g에 물 700mL를 넣고 2~3시간 달여서 식후 1시간에 복용
- 채약 시기 : 1년 내내

북아메리카 원산으로, 제주에서 자라는 여러 해살이풀. 키는 2m 가량. 꽃은 노란색, 7~8월에 핌. 열매는 장과. 열매는 민간에서 암 치료, 당뇨병 치료, 또는 식용하고 있다. 그러나 그 효과는 뚜렷하지 않다. 소화기궤양으로 출혈을 보일 때 지혈제와 같이 쓰면 지혈 효과가 현저하다. 급성 유선염, 종기, 화상 등에 짓찧어서 환부에 붙여 염증을 치료한다. 급성 이질이나 치질에도 염증 치료에 반응을 보인다.

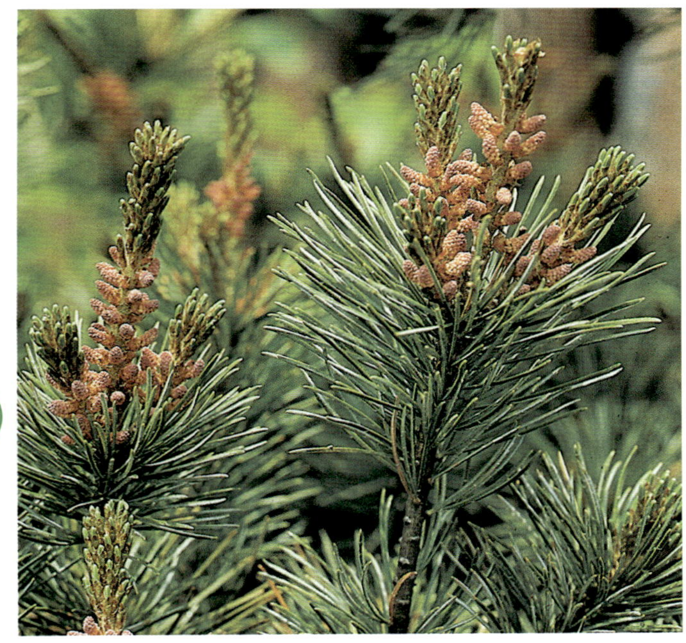

소나무

소나무　*Pinus densiflora* S. et Z.　　　소나무과

전국 각지의 산지에서 자라는 늘푸른큰기나무. 키는 25m. 꽃은 노란색, 5월에 핌. 열매는 구과. 가지가 갈라지는 관솔 부위는 관절염, 역절풍, 통풍, 하지마비 등에 통증을 가라앉히면서 굴신을 자유롭게 하고 염증을 제거시킨다. 요통으로 보행 장애와 통증이 지속적으로 나타나는 증상에도 효력이 크다.

- 약명 : 송절(松節)
- 약용 부위 : 소나무의 가지가 갈라지는 관솔 부위
- 약효 : 소염, 진통
- 용량 : 관솔 8～12g에 물 700mL를 넣고 2～3시간 달여서 식후 1시간에 복용
- 채약 시기 : 3월, 9～10월

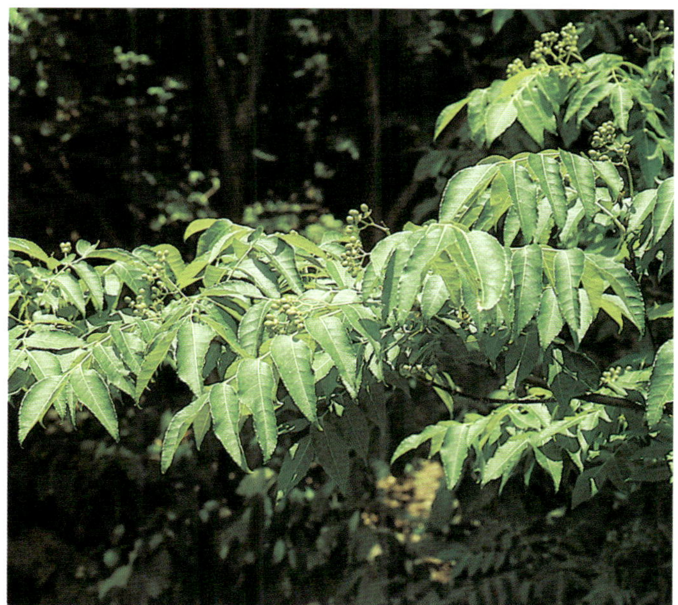

소태나무　*Picrasma quassoides* Benn.　　소태나무과

- 약명 : 고목(苦木)
- 약용 부위 : 나무 껍질
- 약효 : 건위, 소화, 해열, 소염, 항균
- 용량 : 나무 껍질 4~8g에 물 700mL를 넣고 2~3시간 달여서 공복에 복용, 또는 가루로 복용
- 채약 시기 : 3월, 9~10월

전국 각지의 산지에서 자라는 갈잎작은큰키나무. 키는 4~5m. 꽃은 노란색, 6월에 핌. 열매는 둥근 난형. 나무 껍질은 쓴맛이 강하고 건위 소화 작용이 있어서 위염, 소화불량, 구토, 구역, 복부 팽만, 식욕 감퇴에 좋은 치료 반응을 보인다. 그리고 세균성 이질 복통, 항문 작열감, 농혈변에 신속한 치료력을 나타내고, 담낭염에 발열, 복통, 황달 증상을 해소시킨다.

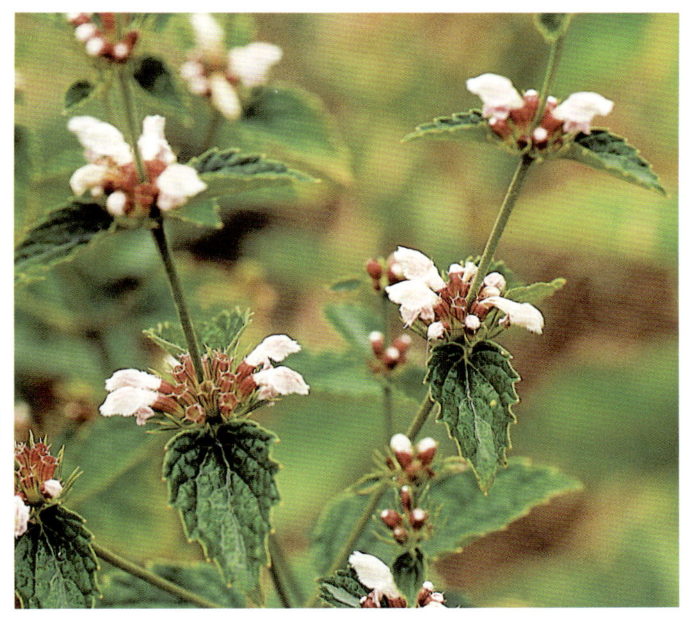

속단

속단 *Phlomis umbrosa* Turcz.　　　　　　　　　　꿀풀과

　　전국 각지의 산지에서 자라는 여러해살이풀. 키는 1m. 꽃은 연한 분홍색, 7월에 핌. 열매는 소견과. 뿌리는 근육과 골격 질환에 특효가 있어서, 일반 척추 질환, 관절염, 근육 질환에 탁월한 반응을 나타내고, 골다공증과 성장에도 관여한다. 그러나 *Phlomis*속은 피부염, 종기에 해열, 소염 작용으로 효력을 나타낸다.

◆ 약명 : 조소(糙蘇)
◆ 약용 부위 : 뿌리
◆ 약효 : 소염, 근육염, 피부염, 해열
◆ 용량 : 뿌리 4~12g에 물 700mL를 넣고 2~3시간 달여서 식후 1~2시간에 복용
◆ 채약 시기 : 9~10월

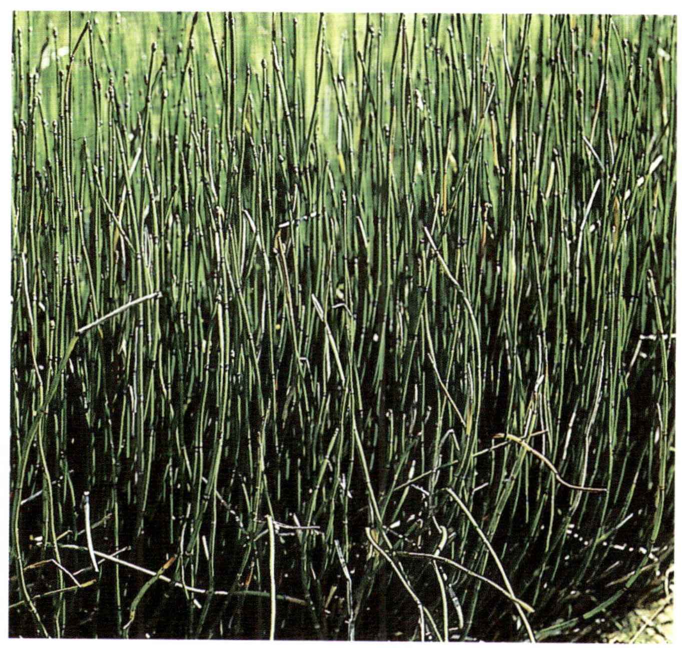

속새　*Equisetum hyemale* L.　　　속새과

- 약명 : 목적(木賊)
- 약용 부위 : 전초
- 약효 : 해열, 소염, 이뇨
- 용량 : 전초 4~12g에 물 700mL를 넣고 2~3시간 달여서 식전 1시간에 복용
- 채약 시기 : 9~10월

중북부 지방의 고산에서 자라는 여러해살이풀. 키는 50~70cm. 전초는 안구 감염증으로 안구가 충혈되고, 눈꼽이 끼면서 눈을 감고 뜨기가 어렵고 시력이 감퇴되는 증상에 해열, 소염 효과가 있다. 뿐만 아니라, 이뇨 작용이 있어 요도염, 방광염, 요로결석, 신장염으로 소변을 잘 보지 못하여 붓고 아픈 증상에 쓰인다.

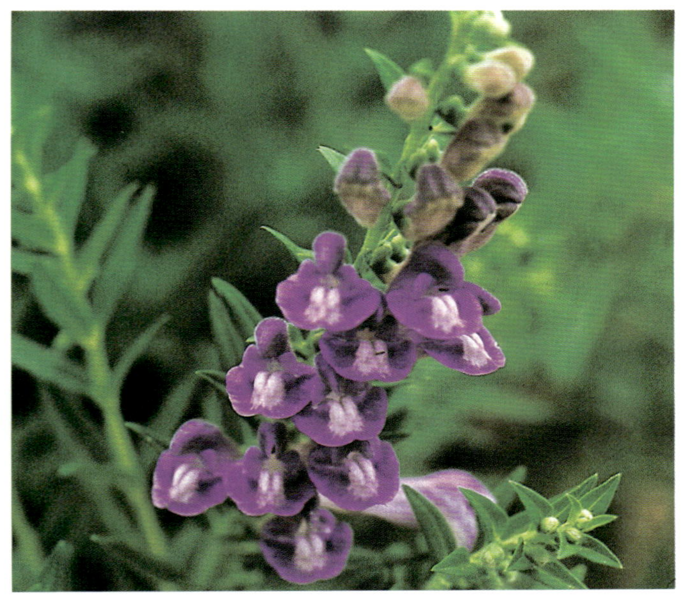

속썩은풀

속썩은풀(황금) *Scutellaria baicalensis* Georges   꿀풀과

북부 지방에서 자생하는 여러해살이풀. 키는 60cm 가량. 꽃은 자주색, 7~9월에 핌. 열매는 둥근 모양. 뿌리는 쓴맛이 강하고 약성이 차서 고열로 인한 번조, 불안, 혈압 상승, 구갈, 변비를 치료한다. 급성 간염으로 열이 심하고 전신에 황달이 지며, 간 기능이 저하되고, 소변을 못 보는 증상에 치료 반응을 나타낸다. 위염으로 발열 증상이 있고, 입 안이 쓰며, 소화 장애를 일으키고 헛배가 부른 증상에 위액 분비 조절로 치유되게 한다.

- 약명 : 황금(黃芩)
- 약용 부위 : 뿌리
- 약효 : 해열, 소염, 건위, 진해
- 용량 : 뿌리 3~6g에 물 700mL를 넣고 2~3시간 달여서 식후 1시간에 복용
- 채약 시기 : 9~10월

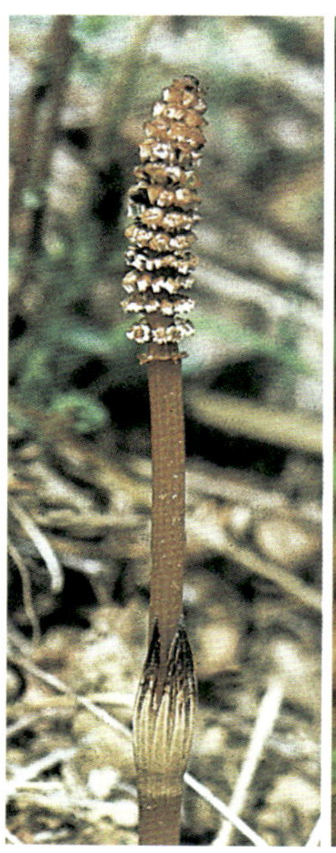

생식줄기

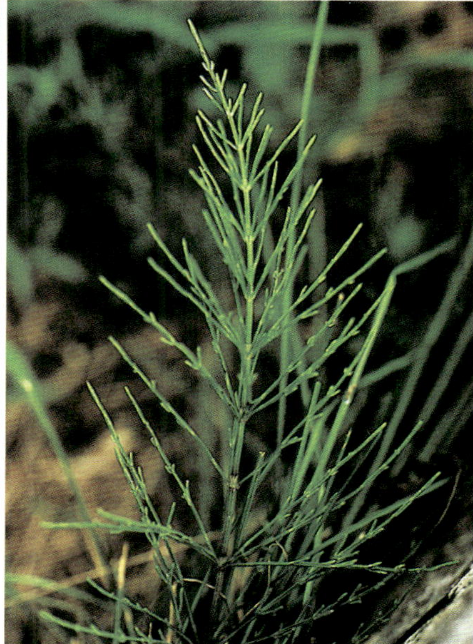

영양줄기

쇠뜨기 *Equisetum arvense* L.   속새과

- ◆ 약명 : 문형(問荊)
- ◆ 약용 부위 : 전초
- ◆ 약효 : 소염, 이뇨, 해열, 진해, 거담
- ◆ 용량 : 전초 4~12g에 물 700mL를 넣고 1시간 달여서 식전 1시간에 복용
- ◆ 채약 시기 : 5~7월

전국 각지의 습지에서 자라는 여러해살이풀. 키는 20cm 가량. 꽃은 연한 붉은색, 3월에 핌. 전초는 해열, 이뇨 작용이 있어서, 고혈압에 사용하면 혈압 강하 작용이 나타나고, 소변의 양이 증가하면서 몸무게가 감소된다. 그러므로 발열 증상이 있는 급성 신장염, 요도염, 방광염에 소염, 이뇨 효과를 보이면서 치유된다. 급성 기관지염에도 해열, 진해, 거담의 효력을 보인다.

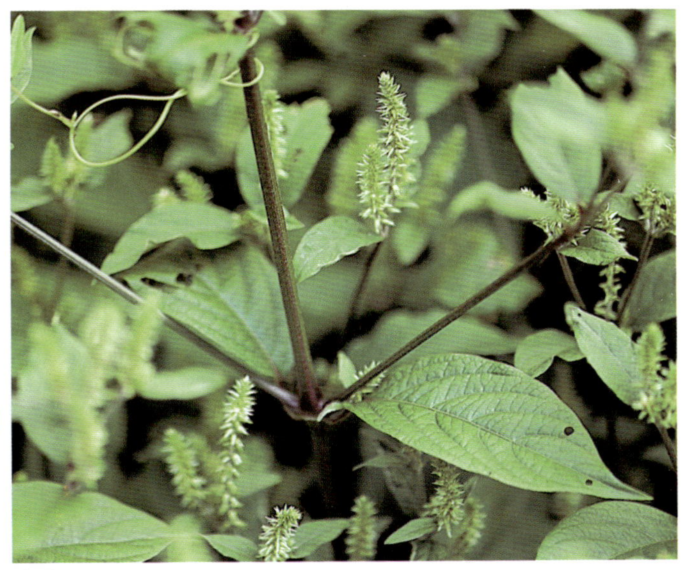

쇠무릎

쇠무릎 *Achyranthes japonica* N.   비름과

밭이나 길가에서 나는 여러해살이풀. 키는 30cm. 꽃은 노란색, 5~8월에 핌. 열매는 개과. 뿌리는 관절염, 퇴행성 관절염, 류머티스성 관절염 치료에 소염, 해열, 진통, 이뇨 작용으로 효력을 나타내고, 허리 디스크와 골다공증 치료에도 좋은 반응을 보인다. 주로 약리 활성이 신체의 하부로 내리는 효력이 있어서, 가벼운 혈압 강하와 이뇨 작용, 그리고 뇌혈관 장애에도 순환을 개선시키면서 뇌세포의 손상을 막아 주므로 중풍 후유증에도 활용되고 있다. 고지혈증 강하 작용과 간 기능 개선에도 작용한다.

- 약명 : 우슬(牛膝)
- 약용 부위 : 뿌리
- 약효 : 소염, 해열, 진통, 이뇨
- 용량 : 뿌리 4~8g에 물 700mL를 넣고 2~3시간 달여서 식후 2시간에 복용
- 채약 시기 : 9~10월

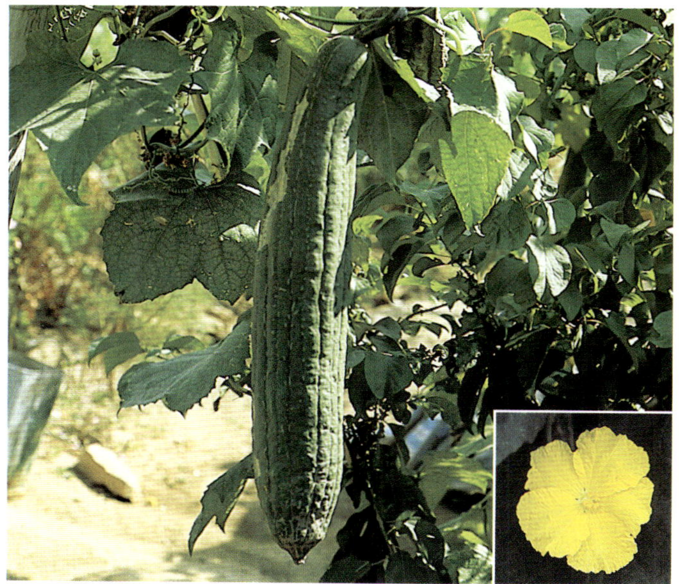

수세미오이

꽃

수세미오이 *Lufa cylindrica* ROEM.   박과

- 약명 : 사과(絲瓜)
- 약용 부위 : 열매
- 약효 : 이뇨, 해열, 소염
- 용량 : 열매 8~15g에 물 700mL를 넣고 2~3시간 달여서 공복에 복용
- 채약 시기 : 9~10월

전국 각지에 재배하는 한해살이풀. 키는 12cm 가량. 꽃은 노란색, 7~8월에 핌. 열매는 박과. 열매는 염증 초기의 발열, 발적, 부종, 동통이 지속될 때에 해열, 소염 작용을 나타낸다. 일반 종기에도 많이 응용되고, 유방염에는 내복, 외용하고, 또 열이 많아서 갈증과 번조 증상을 호소하는 환자에게 쓰며, 만성 기관지염에도 미열과 해수, 천식이 있을 때에 응용된다. 이뇨 작용이 있어서 급성 신장염, 방광염, 요도염에도 효과를 보인다.

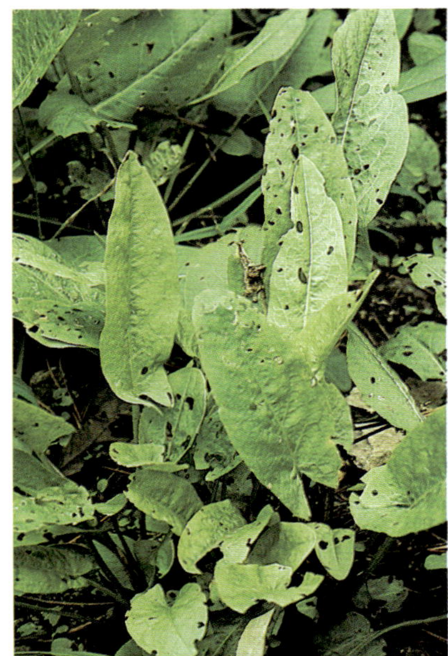
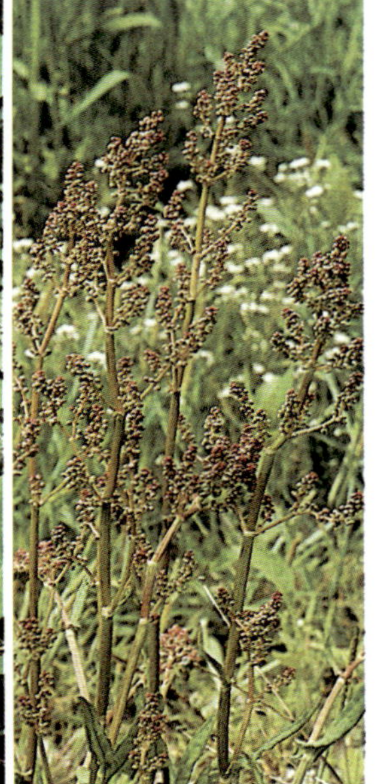

수영

수영 *Rumex acetosa* L.　　　　　마디풀과

　전국 각지의 산이나 들에서 자라는 여러해살이풀. 키는 30~80cm. 꽃은 연한 녹색, 5~6월에 핌. 열매는 수과. 뿌리는 지혈 반응을 보이므로 위점막 출혈, 대변시에 출혈이 있을 때 혈액 응고 시간을 단축시킨다. 피부진균의 억제 작용이 있어서 피부 악창, 개선, 건선 등에 활용하고, 가벼운 이뇨 작용을 나타낸다.

- 약명 : 산모(酸模)
- 약용 부위 : 뿌리
- 약효 : 항균, 지혈
- 용량 : 뿌리 4~8g에 물 700mL를 넣고 2~3시간 달여서 식후 1~2시간에 복용
- 채약 시기 : 9~10월
- 금기 : 다량 복용 금지

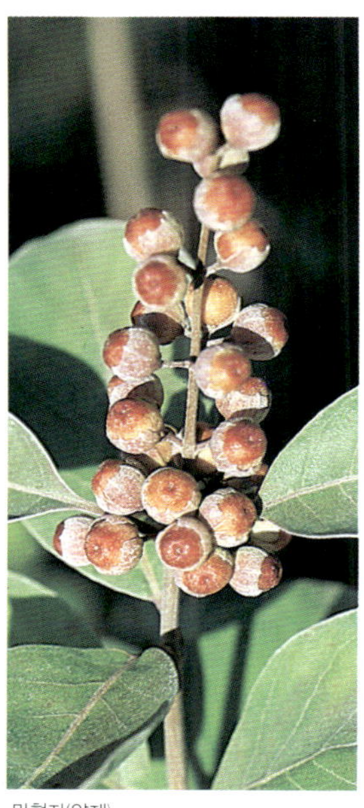

만형자(약재)

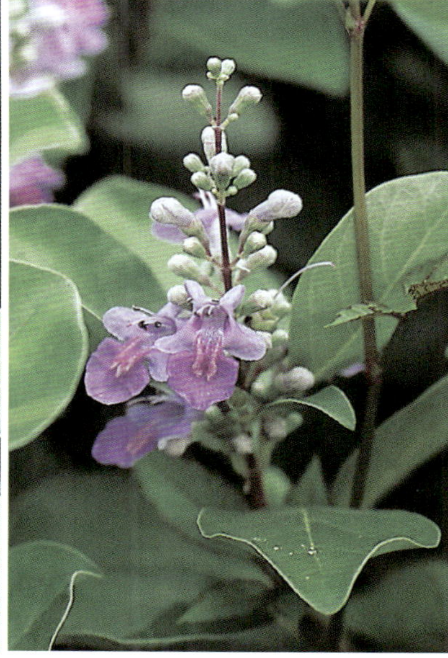

순비기나무

순비기나무　*Vitex rotundifolia* L. fil.　　마편초과

- 약명 : 만형자(蔓荊子)
- 약용 부위 : 열매
- 약효 : 진통, 소염, 혈압 강하, 신경통
- 용량 : 열매 4~8g에 물 700mL를 넣고 2~3시간 달여서 공복에 복용
- 채약 시기 : 10월

중부 이남 지방의 바닷가에서 자라는 늘푸른떨기나무. 키는 30~50cm. 꽃은 보라색, 7~8월에 핌. 열매는 핵과. 열매는 감기로 어지럽고 두통과 치주염이 발생했을 때 진통, 소염 작용을 나타낸다. 고혈압으로 인한 두통에 쓰면 혈압 강하 작용을 보인다. 신경 과민으로 눈이 튀어나오는 듯하고 눈물이 나오며, 때로는 충혈이 되는 증상에 쓰면 머리가 가벼워지면서 눈이 밝아진다. 신경통으로 사지마비 동통이 있을 때에도 진통 효과와 굴신을 편리하게 한다.

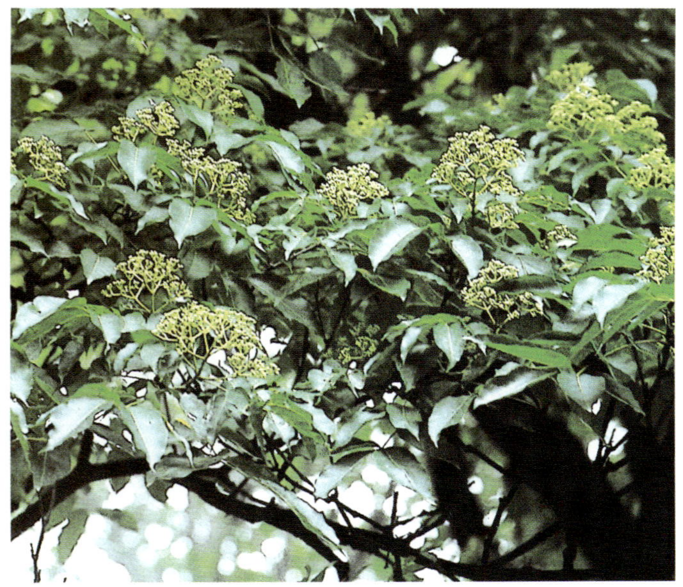

쉬나무

쉬나무 *Evodia danielii* HEMSL. 운향과

중남부 지방의 마을 근처에 심는 갈잎 큰키나무. 키는 7m 가량. 꽃은 연한 녹색, 7~8월에 핌. 열매는 삭과. 열매는 혈압이 낮고 몸이 차서 일어나는 복통, 설사, 구토, 두통, 동통에 효력을 나타낸다. 위산과다나 위궤양으로 복통이 지속될 때 신속한 치료제가 된다. 그리고 새벽 설사나 복통, 이질 복통, 고혈압 두통에도 혈압을 내리면서 통증을 완화시킨다.

◆ 약명 : 조선오수유(朝鮮吳茱萸)
◆ 약용 부위 : 열매
◆ 약효 : 진통, 지사, 항궤양
◆ 용량 : 열매 2~6g에 물 700mL를 넣고 2~3시간 달여서 식후 1시간에 복용
◆ 채약 시기 : 9~10월
◆ 금기 : 독성이 있어서, 먼저 끓는 물에 삶았다가 쓴다.

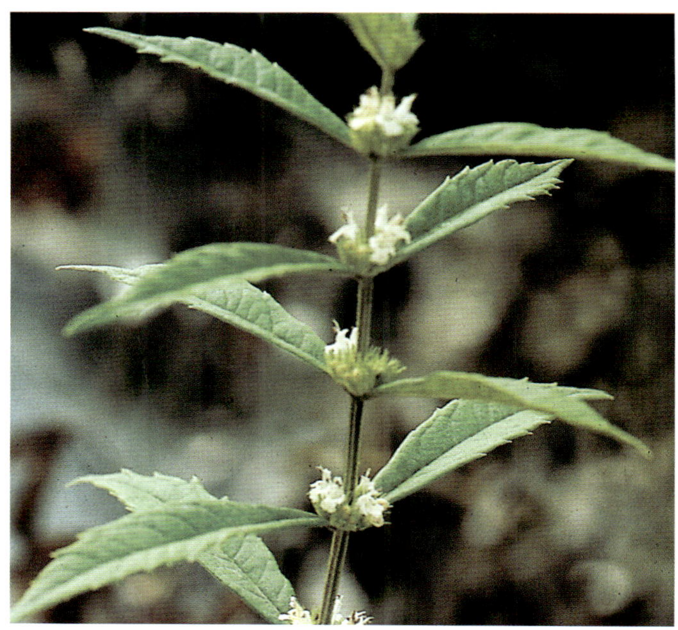

쉽싸리 *Lycopus lucidus* TURCZ. 꿀풀과

- 약명 : 택란(澤蘭)
- 약용 부위 : 전초
- 약효 : 이뇨, 소염, 통경
- 용량 : 전초 4~15g에 물 700mL를 넣고 30분 ~1시간 달여서 공복에 복용
- 채약 시기 : 8~9월

전국 각지의 습지에서 자라는 여러해살이풀. 키는 1m 가량. 꽃은 흰색, 6~8월에 핌. 열매는 소견과. 전초는 산후에 어혈이 정체되어 일어나는 복통과 월경통, 무월경 등에 혈액 순환 개선과 통경 작용으로 효력을 얻게 되고, 타박상으로 울혈이 되었을 때에도 쓰인다. 이뇨 작용과 지방 분해 작용이 있어서 몸무게 감소 치료제로도 효력이 있고, 전신 부종, 배의 수분 정체 등을 치료한다.

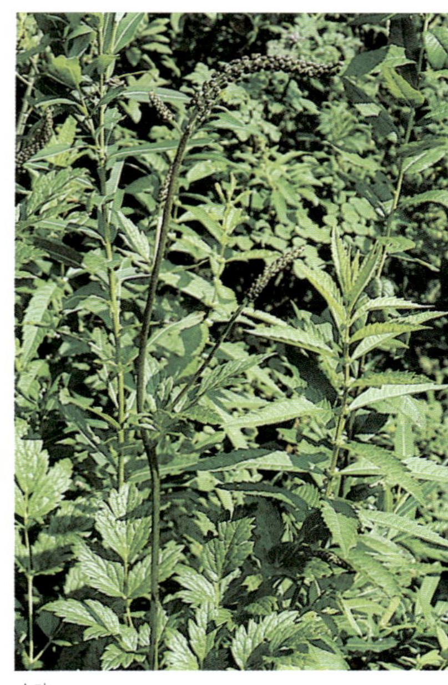

승마

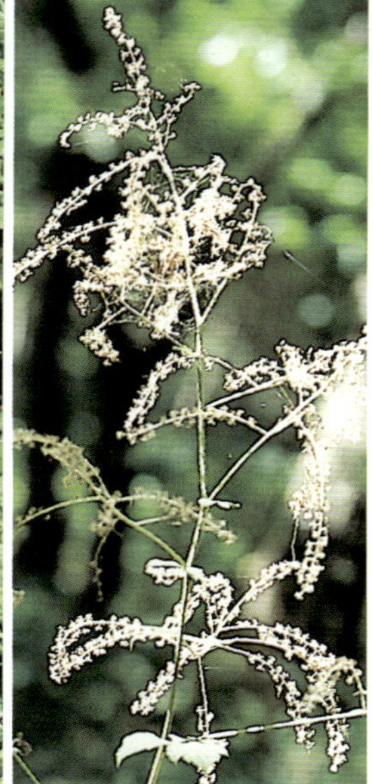

꽃

승마 *Cimicifuga heracleifolia* Kom.　　　미나리아재비과

　중부 이북 지방에서 자라는 여러해살이풀. 키는 1~1.2m. 꽃은 흰색, 7~8월에 핌. 열매는 골돌. 뿌리는 해열, 진통, 항염증, 항경련 작용이 있어서 감기로 인한 발열, 두통, 전신통에 활용되고, 고열로 인한 경련에 해열 작용과 구내염, 인후염, 편도선염, 피부염 등에 피부진균을 억제시킴으로써 소염, 해열 효과를 나타낸다.

◆ 약명 : 승마(升麻)
◆ 약용 부위 : 뿌리
◆ 약효 : 해열, 발한, 진통, 소염
◆ 용량 : 뿌리 2~8g에 물 700mL를 넣고 2~3시간 달여서 식후 1~2시간에 복용
◆ 채약 시기 : 3월, 10~11월

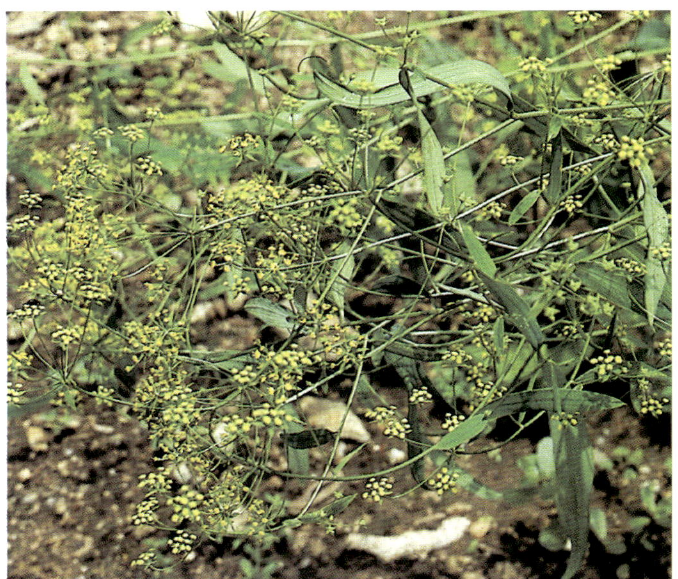

시호

시호 *Bupleurum falcatum* L.   미나리과

- 약명 : 시호(柴胡)
- 약용 부위 : 뿌리
- 약효 : 해열, 진통, 소염, 진정
- 용량 : 뿌리 2~15g에 물 700mL를 넣고 2~3시간 달여서 식후 1~2시간에 복용
- 채약 시기 : 3월, 9~10월

전국의 산이나 들에서 자라나는 여러해살이 풀. 키는 40~70cm. 꽃은 노란색, 7~8월에 핌. 열매는 현수과. 뿌리는 일반적으로 감기로 오한, 발열이 심할 때 쓰면 신통한 효력을 얻는 것은 해열 작용이 강하기 때문이다. 간 기능 장애로 인한 협통, 월경불순, 월경통, 유방염 등에 소염 효과가 있다. 그러므로 간염, 지방간, 간경화에도 효력을 보인다.

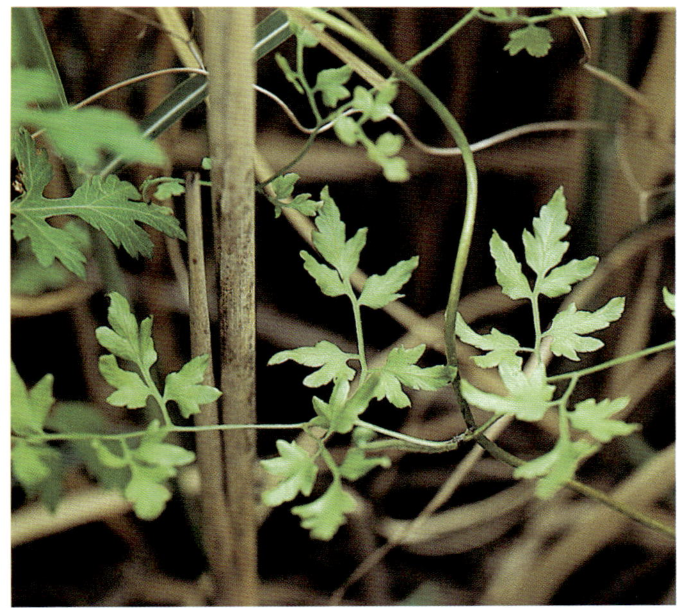

실고사리

실고사리 *Lygodium japonicum* Sw.   실고사리과

남부 지방의 해안이나 습지에서 자라는 여러해살이풀. 포자 번식을 한다. 포자는 신장 결석, 방광, 요로결석을 용해시키고 이뇨 작용을 촉진시키므로, 주로 용변시 출혈이나 통증이 심하면서 소변을 못 보는 증상에 자주 쓰인다. 병원 미생물에 대한 항균 작용도 높아서 급성 편도선염, 유선염에도 효력을 나타낸다. 이 밖에도 담즙 분비 촉진, 피부염 등에도 활용된다.

- 약명 : 해금사(海金砂)
- 약용 부위 : 포자
- 약효 : 이뇨, 소염, 해열, 항균
- 용량 : 포자 4~12g에 물 700mL를 넣고 2~3시간 달여서 식전 1시간에 복용
- 채약 시기 : 9월

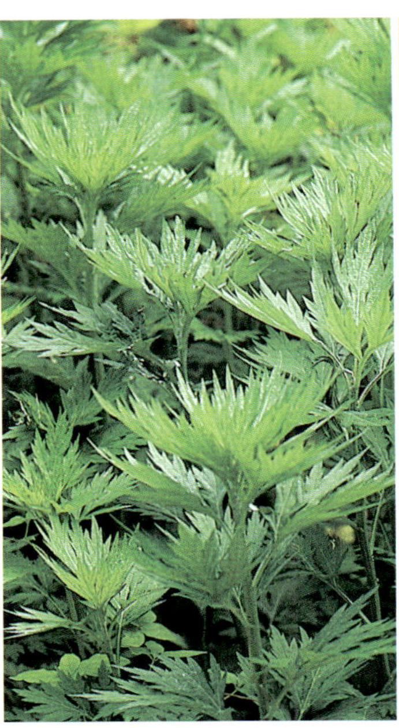

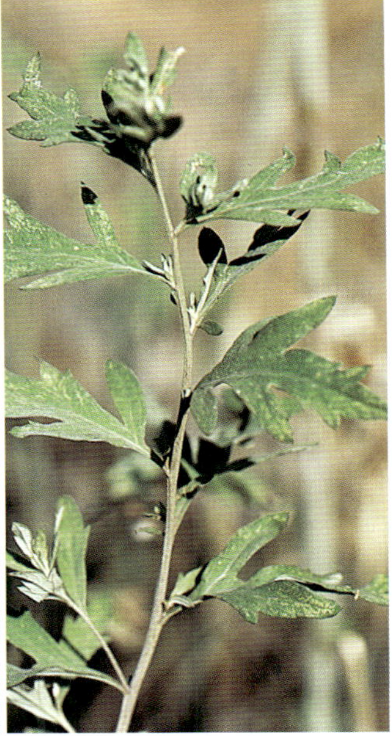

약쑥

쑥

쑥 *Artemisia princeps* PAMPAN.　　　　　　　국화과

- 약명 : 애엽(艾葉)
- 약용 부위 : 잎
- 약효 : 지혈, 보간, 항균
- 용량 : 잎 2~8g에 물 700mL를 넣고 2~3시간 달여서 식후 1~2시간에 복용
- 채약 시기 : 6월

　전국 각지의 들에 자라는 여러해살이풀. 키는 60~120cm. 꽃은 홍자색, 7~10월에 핌. 열매는 수과. 잎은 지혈 작용이 현저하여 코피에 생용으로도 효과를 보이지만, 유산 전조증, 자궁 출혈, 객혈 등의 출혈 증상에 지혈 반응을 신속하게 보인다. 만성 간염, 지연성 간염에 인진보다는 약해도 현저한 간 기능 회복력을 나타낸다. 피부진균의 억제 작용도 보이므로 소양증, 습진에도 활용된다.

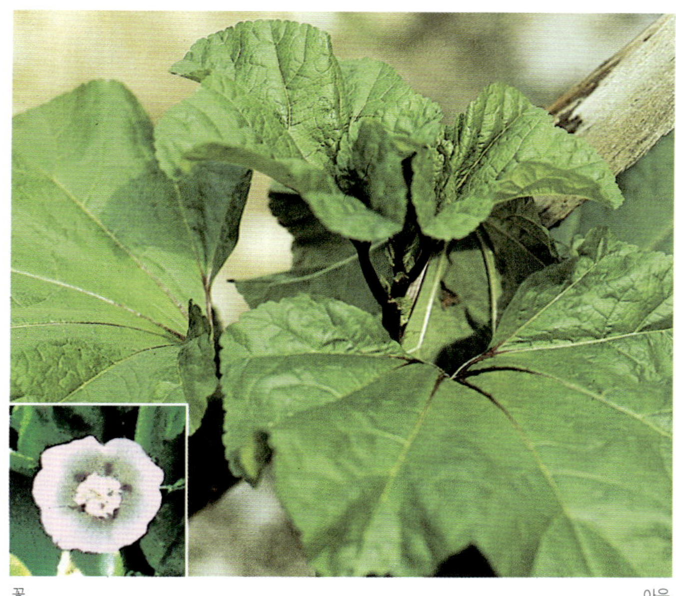

꽃   아욱

아욱   *Malva verticillata L.*   아욱과

아열대 원산으로, 각지에서 재배하는 한해살이풀. 키는 50~90cm. 꽃은 연한 분홍색, 6~8월에 핌. 열매는 삭과. 종자는 이뇨 작용이 있어서 요도염, 방광염, 그리고 임신 중 부종에 쓰면 이뇨 작용이 잘 되면서 염증을 제거시키고 배뇨 현상이 증가된다. 종자에는 지방유가 다량 함유되어 있어서 장에 들어가 연동 작용을 촉진시키므로 배변을 용이하게 한다.

- 약명 : 동규자(冬葵子)
- 약용 부위 : 종자
- 약효 : 이뇨, 변비, 소염
- 용량 : 종자 4~8g에 물 700mL를 넣고 2~3시간 달여서 식전, 식후 1시간에 복용
- 채약 시기 : 9~10월
- 금기 : 임신부, 설사를 하는 사람

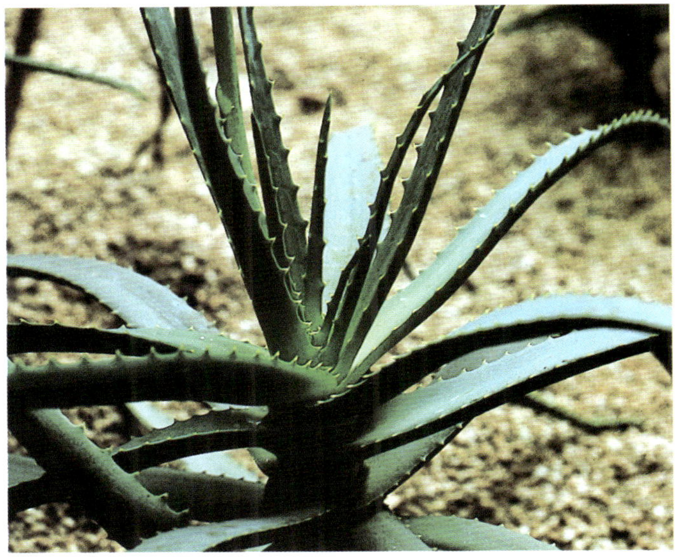

알로에

알로에 *Aloe vera* L. 백합과

- 약명 : 노회(蘆薈)
- 약용 부위 : 즙액
- 약효 : 간염, 변비, 강장, 건위
- 용량 : 즙액 4~8g에 물 700mL를 넣고 30분 달여서 식전, 식후 1시간에 복용, 또는 생용
- 채약 시기 : 1년 내내
- 금기 : 설사를 하는 사람

전국 각지에서 재배하는 여러해살이풀. 키는 50~80cm. 꽃은 붉은색, 7~8월에 핌. 즙액은 급·만성 간염에 효소를 활성화시키고, 지방을 제거, 간 조직 재생 작용이 현저하다. 신경 과민으로 현훈, 두통, 불면, 변비, 안구 충혈, 심계 항진, 식욕 부진 등의 증상에도 열을 내리면서 진정 효과를 나타낸다. 소량에서는 건위 작용을 하며, 다량 또는 장기 복용을 하면 변비를 치료한다. 또, 피부 미용에 있어 미백, 보습, 피부 보호 작용도 탁월하다.

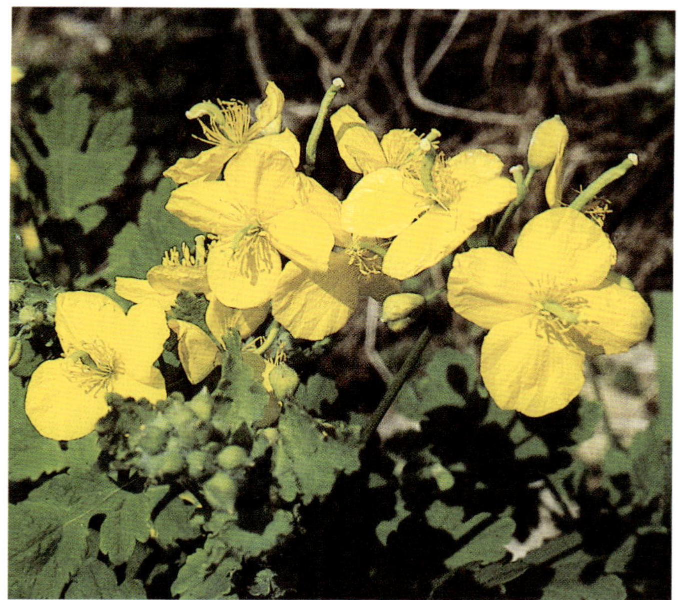

애기똥풀

애기똥풀 *Chelidonium majus* LINNÉ var. *asiaticum* (HARA) OHWI

양귀비과

전국 각지에서 자라는 두해살이풀. 키는 50cm 가량. 꽃은 노란색, 6~8월에 핌. 열매는 삭과. 전초는 평활근의 경련을 풀어 주므로 위경련, 복통에 효력을 보이고, 이질에도 속효성이 있다. 급성 간염과 만성 간염에도 간 기능 회복 작용을 보이므로 임상에서 많이 활용하고 있다. 근래에는 항암 효과가 있다고 하여 널리 쓰이고 있다.

- 약명 : 백굴채(白屈菜)
- 약용 부위 : 전초
- 약효 : 진경, 소염, 항암
- 용량 : 전초 4~15g에 물 700mL를 넣고 2~3시간 달여서 식전, 식후 1시간에 복용
- 채약 시기 : 8~9월

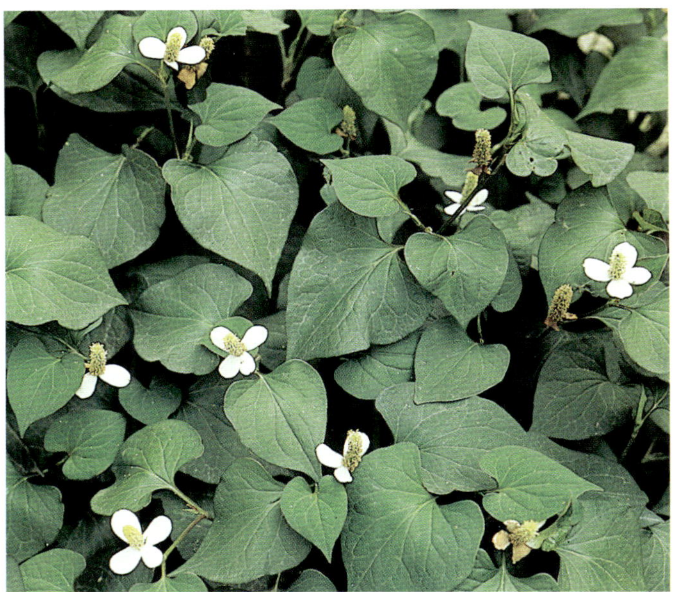

약모밀

약모밀 *Houttuynia cordata* THUNB.　　　　　　　　　　　삼백초과

- 약명 : 어성초(魚腥草)
- 약용 부위 : 전초
- 약효 : 해열, 소염, 배농, 항균
- 용량 : 전초 8~15g에 물 700mL를 넣고 1시간 달여서 식후 1시간에 복용
- 채약 시기 : 9~10월

남부 지방에서 자라는 여러해살이풀. 키는 30~50cm. 꽃은 흰색, 5~6월에 핌. 열매는 삭과. 잎은 해열 반응과 함께 배농, 소염 효과가 현저하다. 그러므로 폐결핵과 폐결핵으로 피고름을 토해 내는 증상에 탁월한 효력을 발휘한다. 뿐만 아니라, 급성 폐렴에도 효력을 보이며, 폐암에도 억제 효과가 있다. 급·만성 호흡기 감염증에도 널리 응용되는 것은, 여러 종류의 병원 미생물의 억제 효과가 뛰어나기 때문이다.

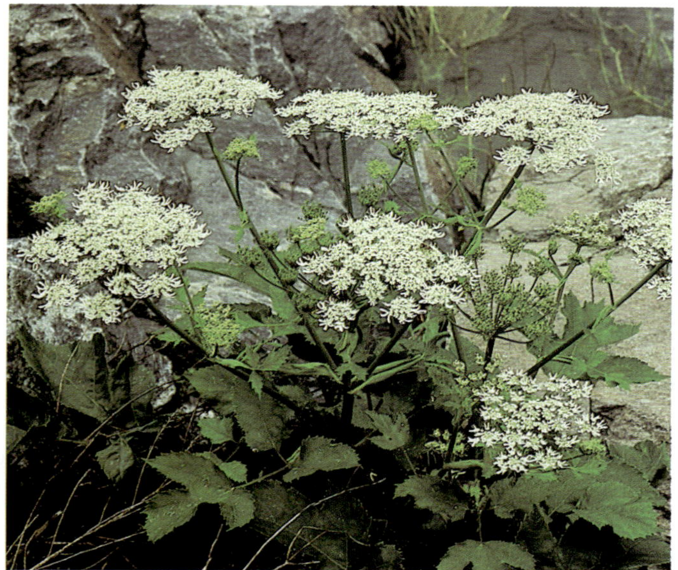

어수리

어수리 *Heracleum maellendorffii* HANCE　　　미나리과

전국 각지의 산지에서 자라는 여러해살이풀. 키는 70~150cm. 꽃은 흰색, 7~8월에 핌. 열매는 난형으로 납작함. 뿌리는 신경통, 근육통, 관절염, 요통 등에 진정, 진통, 항염증, 항경련 작용으로 효력을 얻고, 심혈관 계통에 작용해서는 혈압 강하 효과를 보인다. 감기로 인한 오한, 발열, 두통, 사지동통을 완화시키며, 피부염에도 효과가 나타난다.

- 약명 : 독활(獨活)
- 약용 부위 : 뿌리
- 약효 : 진통, 해열, 소염, 항경련
- 용량 : 뿌리 4~8g에 물 700mL를 넣고 2~3시간 달여서 식후 1시간에 복용
- 채약 시기 : 9~10월, 이듬해 3월

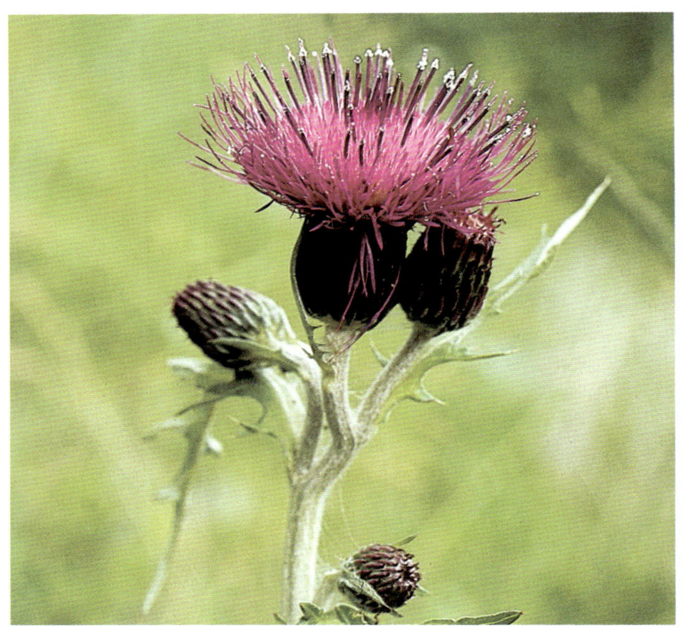

엉겅퀴 *Cirsium maackii* Maxim. 국화과

- 약명 : 대계(大薊)
- 약용 부위 : 전초
- 약효 : 지혈, 혈압 강하
- 용량 : 전초 8~15g에 물 700mL를 넣고 1~2시간 달여서 식후 1시간에 복용
- 채약 시기 : 9~10월

전국 각지에서 자라는 여러해살이풀. 키는 50~100cm. 꽃은 연한 자주색, 6~8월에 핌. 열매는 수과. 전초는 지혈 작용이 있어서 자궁 출혈, 코피, 위 출혈, 객혈 등에 출혈 시간을 단축시키고, 결핵균에 대한 억제 효과를 보이므로 폐결핵 치료에도 효과를 나타낸다. 고혈압 환자에게는 혈압 강하 작용을 얻고, 급성 간염으로 전신에 황달이 지고 간 효소치가 상승된 것을 내리기도 한다.

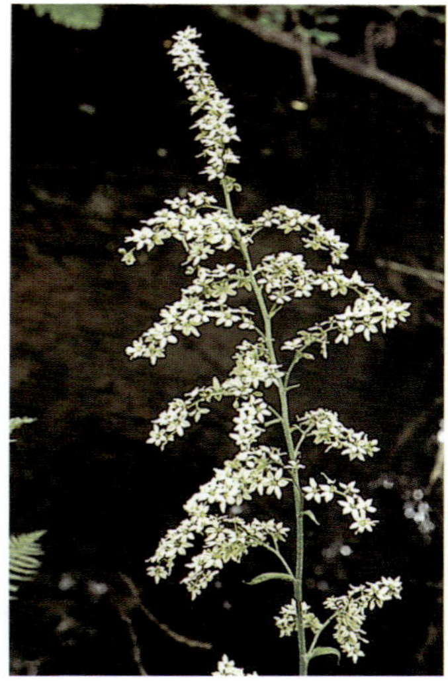
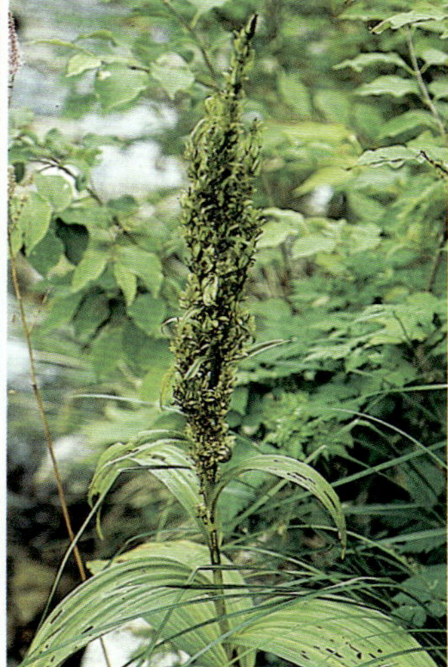

여로   박새

전국 각지에서 자라는 여러해살이풀. 키는 1m 내외. 꽃은 녹백색, 7~8월에 핌, 열매는 삭과. 뿌리줄기는 독성이 강한 최토제로, 습성 늑막염에 이 뿌리를 먹으면 물을 토해 내면서 치유되므로 늑막풀이라고도 한다. 중풍, 인후마비, 전간(癲癎), 목 안에 가래가 끼어 호흡 곤란이 있을 때에 최토 작용으로 효력을 보이고, 강력한 살균 작용으로 피부 건선, 개선, 탈모 등에 활용한다.

* 박새 *Veratrum grandiflorum* (Maxim.) Loes. fil.도 여로와 약효가 같다.

◆ 약명 : 여로(藜蘆)
◆ 약용 부위 : 뿌리줄기
◆ 약효 : 최토, 늑막염, 간질, 탈모
◆ 용량 : 뿌리줄기 2~4g에 물 700mL를 넣고 3~4시간 달여서 식후 2시간에 복용
◆ 채약 시기 : 9~10월
◆ 금기 : 간염 환자, 허약자는 복용을 금함.

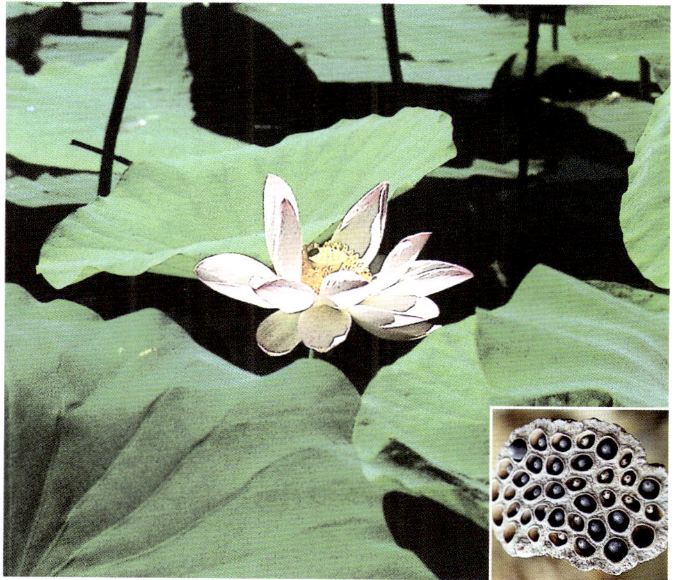

연꽃

연방(약재)

연꽃 *Nelumbo nucifera* GAERTNER   수련과

- 약명 : 연자육(蓮子肉), 우절(藕節)
- 약용 부위 : 종자, 생뿌리
- 약효 : 진정, 지혈
- 용량 : 종자 또는 생뿌리 4~12g에 물 700mL를 넣고 2~3시간 달여서 식후 1시간에 복용
- 채약 시기 : 9~10월

전국 각지의 연못에서 자라는 여러해살이풀. 꽃은 분홍색, 흰색, 7~8월에 핌. 열매는 견과. 종자는 심인성 질환으로 심계 항진, 불안, 초조, 우울, 신경 과민, 불면 등에 현저한 반응을 일으킨다. 신장 기능 허약과 신경성으로 유정, 몽정, 소변빈삭 증상을 제거시키고, 신경성 소화 기능 장애에도 탁월한 반응을 보인다. 생뿌리는 지혈 작용이 있어서 토혈, 코피, 대변 출혈, 자궁 출혈 등에 해열, 지혈 반응을 얻게 된다.

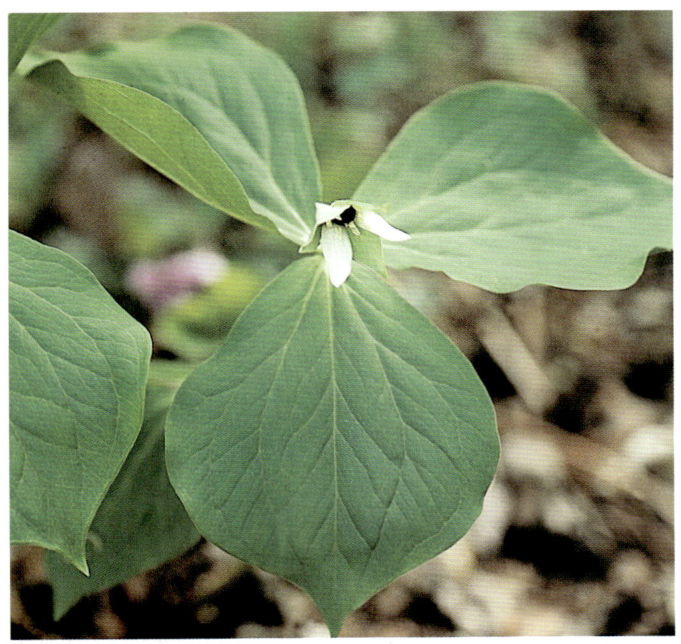

연영초

연영초 *Trillium kamtschaticum* PALL.　　　　　　백합과

중북부 지방에서 자라는 여러해살이풀. 키는 20~40cm. 꽃은 흰색, 5월에 핌. 열매는 장과. 뿌리줄기는 고혈압으로 인한 두통, 현훈 증상을 개선시키는 데, 혈압을 내리면서 뇌혈관에 혈류 촉진으로 효과를 얻게 한다. 그리고 허리 디스크와 다리의 신경통, 타박상, 골질 손상에도 회복력이 높다.

- 약명 : 우아칠(芋兒七)
- 약용 부위 : 뿌리줄기
- 약효 : 혈압 강하, 진통
- 용량 : 뿌리줄기 6~8g에 물 700mL를 넣고 2시간 달여서 식후 1시간에 복용
- 채약 시기 : 9월

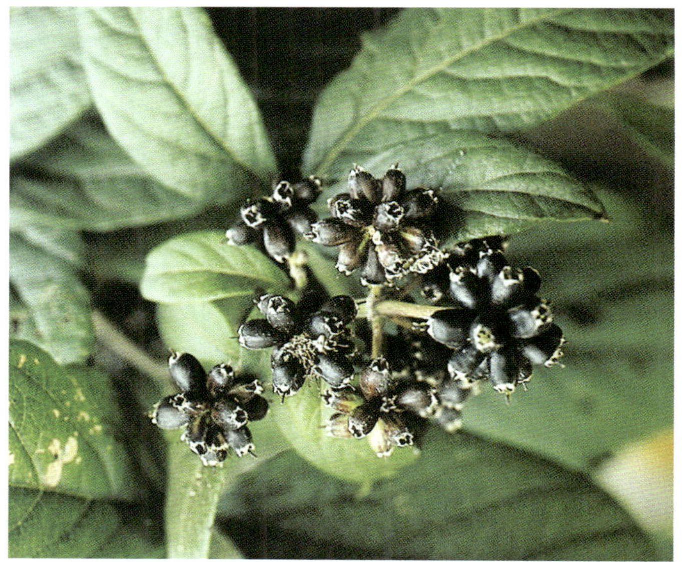

오갈피나무

오갈피나무 *Acanthopanax sessiliflorus* SEEM. 두릅나무과

- 약명 : 오가피(五加皮)
- 약용 부위 : 뿌리 껍질
- 약효 : 강장, 해독, 요통, 신경통
- 용량 : 뿌리 껍질 4~12g에 물 700mL를 넣고 2~3시간 달여서 식후 1시간에 복용
- 채약 시기 : 3~10월

경북을 제외한 전국 각지에서 나는 갈잎떨기나무. 키는 3~4m. 꽃은 자주색, 8~9월에 핌. 열매는 장과. 뿌리 껍질은 항노화 약물로서 면역 기능을 활성화시키고, 항산화 작용, 항피로 효과, 항고온 작용, 항방사능 작용, 해독 작용, 내분비 계통의 분비 기능을 조절하며, 혈압 조절 작용도 나타낸다. 그러나 가시오갈피보다는 훨씬 약하다. 전통적으로, 하지무력증으로 골격과 근육의 수축력이 감소되면서 보행 장애, 골절상, 허리 디스크, 관절염 등에 좋은 치료 반응을 나타낸다.

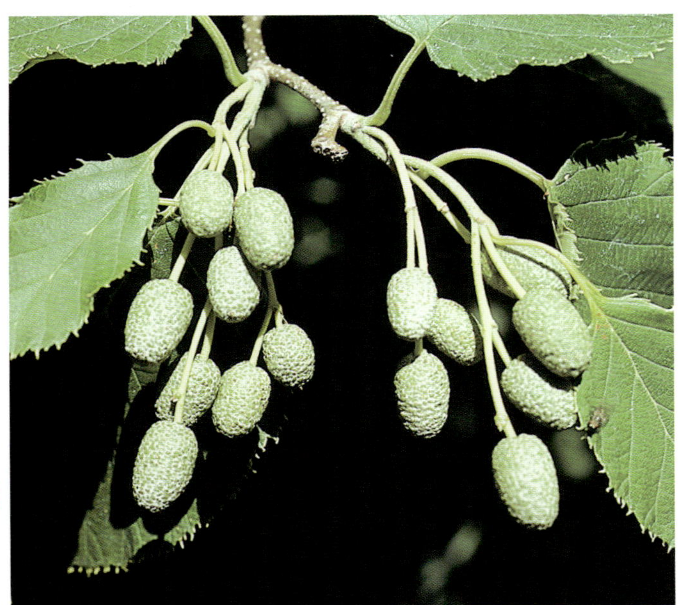

오리나무

오리나무 *Alnus japonica* STEUD.　　　　　　　　자작나무과

전국 각지에서 자라는 갈잎큰키나무. 키는 10m 가량. 꽃은 녹색, 3~4월에 핌. 열매는 소견과. 나뭇가지는 해열 작용이 있어서, 코피가 날 때, 열이 있고, 혈압이 상승하면서 피가 나오는 증상에 지혈 반응을 보인다. 간 기능 개선 효과가 있다. 최근에는 간장 내에서 알코올의 분해를 촉진시킨다고 하여 해주 음료로 많은 효과를 얻고 있다.

- 약명 : 적양(赤楊)
- 약용 부위 : 나뭇가지
- 약효 : 혈압 강하, 해독, 간염
- 용량 : 나뭇가지 8~15g에 물 700mL를 넣고 2~3시간 달여서 식후 1시간에 복용
- 채약 시기 : 9~10월

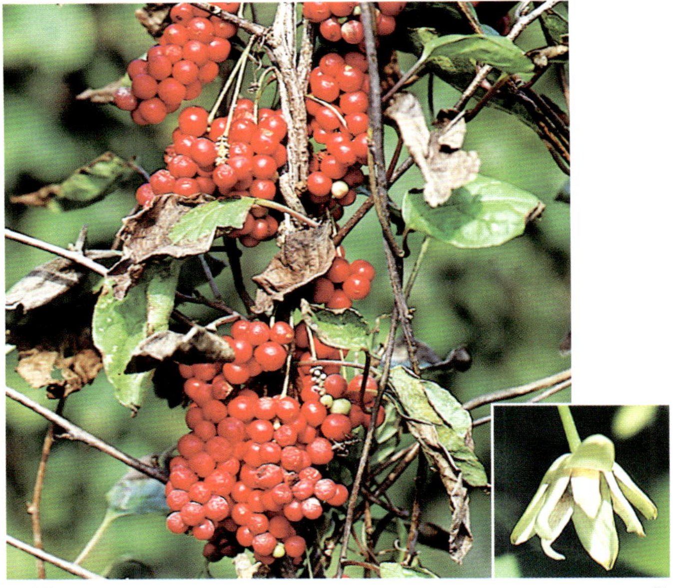

오미자
꽃

오미자 *Schizandra chinensis* BAILL.　　　　　　　목련과

- 약명 : 오미자(五味子)
- 약용 부위 : 열매
- 약효 : 수렴, 지한, 지갈, 강장
- 용량 : 열매 4~12g에 물 700mL를 넣고 2~3시간 달여서 식후 1시간에 복용
- 채약 시기 : 9~10월

　전국 각지의 산지에서 자라는 갈잎떨기나무. 꽃은 흰색, 5월에 핌. 열매는 장과. 열매는 폐의 기능 허약으로 오래도록 해수가 그치지 않거나, 또는 콩팥 기능 허약으로 오는 허리, 다리의 연약 증상에도 유효하다. 기운이 없고 식은땀을 흘릴 때에 수렴, 지한 작용을 보인다. 당뇨병에는 혈당 강하 작용과 기력 증강, 구갈에 효력을 얻게 된다. 술에 넣어서 쓰면 유정, 몽정, 조루 등에 정력 증강 효과가 나타난다.

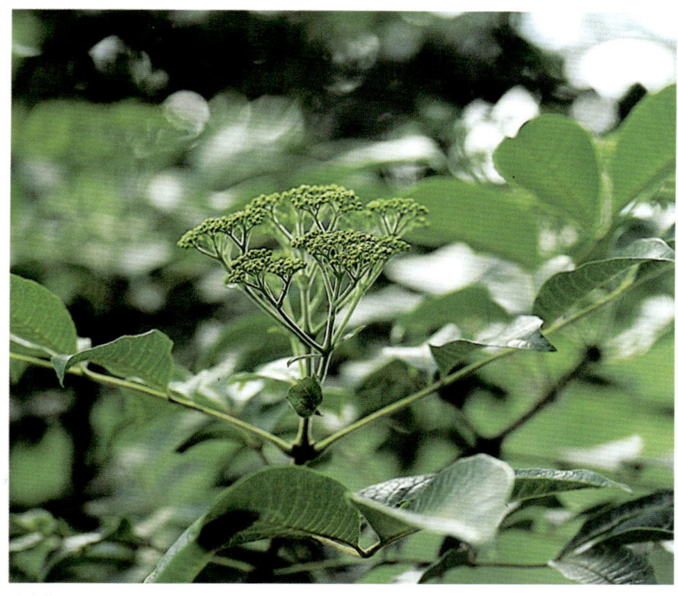

오수유

오수유 *Evodia ruteocarpa* BENTH. 운향과

난대 지방에서 자라는 갈잎작은큰키나무. 키는 5~6m. 꽃은 홍자색, 4월에 핌. 열매는 삭과. 열매의 방향성 정유 성분은 배가 차서 일어나는 복통, 구토에 유효하며, 위산과다로 인한 복통, 구토에도 위산 억제 작용으로 통증을 완화시킨다. 이 밖에도 각종 동통, 두통, 아랫배 냉통, 고환염, 월경통에도 활용된다. 오래 된 설사, 고혈압, 소아의 구내염, 소아의 침 흘리는 증상, 설사, 만성 전립선염에도 효력을 나타낸다.

- 약명 : 오수유(吳茱萸)
- 약용 부위 : 열매
- 약효 : 진통, 소염, 혈압 강하
- 용량 : 열매 2~6g에 물 700mL를 넣고 2시간 달여서 식전 1시간에 복용
- 채약 시기 : 10월

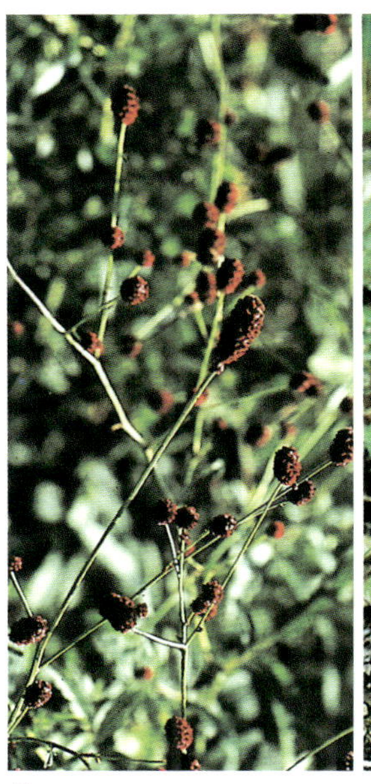

꽃

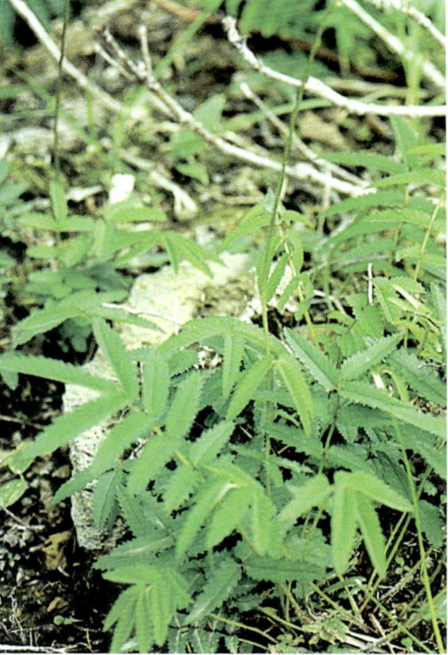

오이풀

오이풀 *Sanguisorba officinalis* L.   장미과

- ◆ 약명 : 지유(地楡)
- ◆ 약용 부위 : 뿌리
- ◆ 약효 : 지혈, 항균
- ◆ 용량 : 뿌리 4~15g 에 물 700mL를 넣고 2~3시간 달여서 식전, 식후 1시간에 복용
- ◆ 채약 시기 : 9~10월

전국 각지에서 자라는 여러해살이풀. 키는 1m 가량. 꽃은 적자색, 8~9월에 핌. 열매는 수과. 뿌리는 수렴성이 강한 지혈제로서, 위·십이지장 궤양으로 출혈이 있거나 치질 출혈, 과음 후 대변 출혈에 탁월한 지혈 효과를 나타낸다. 화상에는 뿌리를 태워서 그 가루를 환부에 바르면 상처가 쉽게 치유되고, 새로운 피부 조직의 재생력을 촉진시킨다. 또, 피부 습진, 건선 등에도 화상 치료와 같은 방법으로 치유하는 데, 이 약은 항균 작용이 높은 것으로 나타났다.

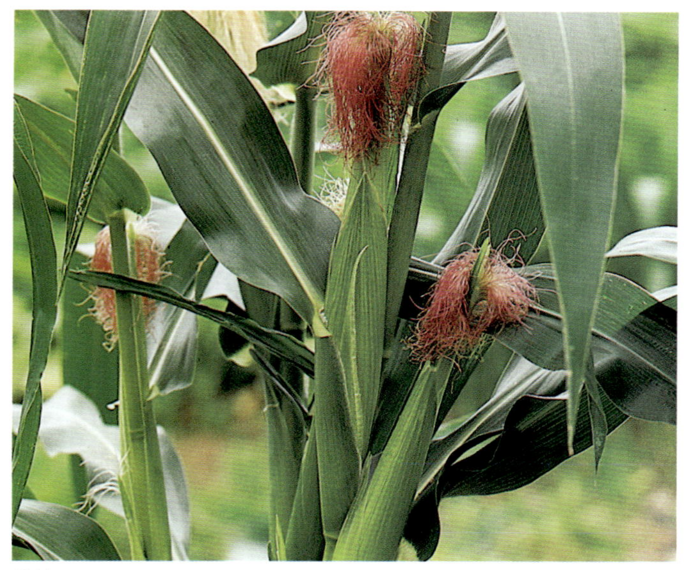

옥수수

옥수수 *Zea mays* L. 화본과

열대 아메리카 원산으로, 각지에 재배하는 한 해살이풀. 키는 1~3m. 꽃은 녹적색, 7~8월에 핌. 열매는 구형. 꽃술은 만성 신우신염으로 전신 부종과 단백뇨 증가, 소변불리 등에 장기 복용하면 탁월한 반응을 보인다. 동물 실험에서도 염화물의 배설 촉진으로 효력을 입증하고 있으며, 산후에 몸무게 감소를 위하여 쓰거나 체내 수분 과다로 인한 몸무게 증가시에 상복하면 좋은 치료제가 된다. 그러나 장기 복용을 했을 때 구토가 생기는데, 이 때에는 백축과 같이 쓰면 구토가 나지 않는다.

- 약명 : 옥미수(玉米鬚)
- 약용 부위 : 꽃술
- 약효 : 해열, 이뇨, 소염
- 용량 : 꽃술 8~15g에 물 700mL를 넣고 2~3시간 달여서 식전 1시간에 복용
- 채약 시기 : 8~9월

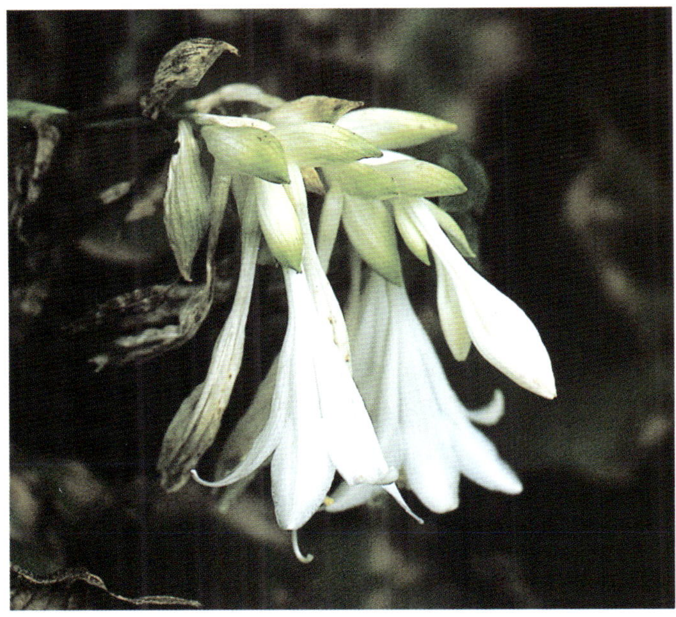

옥잠화

옥잠화 *Hosta plantaginea* ASCHERS. 백합과

- 약명 : 옥잠화(玉簪花)
- 약용 부위 : 뿌리, 잎
- 약효 : 해열, 소염, 항균
- 용량 : 건조된 것은 4~8g에 물 700mL를 넣고 2시간 달여서 복용, 또는 생것은 환부에 따라서 조절
- 채약 시기 : 9~10월

중국 원산으로, 각지에서 재배하는 여러해살이풀. 꽃은 흰색, 8~9월에 핌. 열매는 삭과. 잎은 소염, 해열 작용으로 인후염과 종기와 피부염에 쓰이고 화상에는 생것을 짓찧어서 환부에 붙인다. 유방염에도 짓찧어서 붙이면 해열, 소염 작용을 나타낸다.

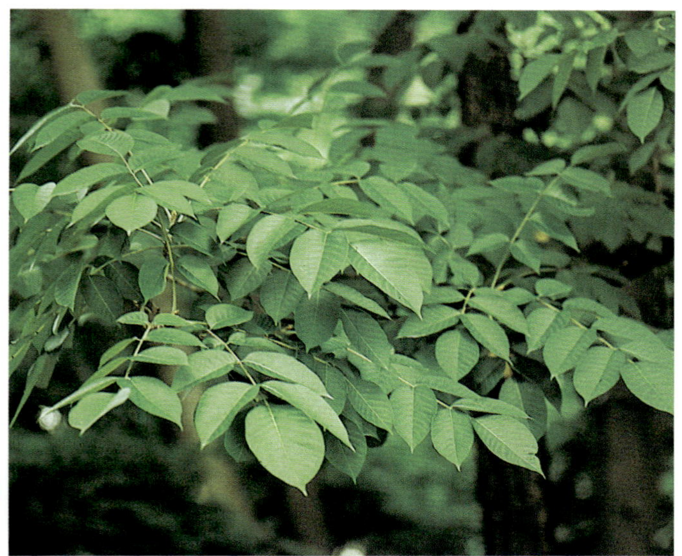

옻나무

옻나무   *Rhus verniciflua* Stokes   옻나무과

전국 각지의 산에서 자라는 갈잎큰키나무. 키는 20m 가량. 꽃은 황록색, 5~6월에 핌. 열매는 핵과. 줄기 껍질은 사지마비 동통 증상을 완화시키는 것은 혈액 순환 개선과 진통 작용이 있기 때문이다. 그리고 타박상이나 골절상에도 골절 유압을 촉진시킨다. 민간에서 복통에 많이 쓰이는 것은 배가 차서 소화력이 떨어지고, 때로 은은한 통증이 있을 때 소화 기능을 활성화시켜 소화액의 분비 촉진과 조절력을 얻기 때문이다.

- 약명 : 건칠(乾漆)
- 약용 부위 : 수액, 줄기 껍질
- 약효 : 진통, 통경
- 용량 : 줄기 껍질 2~10g에 물 700mL를 넣고 2~3시간 달여서 식후 1시간에 복용
- 채약 시기 : 3월, 10월
- 금기 : 임신부, 알레르기 체질인 사람

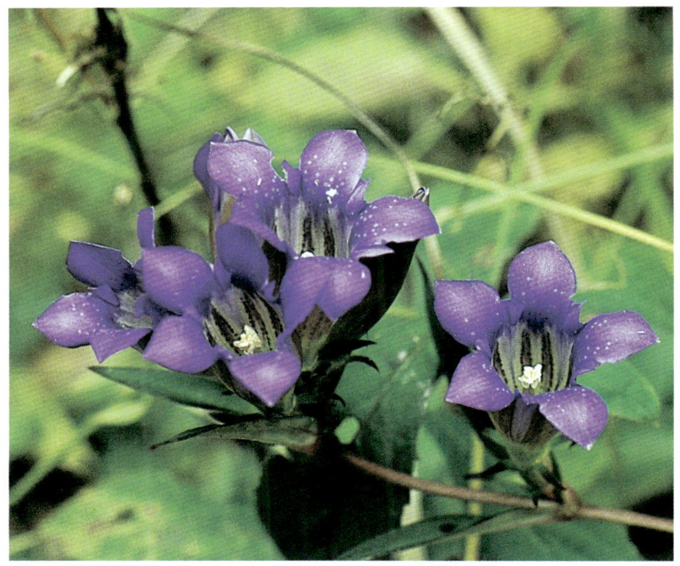

용담

- 약명 : 용담초(龍膽草)
- 약용 부위 : 뿌리
- 약효 : 소염, 해열, 건위, 소화
- 용량 : 뿌리 3~6g에 물 700mL를 넣고 2~3시간 달여서 식후 1시간에 복용
- 채약 시기 : 9~10월

전국 각지의 산지에서 자라는 여러해살이풀. 키는 60cm. 꽃은 보라색, 8~10월에 핌. 열매는 삭과. 뿌리의 맛이 쓰다고 하여 용담이라고 한다. 급성 간염으로 눈과 전신이 노래지면서 소변을 잘 못 보고 열이 나는 증상에 빠른 효과를 보지만, 만성 전염성 간염에도 간 기능 개선 효과가 크다. 그러나 반드시 열이 있는 증상에서 좋은 반응을 보인다. 건위, 소화 작용이 있어서 소화불량에 쓰면 위액 분비 촉진으로 효력을 얻고, 급성 결막염에 점안약으로 쓰면 항염 효과가 있다.

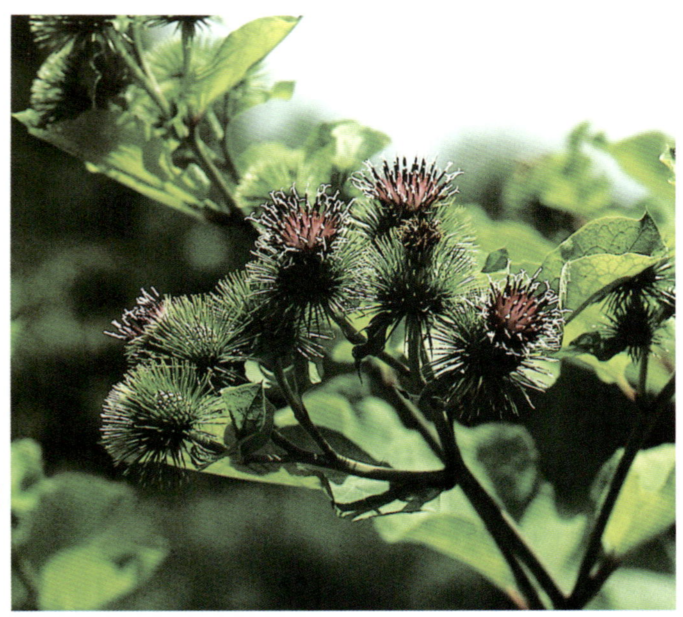

우엉

우엉　*Arctium lappa* L.　　　　　　　국화과

유럽 원산으로, 각지에서 재배하는 두해살이 풀. 키는 1.5m 가량. 꽃은 짙은 자주색, 7월에 픔. 열매는 긴 타원형. 종자는 감기로 기침을 연달아 하고 인후와 편도선이 붓는 증상에 소염, 해열, 진통 작용을 나타낸다. 그리고 기침을 할 때 열이 많고 가래가 나오는 증상에 해열, 거담, 진해 작용을 보이기도 한다. 피부염에도 살균, 소염 작용을 나타낸다.

- 약명 : 우방자(牛蒡子)
- 약용 부위 : 종자
- 약효 : 진통, 소염, 해열, 거담
- 용량 : 종자 8~12g에 물 700mL를 넣고 2~3시간 달여서 식후 1시간에 복용
- 채약 시기 : 9~10월

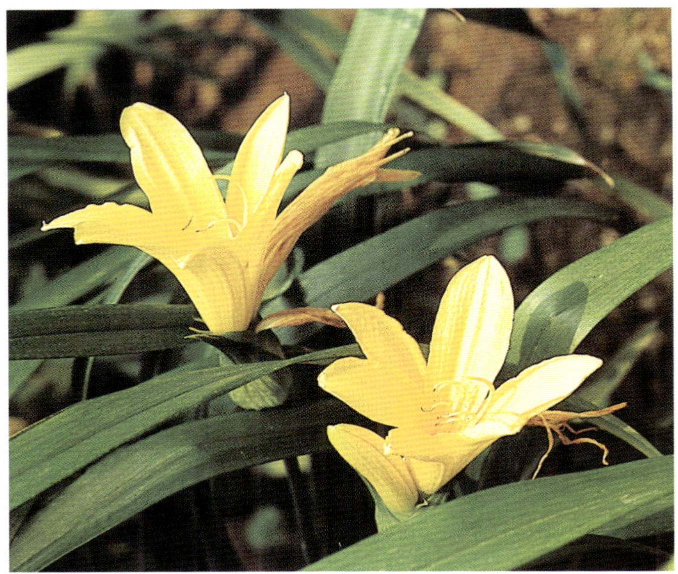

원추리

원추리 *Hemerocallis aurantiaca* Baker   백합과

- 약명 : 훤초근(萱草根)
- 약용 부위 : 뿌리
- 약효 : 지혈, 이뇨, 진해
- 용량 : 뿌리 8~12g에 물 700mL를 넣고 2~3시간 달여서 식후 1시간에 복용, 또는 환부에 붙임.
- 채약 시기 : 9~10월

전국 각지의 산지에서 자라는 여러해살이풀. 키는 80cm 가량. 꽃은 노란색, 7~8월에 핌. 열매는 삭과. 뿌리는 소변불통에 달여서 복용하거나, 또는 전신 부종이 심할 때 복용하면 역시 효력을 나타낸다. 또, 지혈 작용이 있어서 대변 후 출혈 증상, 장출혈에 생강, 지유와 같이 달여서 쓴다. 급성 간염에도 전신 황달 증상을 제거시키면서 간 기능 회복 기능을 나타낸다. 외용으로는 유방염에 짓찧어서 환부에 붙이면 소염, 해열, 진통 효과를 얻게 된다.

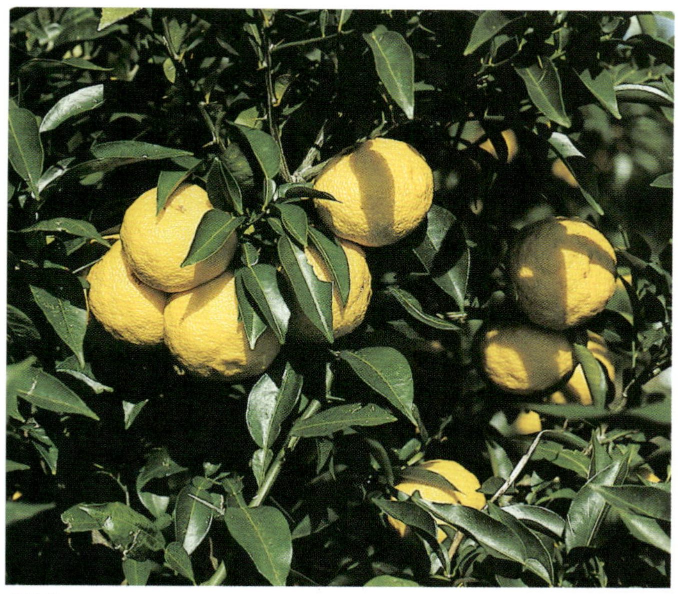

유자나무

유자나무 *Citrus junos* Tanaka   운향과

중국 원산으로, 남부 지방에서 재배하는 늘푸른떨기나무. 키는 4m 가량. 꽃은 흰색, 5~6월에 핌. 열매는 장과. 열매는 감기, 몸살로 목 안이 붓고 기침을 할 때, 달여서 입에 물고 있다가 서서히 넘기면 인후가 부드럽고 증상도 호전된다. 위장에 들어가서는 위액 분비 촉진으로 식욕 감퇴 증상을 호전시키고 소화력을 높인다. 숙취 후에는 체내에 쌓여 있는 알코올 성분을 쉽게 분해시킨다.

- 약명 : 유자(柚子)
- 약용 부위 : 열매
- 약효 : 해열, 건위, 항염증
- 용량 : 열매 8~20g에 물 700mL를 넣고 2~3시간 달여서 식후 1~2시간에 복용
- 채약 시기 : 11~12월

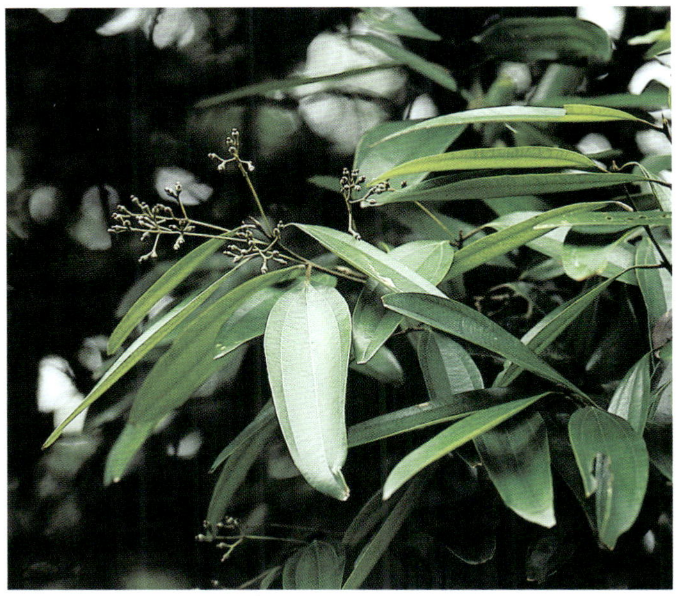

<table>
<tr><td>육계나무</td><td>Cinnamomum loureirii NEES</td><td>녹나무과</td></tr>
</table>

- 약명 : 육계(肉桂)
- 약용 부위 : 나무 껍질
- 약효 : 강장, 건위, 지사, 혈액 순환 개선
- 용량 : 나무 껍질 2~ 8g에 물 700mL를 넣 고 2~3시간 달여서 식 후 1시간에 복용
- 채약 시기 : 8~9월

제주에서 자라는 늘푸른큰키나무. 키는 8m 가량. 꽃은 연한 황록색, 6~7월에 핌. 열매는 장과. 나무 껍질의 방향성 정유와 매운맛은 위장 안에 들어가면 소화액 분비를 촉진시켜 건위, 소화,지사 작용을 한다. 그러므로 비위가 차서 소화가 안 되고 설사가 잦은 사람에게 특효약이다. 아랫배가 차서 성 신경이 감퇴되고 월경 장애가 있을 때 신속한 반응을 보인다. 수족 냉증과 저혈압, 사지 냉증에 혈액 순환 촉진 효과로 좋은 치료제가 된다.

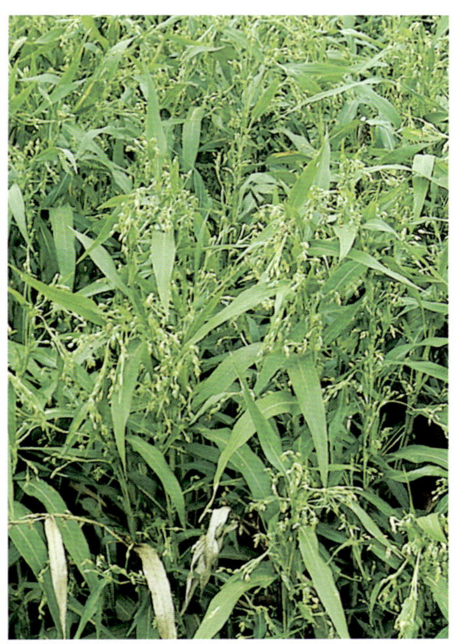

율무

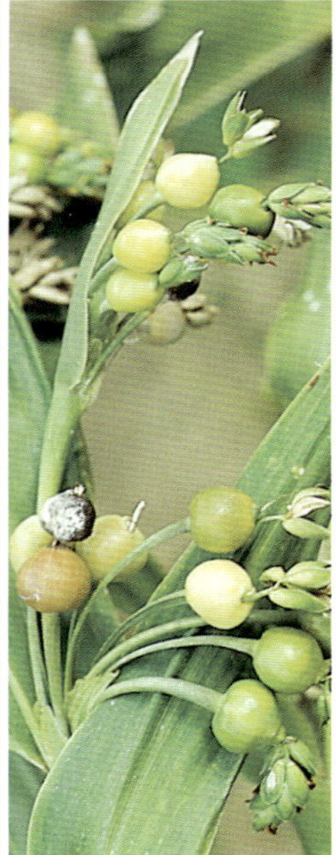

열매

율무 *Coix lacryma-jobi* L. var. *mayuen* STAPF 화본과

중국 원산으로, 전국 각지에서 재배하는 한해살이풀. 키는 1.5m 가량. 꽃은 연한 녹색, 7~8월에 핌. 열매는 타원형. 종자는 체내에서 과다하게 수분이 쌓여 몸이 무겁고, 붓고, 소변을 잘 보지 못하는 증상에 이뇨 작용을 나타낸다. 또, 몸무게 증가로 팔다리가 잘 붓고, 굴신이 잘 안 되면서 관절 마디마디가 붓고 아픈 증상에 소염, 해열, 진통, 이뇨 작용이 있어서 치유된다.

- 약명 : 의이인(薏苡仁)
- 약용 부위 : 종자
- 약효 : 이뇨, 소염, 해열
- 용량 : 종자 12~20g에 물 700mL를 넣고 2~3시간 달여서 식전 1시간에 복용
- 채약 시기 : 10월

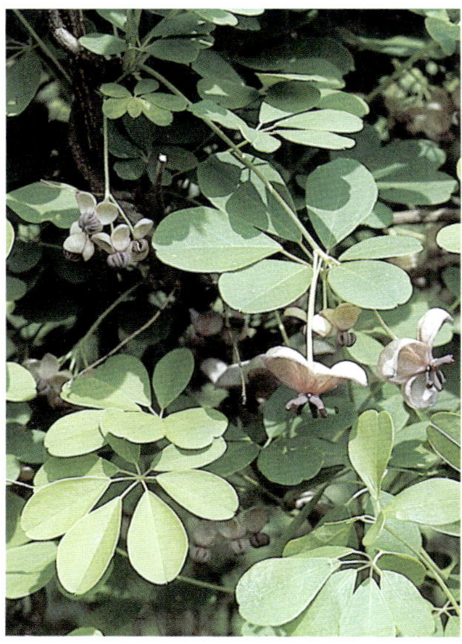

으름덩굴

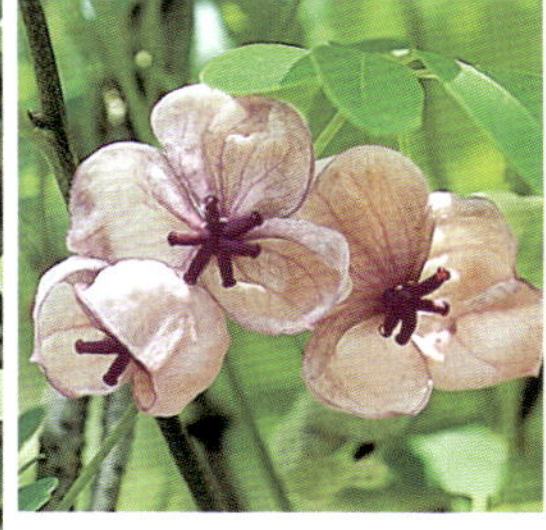

꽃

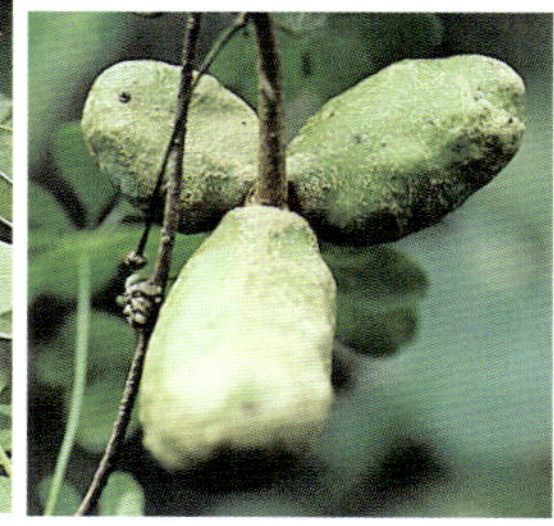

열매

으름덩굴 *Akebia quinata* DECAISNE

으름덩굴과

- 약명 : 목통(木通)
- 약용 부위 : 줄기
- 약효 : 이뇨, 해열, 소염, 진정
- 용량 : 줄기 4~15g에 물 700mL를 넣고 2~3 시간 달여서 식전 1시간 에 복용
- 채약 시기 : 9~10월

황해 이남 지방에서 자라는 갈잎덩굴나무. 키는 5m 가량. 꽃은 암자색, 5월에 핌. 열매는 삭과. 줄기는 이뇨 작용이 현저하여 신장염, 방광염, 요도염, 전립선염 등으로 발열 증상을 호소하며, 소변을 붉게 보고 통증을 호소하는 사람에게 자주 쓰인다. 유즙 분비 부족에 통유 효과가 높고, 이뇨 효과는 몸무게 감소에 효과가 있다. 신경 과민으로 심화가 달아올라 얼굴이 붉어지고, 소변을 잘 보지 못하며, 가슴이 뛰고 잘 놀라면서 불안증에 시달리는 사람에게도 효과가 있다.

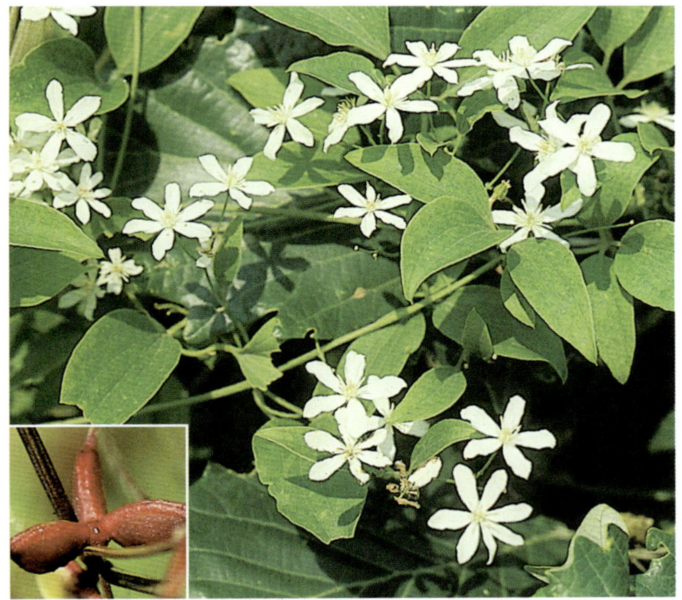

열매

으아리

으아리 *Clematis mandshurica* Rᴜᴘʀ.   미나리아재비과

전국 각지의 산기슭에서 자라는 여러해살이풀. 키는 2m 가량. 꽃은 흰색, 5~6월에 핌. 열매는 수과. 뿌리는 신경통, 관절염, 류머티스성 관절염, 퇴행성 관절염에 소염, 진통 작용으로 효력을 얻고, 허리 디스크, 근육 경련, 마비 동통 증상에 동통을 완화시킨다. 이 약은 혈액 순환 개선은 물론 혈압 강하 작용도 나타내며, 가벼운 이뇨 작용으로 관절의 부종을 내리고, 혈당 강하에도 관여한다.

- 약명 : 위령선(威靈仙)
- 약용 부위 : 뿌리
- 약효 : 진통, 요통, 근육염, 혈압 강하
- 용량 : 뿌리 4~8g에 물 700mL를 넣고 2~3시간 달여서 공복에 복용
- 채약 시기 : 9~10월

은방울꽃

Convallaria keiskei M_{IQ.}

백합과

전국 각지의 산기슭에서 자라는 여러해살이풀. 키는 15~20cm. 꽃은 흰색, 5월에 핌. 열매는 장과. 꽃이 아름답고 성장력이 왕성하여 관상용으로 인기가 있다. 잎은 강심 작용이 강하므로 심근 쇠약증에 활용된다. 폐원성 심장 질환에 의한 두통, 현훈, 심장 부정맥 등의 증상을 개선시킨다. 개화시에 독성이 제일 강하다.

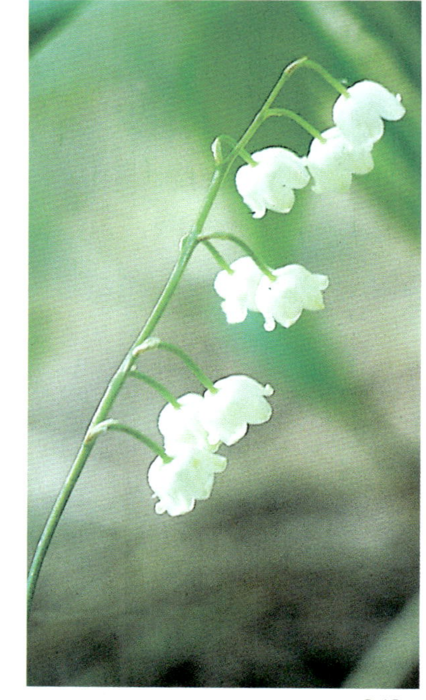

은방울꽃

- ◆ 약명 : 영란(鈴蘭)
- ◆ 약용 부위 : 잎
- ◆ 약효 : 강심, 이뇨, 부정맥
- ◆ 용량 : 잎 0.1~0.5g에 물 700mL를 넣고 2~3시간 달여서 공복에 복용
- ◆ 채약 시기 : 5월
- ◆ 금기 : 급성 심근염, 심장내 막염에는 사용하지 않음.

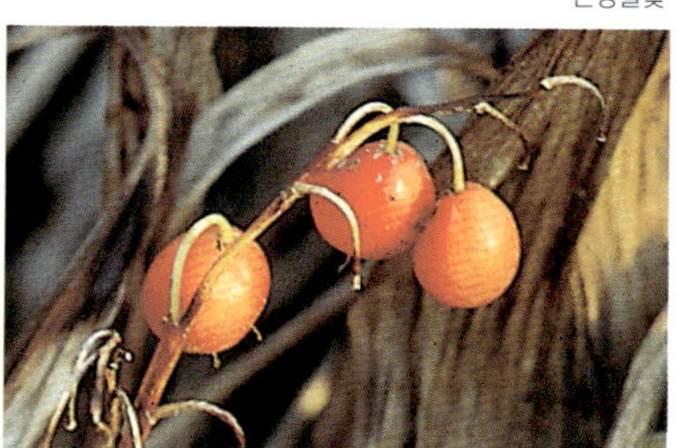

열매

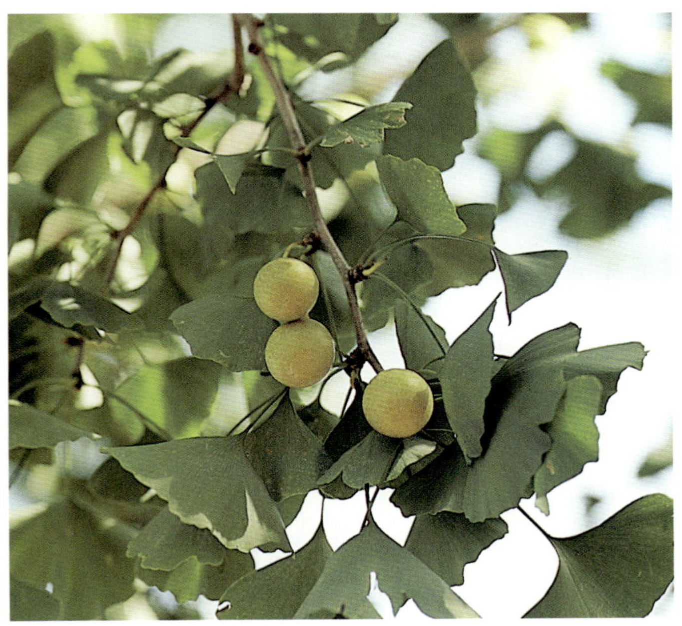

은행나무

은행나무　*Ginkgo biloba* L.　　　　　　　　　　　은행나무과

　전국 각지에서 자라는 갈잎큰키나무. 키는 20m 가량. 꽃은 녹색, 4월에 핌. 열매는 핵과. 볶은 열매를 감기, 기침에 쓰면 진해, 거담 작용을 일으키고, 만성 기관지염에 발열 증상을 보이면 황금, 민들레를 가미하여 복용하면 효과를 나타낸다. 신경성 두통에는 생은행 60g에 물 500mL를 넣고 달인 액을 300mL가 되게 짜서 아침, 저녁으로 복용하면 두통이 제거된다. 여성의 백대하에 체격이 크고 비대한 사람은 차전자, 황백, 감인, 산약을 배합해서 복용한다. 자궁 출혈에는 은행 10개, 계관화 60g을 물로 달여서 복용하는 데, 증상과 체질을 가려서 배합 처방한다. 그리고 신장 기능 허약으로 오는 요실금에 익지

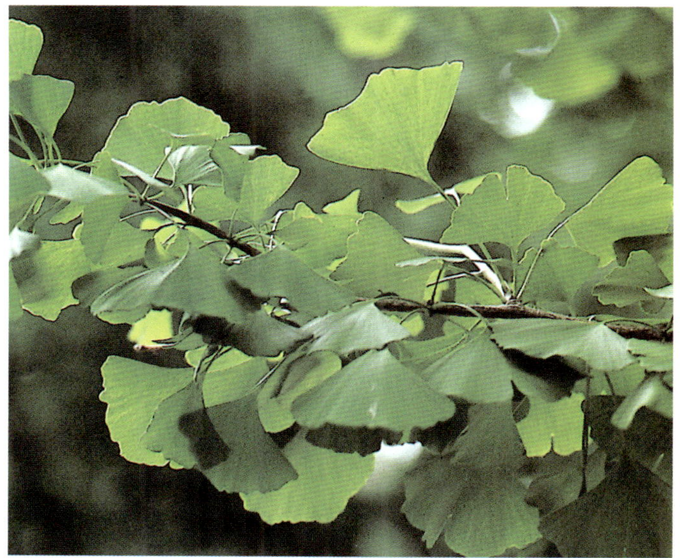

잎

인, 오약, 산약, 복분자, 황기를 배합하여 복용한다. 잎은 뇌신경 장애로 기억 감퇴, 지각 신경 마비를 개선시키고, 뇌혈류 촉진으로 머리를 맑게 하므로 중풍의 예방과 치료에 큰 도움이 되며, 혈압을 내리고 항산화 작용을 촉진시켜 준다. 심장에 들어가서 동맥, 정맥, 관상 동맥에 순환 촉진과 고지혈증 용해 작용으로 심장병 예방 치료 효과가 높고, 사람의 지능 지수를 크게 향상시키며, 감각을 되살리는 효과가 인정되었다. 혈액 순환 개선 작용은 결국 성 신경의 흥분 작용으로 나타나 성 기능 개선에도 확연한 반응을 보이게 된다.

- 약명 : 백과(白果)
- 약용 부위 : 열매, 잎
- 약효 : 진해, 소염, 혈액 순환 개선, 항균
- 용량 : 열매 4~10g, 잎 4~8g에 물 700mL를 넣고 2~3시간 달여서 식후 1시간에 복용, 또는 생용
- 채약 시기 : 9~10월
- 금기 : 과량 복용은 중독 증상을 일으키는 원인이 됨.

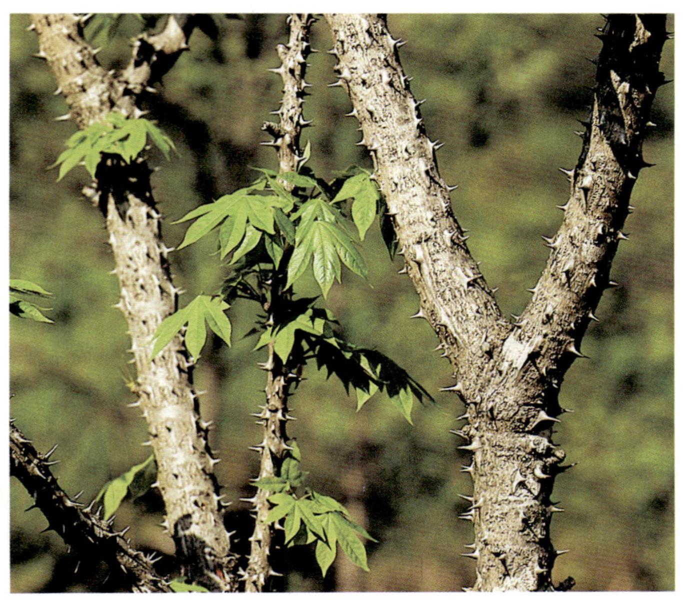

음나무

음나무 *Kalopanax pictus* N. 　　　　두릅나무과

전국 각지의 산림에서 자라는 갈잎큰키나무. 키는 25m 가량. 꽃은 황록색, 7~8월에 핌. 열매는 핵과. 가지를 문설주에 걸어 놓았던 것은, 민속에서 병원균이 가시에 찔려 집 안으로 들어오지 못하게 하기 위해 사용하게 된 것이다. 줄기 껍질은 사지마비 동통을 풀어 주고, 요통과 무릎관절염으로 붓고 굴신이 어려우며 통증을 호소하는 증상에 효력이 있다.

- 약명 : 자추수피(刺楸樹皮)
- 약용 부위 : 줄기 껍질의 내피
- 약효 : 항균, 진통, 요통, 피부염
- 용량 : 줄기 껍질 6~15g에 물 700mL를 넣고 2~3시간 달여서 식후 1시간에 복용, 또는 피부병에는 세척
- 채약 시기 : 3~9월

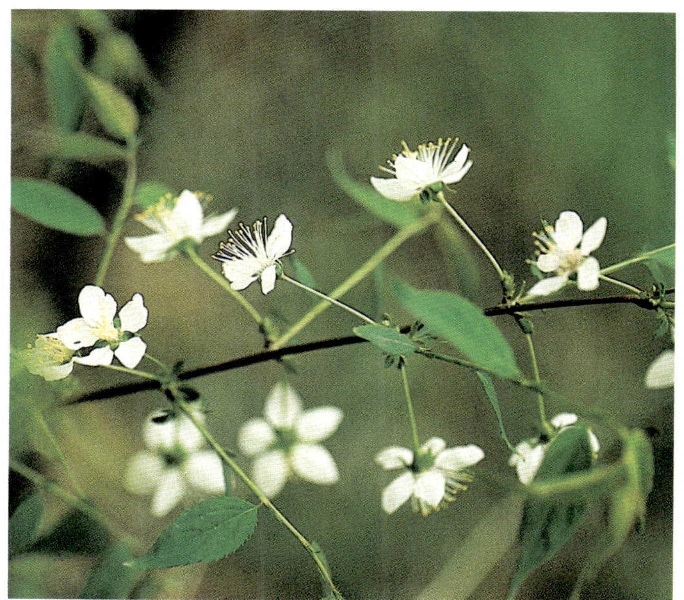

이스라지나무

이스라지나무 *Prunus japonica* Thunb. var. *nakaii* Rehder

장미과

- ◆ 약명 : 욱리인(郁李仁)
- ◆ 약용 부위 : 종자
- ◆ 약효 : 변비, 이뇨
- ◆ 용량 : 종자 8~15g에 물 700mL를 넣고 2~ 3시간 달여서 식전 1시 간에 복용
- ◆ 채약 시기 : 7~8월

전국 각지의 산에서 자라는 갈잎떨기나무. 키는 1m. 꽃은 분홍색, 5월에 핌. 열매는 핵과. 종자는 지방유가 58~74% 이상이므로 만성 변비, 노인성 변비, 산후 허약 체질의 변비를 풀어 준다. 이와 같은 효력은 지방이 장관에 들어가서 장관 운동을 활성화시키기 때문이다. 이뇨 작용이 있어 전신 부종, 간경화 복수에도 응용된다.

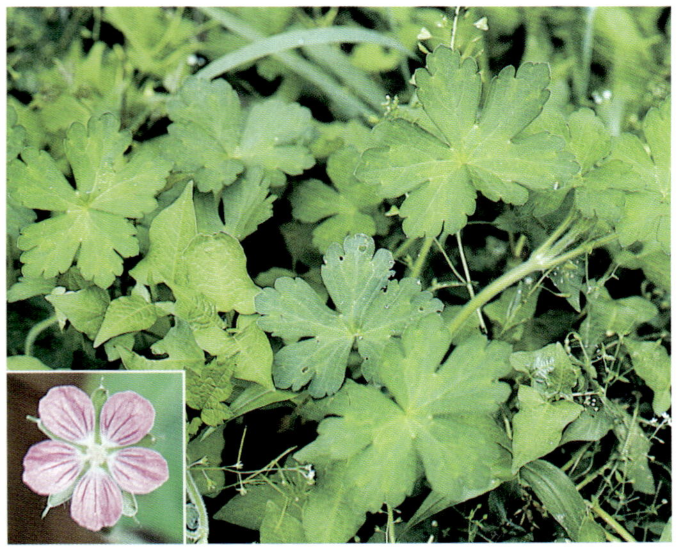

꽃 이질풀

이질풀 *Geranium thunbergii* S. et. Z. 쥐손이풀과

전국 각지의 들에 나는 여러해살이풀. 키는 50~ 100cm. 꽃은 분홍색, 9~10월에 핌. 열매는 삭과. 전초는 세균성 이질, 급·만성 장염으로 설사, 복통, 후증 증상과 기력 감퇴 증상을 개선시킨다. 이와 같은 작용은 이질균의 발육을 억제하기 때문이다. 그리고 만성 복통으로 식욕 감퇴 증상과 복통, 묽은 변을 볼 때, 항균 작용과 수렴 작용을 함으로써 장관을 수축시켜 설사를 멎게 한다. 신경통으로 관절을 굴신하지 못하고, 때로는 가벼운 열감을 느낄 때 쓰기도 하며, 피부 소양증, 악창 등에도 활용된다.

- 약명 : 노관초(老鸛草)
- 약용 부위 : 전초
- 약효 : 항균, 진통, 복통, 이질
- 용량 : 전초 4~8g에 물 700mL를 넣고 2~3시간 달여서 식전에 복용
- 채약 시기 : 8~9월

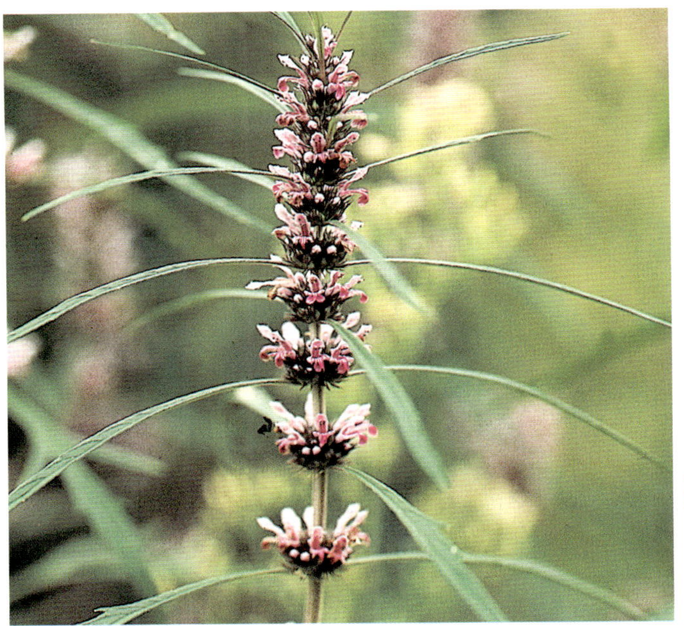

익모초 *Leonurus sibiricus* L. 꿀풀과

- 약명 : 익모초(益母草)
- 약용 부위 : 전초
- 약효 : 진통, 통경, 이뇨
- 용량 : 전초 4~20g에 물 700mL를 넣고 30분~1시간 달여서 식전 1시간에 복용
- 채약 시기 : 6월

전국 각지에서 자라는 두해살이풀. 키는 1m 가량. 꽃은 연한 자주색, 7~8월에 핌. 전초는 해산 후에 자궁 수축 효과가 탁월하고, 자궁 안에 쌓여 있는 어혈로 인하여 복통이 일어날 때 배설 효과가 매우 크다. 그리고 월경통, 월경불순에도 효력을 나타낸다. 또, 가벼운 이뇨 작용이 있어서 산후 부종 제거에도 쓰이고, 급성 신우염에도 소염, 이뇨 작용을 나타내어 효력을 얻게 한다.

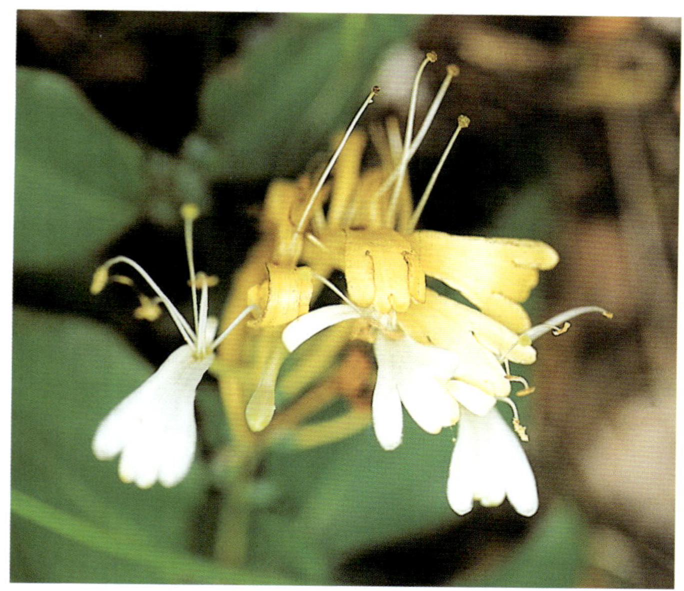

인동덩굴

인동덩굴 *Lonicera japonica* Thunb. 인동과

전국 각지에서 자라는 덩굴성 갈잎떨기나무. 키는 5m 가량. 꽃은 황백색, 6~7월에 핌. 열매는 장과. 꽃은 일체의 화농성 염증에 독성도 없고 치료 효과가 뛰어나서 충수염, 폐렴, 폐결핵, 복막염, 흉막염 등에 소염 작용이 현저하다. 유행성 감기로 전신통, 오한, 발열, 무한 증상을 나타낼 때 해열, 발한, 진통 효과가 있어서 쉽게 치유된다. 관절염과 류머티스성 관절염, 근육통에 복용하면 통증이 완화되고 염증도 소실된다.

- 약명 : 인동(忍冬)
- 약용 부위 : 꽃, 줄기
- 약효 : 해열, 소염, 배농, 항균
- 용량 : 줄기 4~10g, 꽃 6~15g에 물 700mL를 넣고 1~2시간 달여서 공복에 복용
- 채약 시기 : 꽃은 6월, 줄기는 10~11월

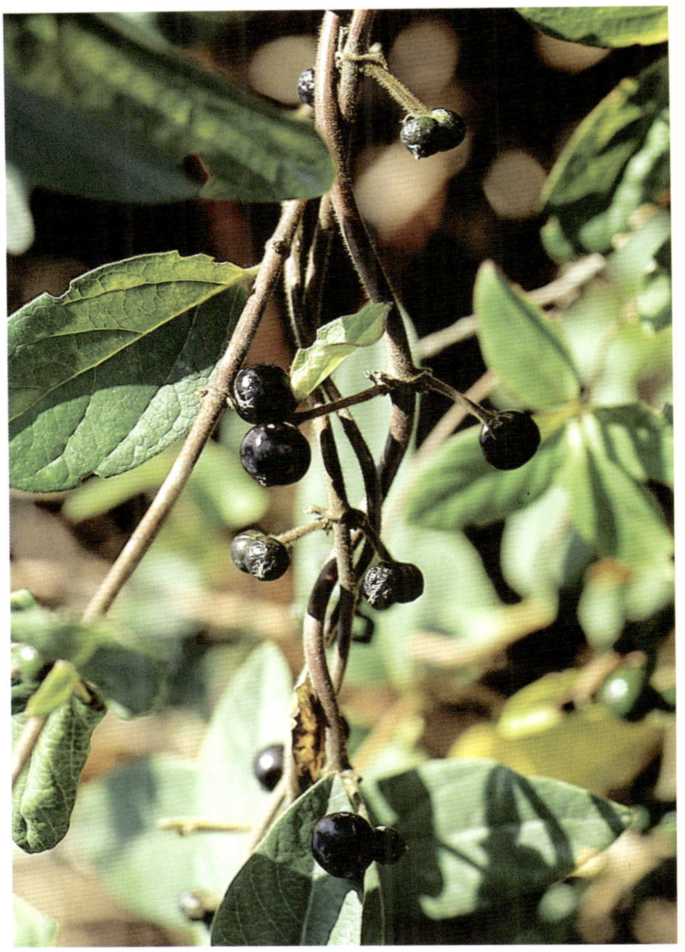

노랑인동줄기

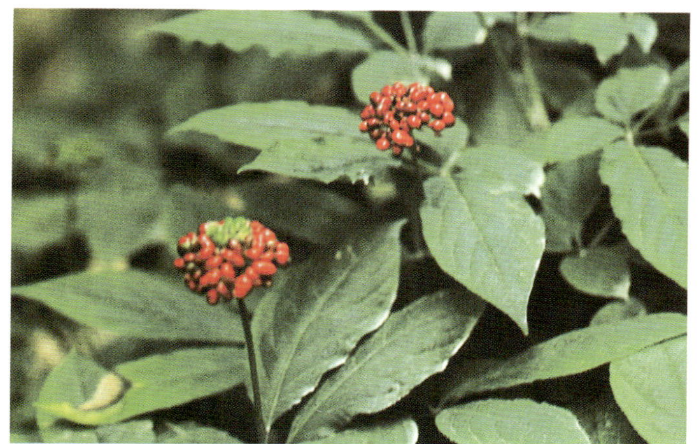

인삼

인삼 *Panax ginseng* C. A. MEYER 두릅나무과

깊은 산 속의 수림하에서 자라는 여러해살이풀. 키는 50~60cm. 꽃은 연한 녹색, 4월에 핌. 열매는 납작하고 둥근 모양. 뿌리는 사람의 원기가 부족해서 일어나는 피곤, 신체 허약, 다한, 의지력 감소, 나약 증상을 개선시키는 데 가장 효력이 빠르다. 강심 작용이 있어서 심장 근육의 수축력을 증강시키고, 관상 동맥의 혈류량 촉진 및 고지혈증 제거 작용을 나타낸다. 정신 신경을 안정시킬 뿐만 아니라, 대뇌 피질의 흥분과 억제의 조절 작용을 보이고 있다. 그리고 의지력 향상, 사고력과 집중력을 높이고, 추리력과 상상력, 정신적 결단을 제고시킴으로써 뇌력과 지력을 높이고 있다. 그러므로 건망증 치료와 영적 활동을 향상시킨다. 또, 체내에서 면역 기능 항진 작용과 비특이성 면역 증강 물질을 생산해 내고 있다. 유해 독성 물질에 대한 해독 작용과 방사능 동위원소에 대한 방어력도 높게 보이면서, 당뇨 환자에게는 혈당을 내리고, 혈압을 조절하며, 고지혈증을 용해시킨다. 성 기능을 활성화시켜 조루, 발기 부전, 정액 부족 현상을 개선시킨다. 이 밖에도 식욕 증강, 설사, 구토 등에도 활용되고, 항암 작용도 나타난다.

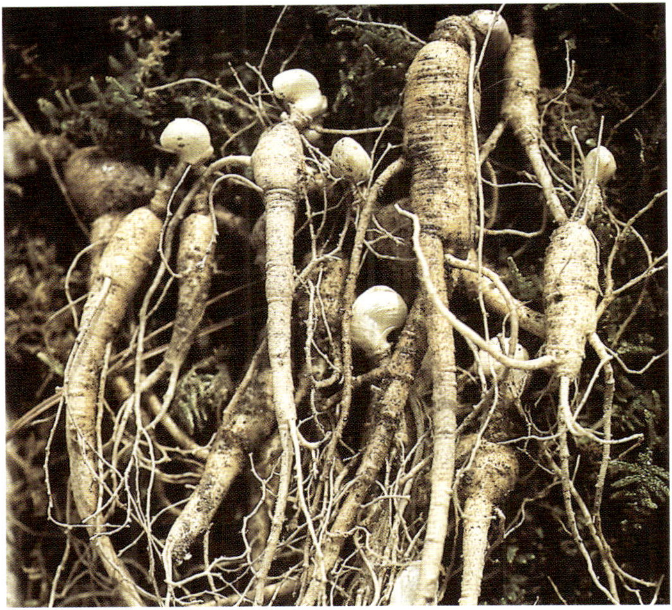

인삼

◈ 약명 : 인삼(人蔘)
◈ 약용 부위 : 뿌리
◈ 약효 : 강장, 진정, 강심,
  항노화, 항암
◈ 용량 : 뿌리 4~20g에
  물 700mL를 넣고 2~
  3시간 달여서 식후 1시
  간에 복용
◈ 채약 시기 : 9~10월
◈ 금기 : 혈압 180 mmHg
  이상, 고열과 염증 초기

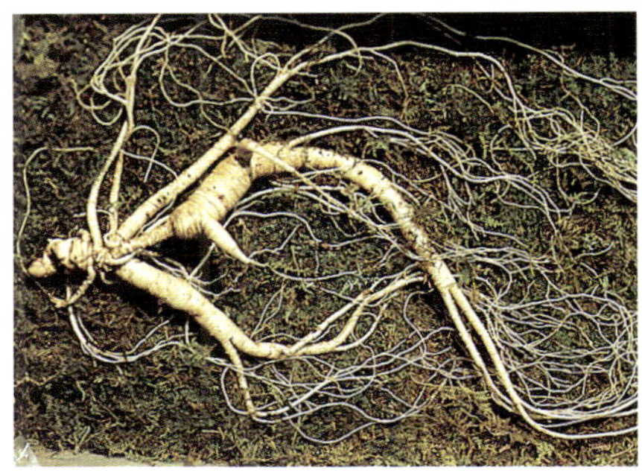

산삼

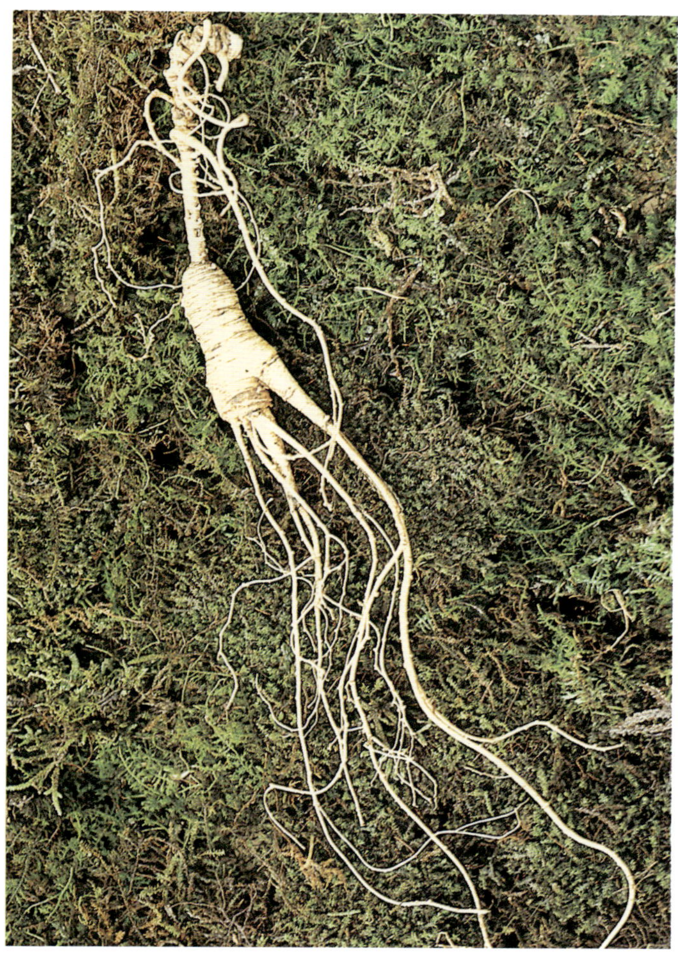

산삼

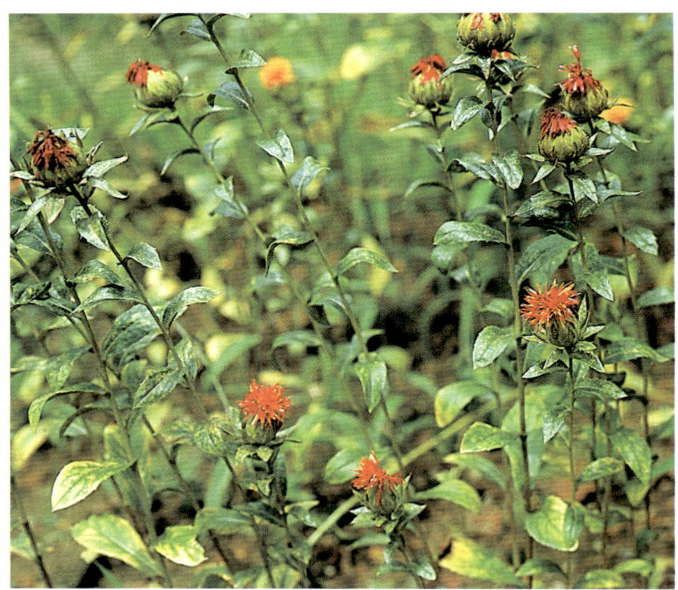

잇꽃

잇꽃 *Carthamus tinctorius* L. 국화과

- 약명 : 홍화(紅花), 홍화자(紅花子)
- 약용 부위 : 꽃, 종자
- 약효 : 혈액 순환 개선, 통경
- 용량 : 꽃 또는 종자 2~8g에 물 700mL를 넣고 30분 달여서 공복에 복용
- 채약 시기 : 6~7월

이집트 원산으로, 각지에서 재배하는 한해살이풀. 키는 1m 가량. 꽃은 황적색, 6~7월에 핌. 열매는 수과. 꽃은 혈액 순환 개선 작용이 현저하여 뇌혈전증에 고지혈증을 용해시키면서 치료 반응을 보이고, 관상 동맥경화증에도 좋은 치료제가 되고 있다. 이와 같이, 혈액 대사에 관여하는 것은 여성의 월경통과 무월경, 그리고 산후에 어혈이 정체되어 일어나는 복통, 전신통 등에 치료 효과가 매우 크다. 최근에는 종자가 골다공증 치료와 예방약으로 매우 인기가 있다.

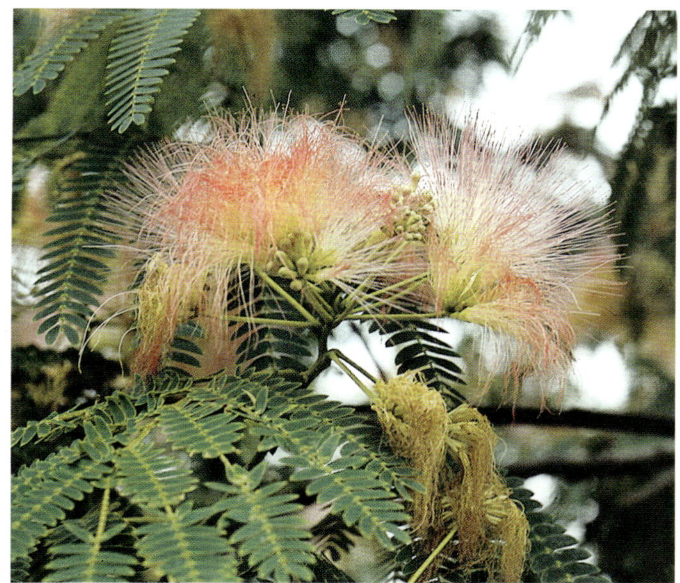

자귀나무

자귀나무 *Albizzia julibrissin* Duraz.

콩과

중부 이남 지방에서 자라는 갈잎작은큰키나무. 키는 3~5m. 꽃은 연한 붉은색, 6~7월에 핌. 열매는 협과. 줄기 껍질은 신경 과민으로 우울증이 심하고, 잠을 자지 못하면서 심신 불안, 건망 증상에 달여서 복용하면 해울, 안심 작용을 얻게 된다. 폐결핵으로 가슴이 아프고, 피고름을 토해 낼 때 해독, 소염 작용을 나타낸다. 볶아서 쓰면 타박상으로 인한 어혈을 제거시키면서 뼈의 접합을 촉진시키고, 종기에도 소염, 진통 작용을 보인다.

- 약명 : 합환피(合歡皮)
- 약용 부위 : 줄기 껍질
- 약효 : 진정, 해독, 소염, 진통
- 용량 : 줄기 껍질 6~15g에 물 700mL를 넣고 2~3시간 달여서 식후 1시간에 복용
- 채약 시기 : 3월, 9~10월

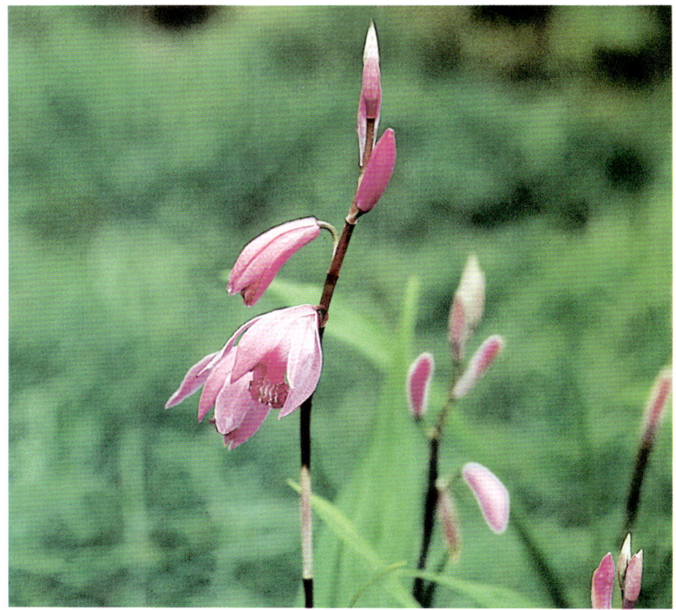

자란　　*Bletilla striata* Reichb.　　　　　난초과

◆ 약명 : 백급(白芨)
◆ 약용 부위 : 뿌리
◆ 약효 : 지혈, 소염, 항궤양
◆ 용량 : 뿌리 3~10g에 물 700mL를 넣고 2시간 달여서 공복에 복용
◆ 채약 시기 : 10월

　　남부 지방에서 자라는 여러해살이풀. 키는 30~50cm. 꽃은 홍적색, 5월에 핌. 뿌리는 각종 출혈 증상에 지혈 반응이 신속하다. 위 출혈, 폐 출혈에 단방으로도 효력이 높다. 그리고 간경화로 인한 출혈에 지혈 반응이 신속하고 이 밖에도 외상 출혈, 외과 수술 후 출혈에도 지혈 효과가 높다. 최근에는 코피, 소화기 출혈, 부인과 수술 후 출혈, 궤양성 결장염, 피부결핵, 피부궤양에도 활용된다.

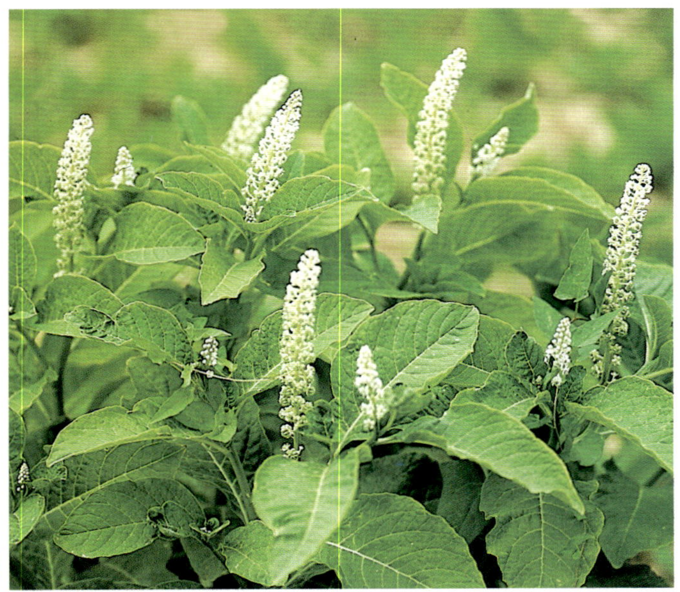

자리공

자리공 *Phytolacca esculenta* Van Houtte　　　　자리공과

전국 각지의 인근에 심는 여러해살이풀. 키는 1m. 꽃은 흰색, 5~6월에 핌. 열매는 장과. 뿌리는 유독 식물로, 급성 신우신염, 간경화 복수에 달여서 복용하면 강력한 이뇨 작용과 함께 배뇨가 되면서 복수가 빠진다. 그러나 독성이 강하여 과량 복용을 하면 사망하는 수가 있다. 혈소판 감소성 자반병에 쓰고, 소염, 거담 효과도 나타낸다. 만성 기관지염 과 위·십이지장 궤양으로 출혈 증상을 보일 때에 는 전탕액 복용으로 지혈 작용을 얻게 한다.

- 약명 : 상륙(商陸)
- 약용 부위 : 뿌리
- 약효 : 이뇨, 소염, 거담, 항궤양
- 용량 : 뿌리 2~6g에 물 700mL를 넣고 2~3시간 달여서 식후 1시간에 복용
- 채약 시기 : 9~10월

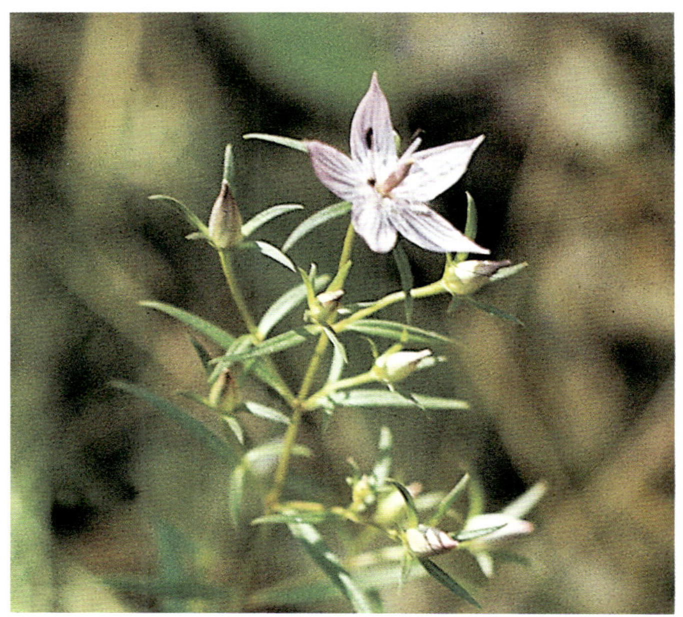

자주쓴풀

자주쓴풀 *Swertia pseudochinensis* HARA 용담과

- 약명 : 당약(當藥)
- 약용 부위 : 전초
- 약효 : 해열, 소염, 건위, 소화, 항암
- 용량 : 전초 4~12g에 물 700mL를 넣고 2~3시간 달여서 식후 1시간에 복용
- 채약 시기 : 10월

전국 각지에서 자라는 두해살이풀. 키는 20cm 가량. 꽃은 자주색, 9~10월에 핌. 열매는 삭과. 전초는 쓴맛이 강한데, 그 성분은 swertiamarin 으로 알려져 있다. 이 성분은 건위, 소화 작용을 촉진시키고, 모세 혈관을 확장시켜 조직 생성 촉진 반응을 보이고, 간 기능을 활성화시켜 간염 치료에도 효력을 나타낸다.

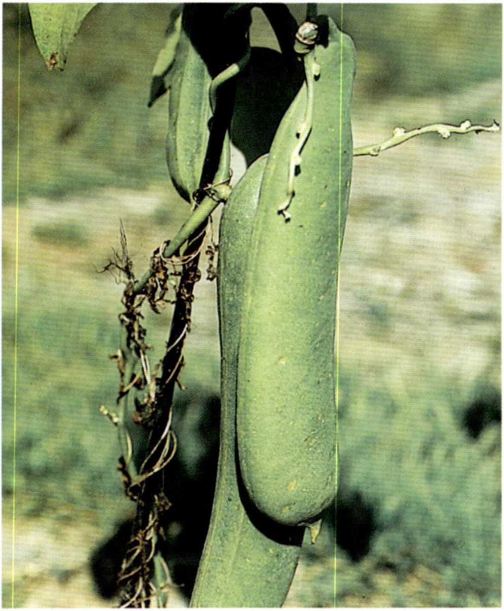

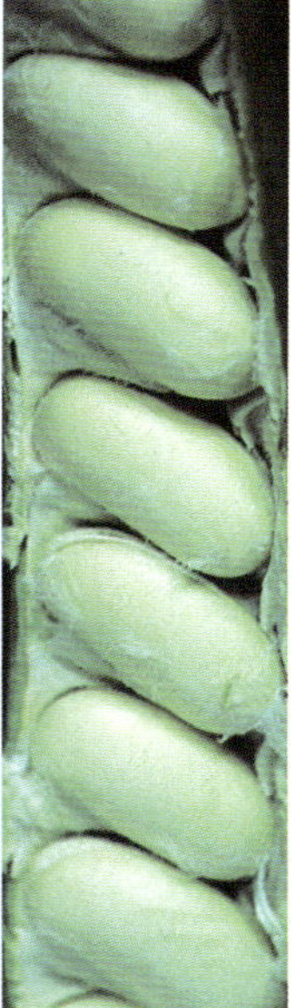

작두콩

도두(약재)

작두콩 *Canavalia gladiata* De Candolle

콩과

열대 지방 원산으로, 각지에서 재배하는 덩굴성 한해살이풀. 꽃은 붉은색, 흰색, 8월에 핌. 열매는 협과. 열매 중의 canavaline 성분은 항종양 작용을 보인다. 그러나 임상적으로는 아직까지 확실한 결과를 얻지 못하고 있다. 소화 기능이 약해서 일어나는 소화불량, 구토, 복통, 딸꾹질, 이질 등에 약간의 효력을 보인다. 콩팥 기능 항진으로 장복을 하면 정력에 도움이 되고, 소변에 힘이 있게 된다.

- 약명 : 도두(刀豆)
- 약용 부위 : 열매
- 약효 : 건위, 소화, 강장
- 용량 : 열매 8~20g에 물 700mL를 넣고 2~3시간 달여서 식후 1시간에 복용
- 채약 시기 : 9~10월

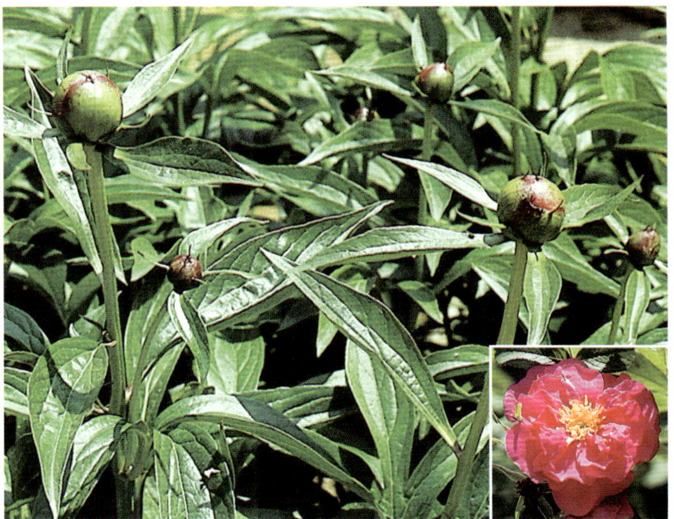

작약 꽃

작약 *Paeonia lactiflora* PALL. var. *hortensis* MAKINO

미나리아재비과

- 약명 : 백작약(白芍藥)
- 약용 부위 : 뿌리
- 약효 : 진통, 활혈, 강장
- 용량 : 뿌리 4~10g에 물 700mL를 넣고 2~3시간 달여서 식전, 식후 1시간에 복용
- 채약 시기 : 10월

전국 각지에서 재배하는 여러해살이풀. 키는 70~80cm. 꽃은 흰색, 붉은색, 5월에 핌. 열매는 골돌. 뿌리는 간 기능 장애로 어지럽고, 눈이 침침해지면서 물체가 잘 보이지 않고, 귀에서 소리가 나며, 때로는 안 들리는 증상에 사용한다. 빈혈로 두통이 있고, 월경이 불순하며, 때로는 아랫배에 통증을 호소하면서 단단한 덩어리가 잡히고, 자궁 출혈을 할 때 효력을 나타낸다. 식은땀을 흘릴 때에는 황기 등과 배합하고, 고열로 경련 발작을 일으키고, 번조 증상과 수족을 떨며 번민이 있을 때 치유 반응을 보인다.

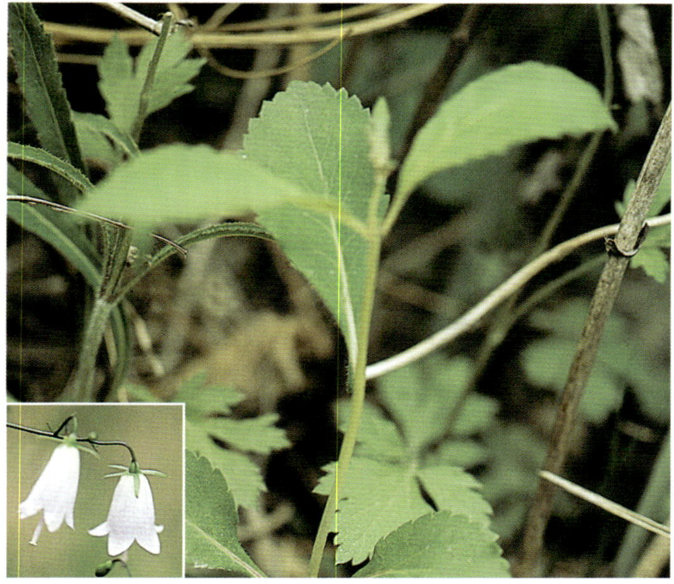

꽃

잔대

잔대　*Adenophora triphylla* A. DC. var. *japonica* Hara 초롱꽃과

전국 각지의 산지에서 자라는 여러해살이풀. 키는 70~120cm. 꽃은 보라색, 7~9월에 핌. 열매는 삭과. 뿌리는 감기로 인후와 입 안이 마르고, 마른 기침, 가래, 천식을 일으킬 때 해열, 진해, 소염 작용을 하므로 치유된다. 특히, 열이 있으면서 기침을 연달아 하는 증상에 효험이 뛰어나다. 가벼운 해열 작용이 있어서 입이 쓰고, 목 안이 건조하며, 변비, 위염 증상에 치료 반응을 나타낸다. 피부 발적, 동통, 건조, 종기, 소양증에도 효력을 보인다.

- 약명 : 사삼(沙蔘)
- 약용 부위 : 뿌리
- 약효 : 진해, 소염, 해열, 항균
- 용량 : 뿌리 4~20g에 물 700mL를 넣고 2~3시간 달여서 식후 1시간에 복용
- 채약 시기 : 9~10월

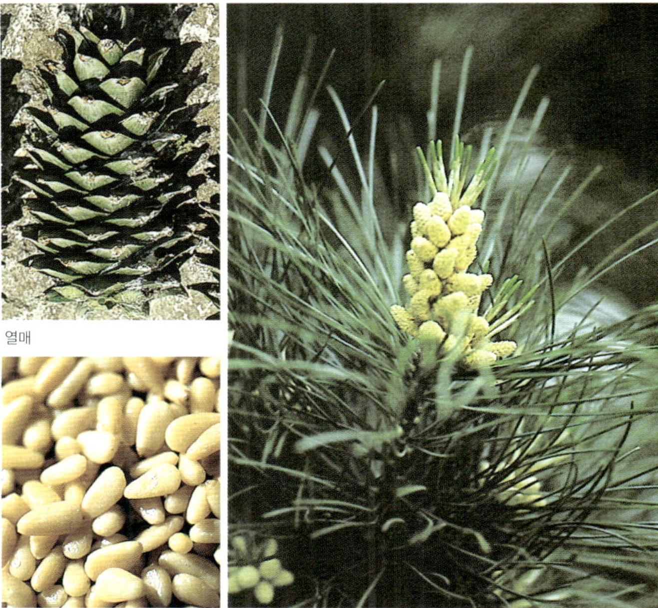

열매

해송자(약재)

잣나무

잣나무 *Pinus koraiensis S. et Z.* 소나무과

- 약명 : 해송자(海松子)
- 약용 부위 : 종자
- 약효 : 강장, 변비
- 용량 : 종자 8~15g에 물 700mL를 넣고 2~ 3시간 달여서 식전 1시 간에 복용
- 채약 시기 : 9~10월

　제주, 울릉도를 제외한 전국 각지에서 자라는 늘푸른큰키나무. 키는 7~12m. 꽃은 노란색, 5월 에 핌. 열매는 구과. 종자에는 지방유가 74% 이 상 함유되어 있어서 노인성 변비, 산전, 산후 변 비, 만성 변비, 허약 체질 등에 완하 작용을 나타 낸다. 변비 환자는 상복해도 무방하다. 또, 팔다 리가 차고 혈액 순환이 잘 안 되는 증상에 쓰며, 퇴행성 관절염에도 굴신을 편하게 만든다.

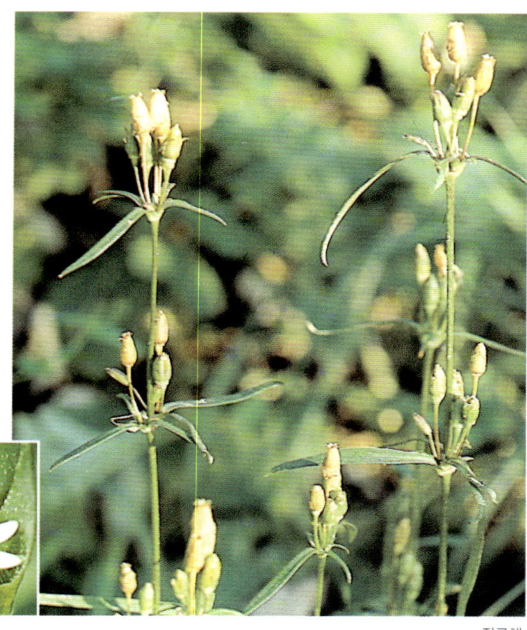

꽃

장구채

장구채 *Melandrium firmum* (S. et Z.) Rᴏʜʀʙ. 석죽과

　전국 각지의 산이나 들에서 자라는 두해살이 풀. 키는 30~80cm. 꽃은 흰색, 7월에 핌. 열매는 삭과. 전초는 임산부가 산후에 유즙 분비가 안 되고 부으며 아픈 증상에 소염, 해열, 진통, 모유 촉진 작용을 나타낸다. 여성의 월경통, 월경이 일정치 않은 때에 조절 작용을 보인다. 그리고 이뇨 작용도 약하게 나타난다. 또, 소염 작용이 있어서 인후염, 중이염에도 활용한다.

- ◆ 약명 : 왕불류행(王不留行)
- ◆ 약용 부위 : 전초
- ◆ 약효 : 소염, 해열, 진통
- ◆ 용량 : 전초 8~15g에 물 700mL를 넣고 1시간 달여서 식전, 식후 1시간에 복용
- ◆ 채약 시기 : 7~8월

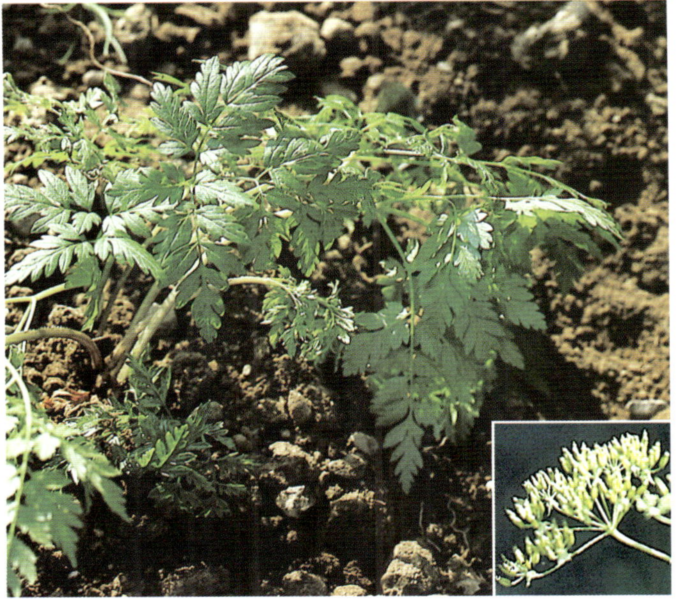

전호

꽃

전호 *Anthriscus sylvestris* HOFFM.

미나리과

- 약명 : 아삼(峨蔘)
- 약용 부위 : 뿌리
- 약효 : 소화불량, 식욕 감퇴, 해수, 천식
- 용량 : 뿌리 4~12g에 물 700mL를 넣고 2~ 3시간 달여서 식후 1시 간에 복용
- 채약 시기 : 9~10월

전국 산지에서 자라지만, 특히 울릉도에서 많이 야생하는 여러해살이풀. 키는 20~50cm. 꽃은 흰색, 5월에 핌. 열매는 분과. 뿌리는 위장의 소화력이 감퇴되면서 복부 팽만, 식욕 감퇴, 사지 무력증 등에 활용된다. 호흡 기능이 허약해서 일어나는 해수, 천식과 가래를 제거시킨다. 노인성 야뇨증에도 익지인, 계내금과 배합해서 사용하면 좋다.

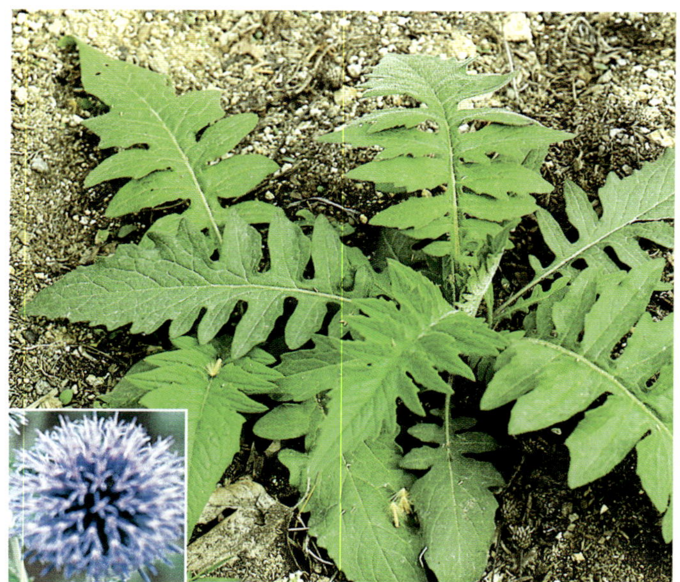

꽃

절굿대

절굿대 *Echinops setifer* I_{LJIN}

절굿대 *Echinops setifer* ILJIN

국화과

전국 산지에서 자라는 여러해살이풀. 키는 1m 가량. 꽃은 남자색, 7~8월에 핌. 열매는 수과. 뿌리는 해열, 소염 작용이 강하므로, 종기가 잘 치유되지 않는 피부염(악창)에 치유 반응을 나타낸다. 또, 급성 유선염에 민들레와 같이 쓰면 소염 작용에 빠른 효력을 보이고, 모유 부족에 쓰면 유즙의 분비를 촉진시킨다. 최근의 실험에서는 고지혈증을 내리므로 동맥경화증 예방 치료에 효력이 있고, 지질의 과산화 현상을 억제시킨다.

- 약명 : 누로(漏蘆)
- 약용 부위 : 뿌리
- 약효 : 해열, 소염, 항균, 고지혈증
- 용량 : 뿌리 4~12g에 물 700mL를 넣고 2~3시간 달여서 식후 1~2시간에 복용
- 채약 시기 : 9~10월

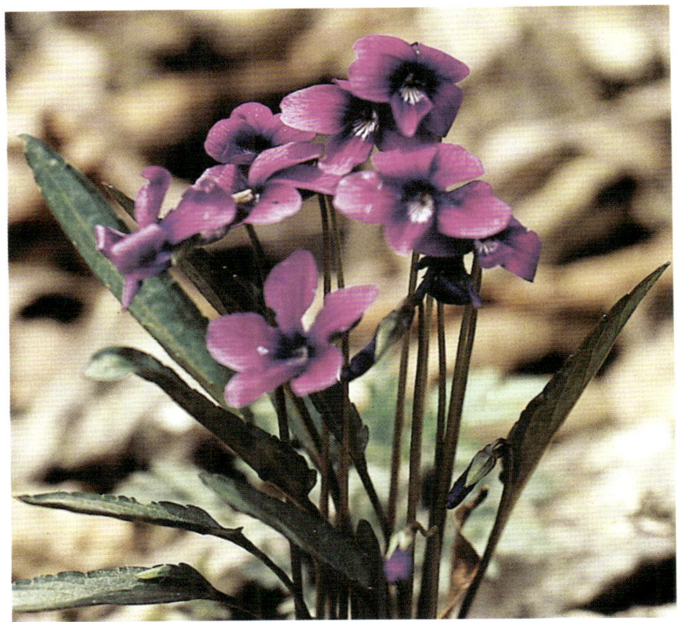

제비꽃

제비꽃 *Viola mandshurica* W. Becker 제비꽃과

- 약명 : 자화지정(紫花地丁)
- 약용 부위 : 전초
- 약효 : 소염, 해열, 배농, 항균
- 용량 : 전초 8~12g에 물 700mL를 넣고 2~3시간 달여서 공복에 복용
- 채약 시기 : 5월

전국 각지에서 자라는 여러해살이풀. 키는 10~15cm. 꽃은 보라색, 4~5월에 핌. 열매는 삭과. 전초는 소염, 배농 작용이 있어서 일체의 화농성 염증 질환에 탁월한 반응을 나타낸다. 뿐만 아니라, 피부 감염증으로 발진, 발적, 발열 증상을 보일 때에도 효력을 얻는다. 급성 편도선염과 충수염, 폐결핵 등에도 항염증 작용을 보인다.

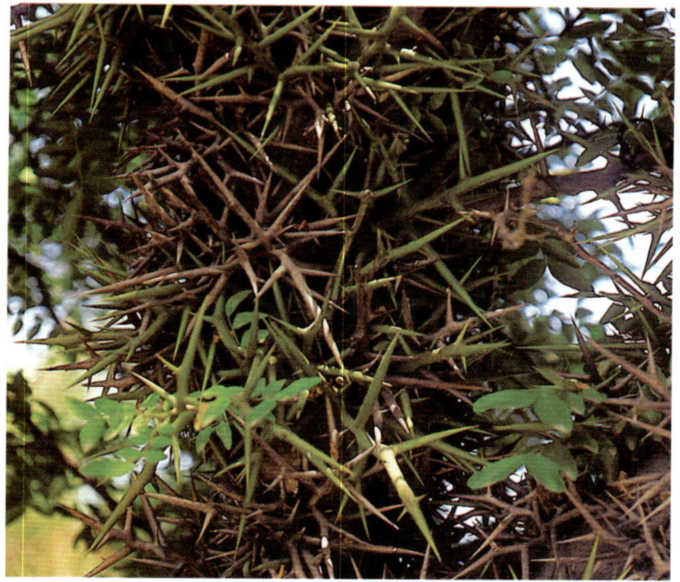

조각자나무

조각자나무 *Gleditsia sinensis* LAM.　　　　　　　콩과

　중국 원산으로, 경북에서 재배하는 갈잎큰키나무. 키는 10m 가량. 꽃은 황백색, 5월에 핌. 열매는 협과. 화농성 염증 질환에 미농, 화농을 불문하고 사용하면 염증이 소실되므로, 일반 종기에 효력이 뛰어나다. 유방염에는 갈아서 1회 4g씩 복용한다. 치질로 환부가 붓고 아픈 증상에도 부종과 염증을 제거시키고, 피부 염증에도 널리 응용되고 있다. 임상적으로는 급성 편도선염에 12g을 달여서 입에 물고 있다가 서서히 넘긴다.

- 약명 : 조각자(皂角刺)
- 약용 부위 : 가시
- 약효 : 소염, 배농
- 용량 : 가시 4~12g에 물 700mL를 넣고 2~3시간 달여서 공복에 복용
- 채약 시기 : 1년 내내

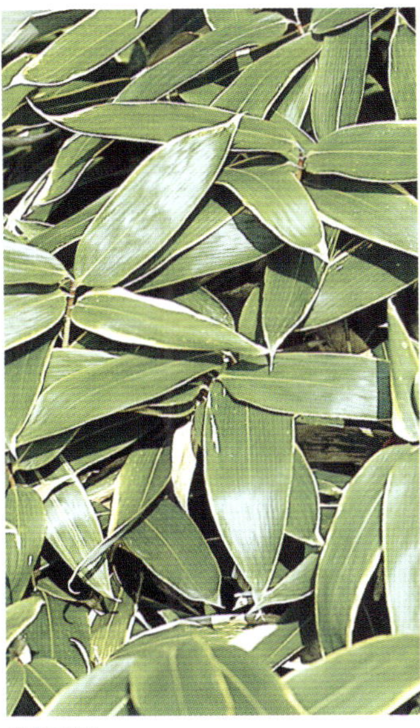

제주조릿대

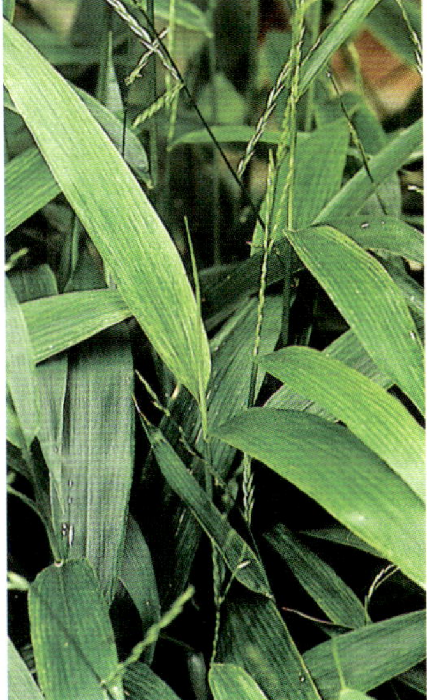

조릿대

조릿대 *Sasa borealis* Makino
벼과

- 약명 : 죽엽(竹葉)
- 약용 부위 : 잎
- 약효 : 지혈, 해열, 이뇨, 항염증
- 용량 : 잎 8~10g에 물 800mL를 넣고 1시간 달여서 식후 2~3시간 에 복용
- 채약 시기 : 1년 내내

산지에서 자라는 늘푸른떨기나무. 키는 50~ 120cm. 꽃은 녹색, 4월에 핌. 잎은 약성이 차서 열이 있는 코피, 토혈, 구토시에 출혈, 객혈, 월경 부지(不止) 등에 해열, 지혈 작용을 나타내고, 하 혈에도 쓰인다. 소변불리, 요단백, 유방염, 안질 환에도 효력이 있다. 이 약의 다당체 성분은 항암 작용도 보인다.

* 한라산에서 자라는 제주조릿대 *Sasa quel-paertensis* Nakai도 조릿대와 약효가 같다.

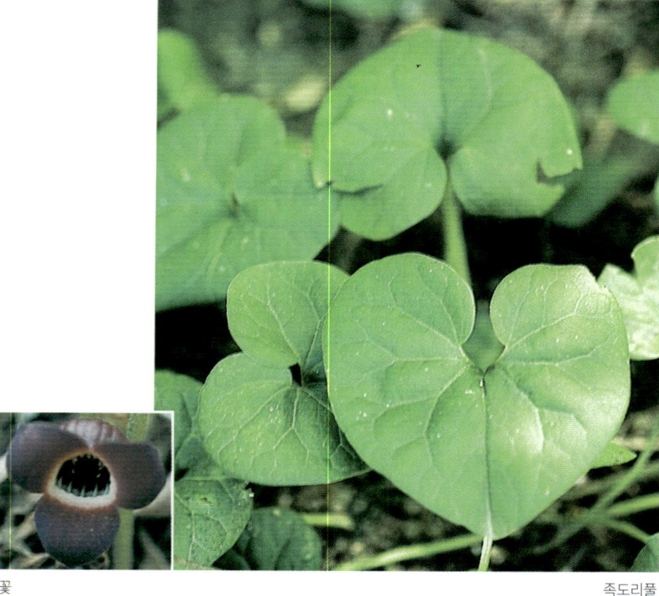

꽃

족도리풀

족도리풀 *Asarum sieboldii* M~IQ.~ 쥐방울덩굴과

전국 각지의 산지에서 자라는 여러해살이풀. 키는 5~10cm. 꽃은 자주색, 4월에 핌. 열매는 장과. 꽃 모양이 족도리 같다고 하여 지어진 이름이며, 뿌리가 매워서 세신이라고 한다. 매운맛은 진통 효과가 있어서 치통, 두통, 복통, 협심증 등에 진통 효과가 뛰어나다. 감기로 인한 두통, 오한, 발열, 무한 등에 해열, 발한, 진통 작용으로 효력을 얻고, 축농증에도 항염증 작용으로 상당한 반응을 일으킨다. 만성 기관지염에도 진해, 항염증 반응으로 치료 효과를 얻고 있다.

- ◆ 약명 : 세신(細辛)
- ◆ 약용 부위 : 뿌리, 잎
- ◆ 약효 : 진통, 해열, 항염증
- ◆ 용량 : 뿌리 또는 잎 2~8g에 물 700mL를 넣고 2~3시간 달여서 한 번에 복용
- ◆ 채약 시기 : 6~7월

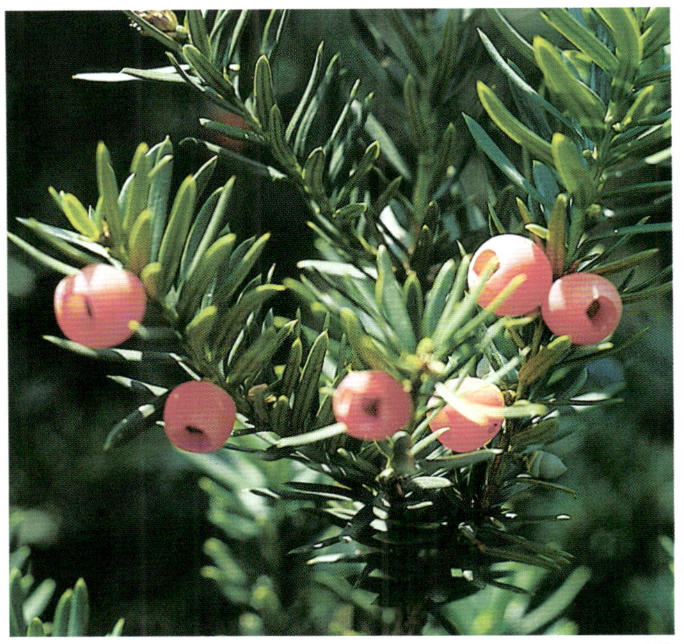

주목

주목　*Taxus cuspidata* S. et Z.　　　주목과

- 약명 : 자삼(紫杉)
- 약용 부위 : 잎, 가지
- 약효 : 항암, 이뇨, 진통
- 용량 : 잎 또는 가지 8 ~15g에 물 700mL를 넣고 2~3시간 달여서 식후 1시간에 복용
- 채약 시기 : 9~10월

고산에서 자라는 늘푸른큰키나무. 키는 10m 가량. 꽃은 흰색, 4월에 핌. 열매는 핵과. 최근에 잎에서 자라는 균체가 항암 작용이 있다고 하여 암 치료제로 알려져 있다. 그러나 실험적으로 복수암에 억제 작용을 보이고 있다. 전통적인 임상에서는 이뇨 작용이 있어서 전신 부종에 쓰였으며, 통경 작용이 있어서 무월경에 활용된다.

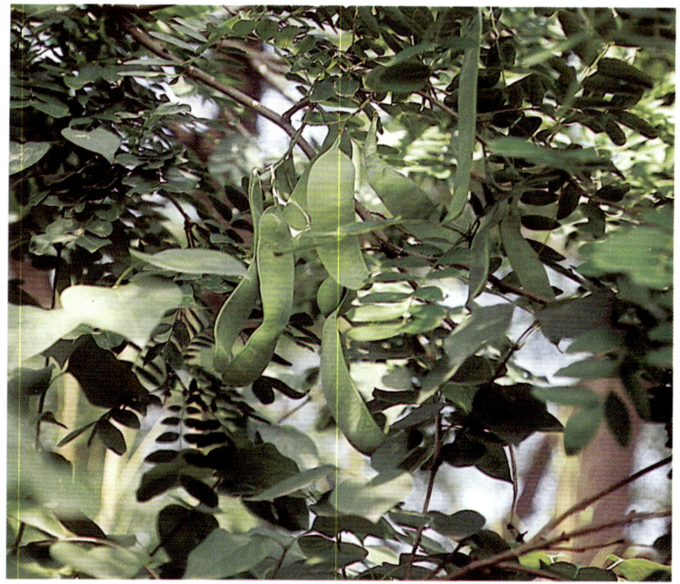

주엽나무

주엽나무 *Gleditsia japonica* Miqvel var. *koraiensis* Nakai 콩과

　전국 각지에서 재배하는 갈잎큰키나무. 키는 10~15m. 꽃은 노란색, 5월에 핌. 열매는 시과. 열매는 가래가 인후에 정체되어 배출되지 않는 증상에 거담 효과가 크다. 폐결핵으로 가래를 토해 내며 잘 누울 수 없을 때에는 가루를 내어 대추 달인 물로 마신다. 근래에는 해수와 가래가 많을 때 진해, 거담, 평천제로 쓰나, 최근에는 고지혈증, 만성 변비, 소아 뇌수종, 산후 유선염, 안면 신경마비, 구안와사에 유효하게 쓰인다.

- 약명 : 조협(皁莢)
- 약용 부위 : 열매
- 약효 : 거담, 소염, 변비
- 용량 : 열매 1~1.5g을 가루를 내어 입 안에 넣거나, 또는 물로 2시간 달여서 식간에 복용
- 채약 시기 : 10월

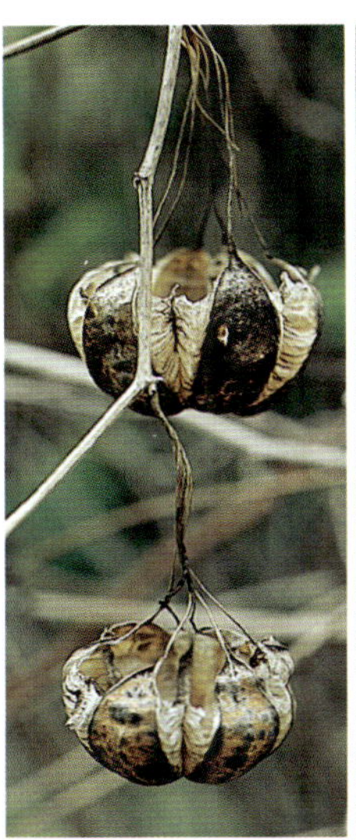

마두령(약재)

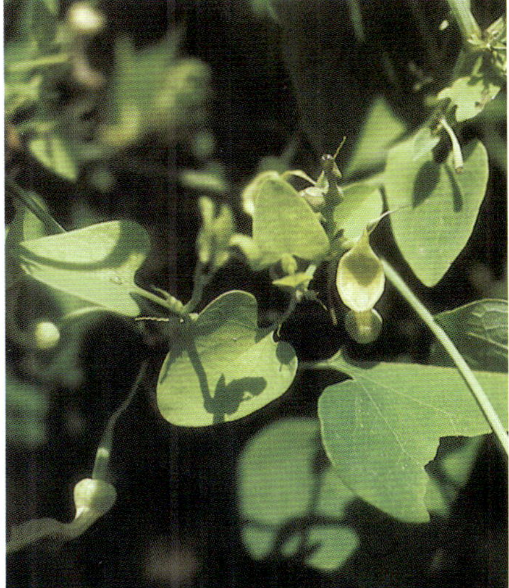

쥐방울덩굴

쥐방울덩굴 *Aristolochia contorta* Bunge　　쥐방울덩굴과

- 약명 : 마두령(馬兜鈴)
- 약용 부위 : 열매
- 약효 : 진해, 거담, 소염, 항균
- 용량 : 열매 4~8g에 물 700mL를 넣고 30분 ~1시간 달여서 하루에 한 번에 복용
- 채약 시기 : 9~10월
- 금기 : 독성 물질 검출로, 복용하면 신장 기능 감퇴

전국 각지에서 자라는 여러해살이 덩굴 식물. 키는 1.5m 가량. 꽃은 녹자색, 7~8월에 핌. 열매는 삭과. 열매는 폐렴으로 해수, 천식, 객담 등에 해열 작용과 함께 진해, 거담 작용을 보인다. 그리고 만성 기관지염으로 해수, 천식이 있을 때 효력을 보인다. 그리고 호흡기 감염증에 소염 효과가 크다. 이와 같은 효과는 인플루엔자균의 억제 작용 때문이며, 항감염 효과도 보여 임상적 효능을 얻게 한다. 혈압 강하 작용과 여러 가지 병원 미생물의 억제 작용도 나타내고 있다.

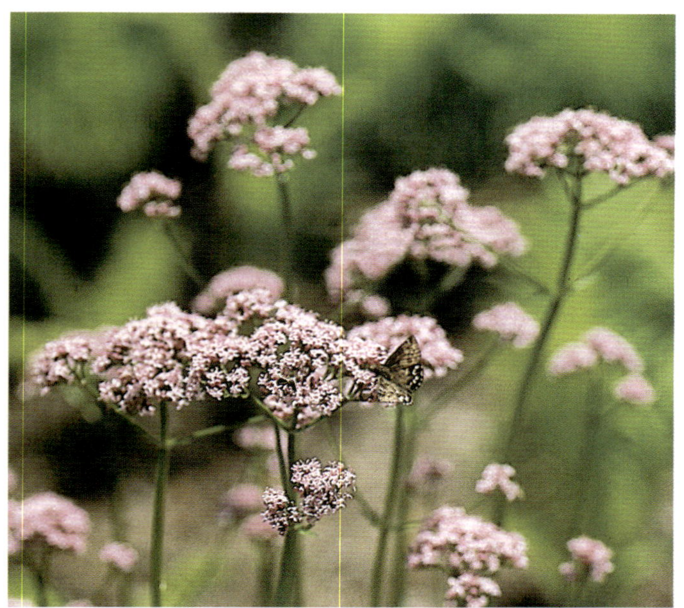

쥐오줌풀

쥐오줌풀 *Valeriana fauriei* BRIQ.

전국 각지에서 자라는 여러해살이풀. 키는 40~80cm. 꽃은 연한 분홍색, 5~8월에 핌. 열매는 수과. 뿌리는 심신 불안 증상으로 심계 항진, 불면, 불안, 초조 증상이 있을 때 숙면을 취할 수 있고, 정신 안정을 시킨다. 그러므로 임상에서 신경 쇠약, 심근염, 산후 심장 질환, 심박 미약 증상에 응용된다. 이 약은 동양권에서보다 서양에서 불면증 치료에 많이 쓰고 있다.

- 약명 : 힐초(纈草)
- 약용 부위 : 뿌리
- 약효 : 정신 불안, 불면, 신경 쇠약
- 용량 : 뿌리 4~8g에 물 700mL를 넣고 2~3시간 달여서 식후 1시간에 복용
- 채약 시기 : 9~10월

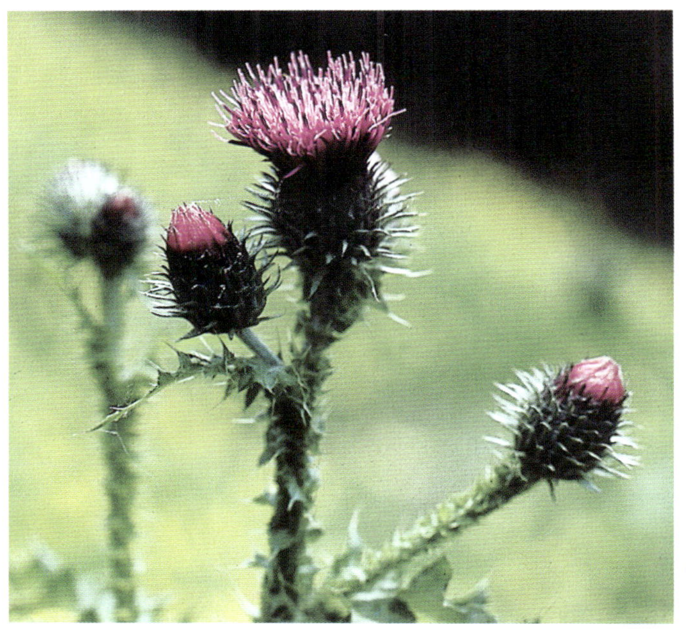

지느러미엉겅퀴

지느러미엉겅퀴 *Carduus crispus* L. 국화과

- 약명 : 비렴(飛廉)
- 약용 부위 : 전초
- 약효 : 진통, 소염
- 용량 : 전초 4~12g에 물 700mL를 넣고 2~3시간 달여서 1일 2~3회 식후 1시간에 복용
- 채약 시기 : 9월

전국 각지의 들이나 산에서 자라는 두해살이 풀. 키는 70~100cm. 꽃은 홍자색, 5~10월에 핌. 열매는 수과. 전초는 관절염, 류머티스성 관절염으로 관절마다 붓고 아프면서 굴신을 하지 못하고 잘 걷지 못하는 증상에 소염 작용과 통증을 완화시킨다. 감기로 열이 나고 팔다리가 쑤시면서 아픈 증상을 치료한다. 또, 소변시에 출혈이 있거나 요도 감염증 등에 소염 효과가 있다.

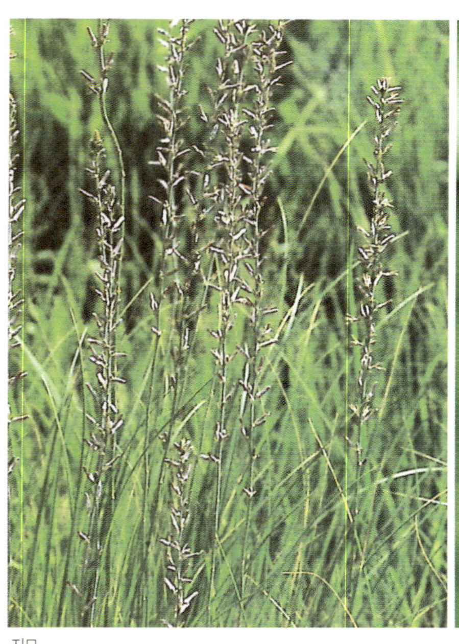
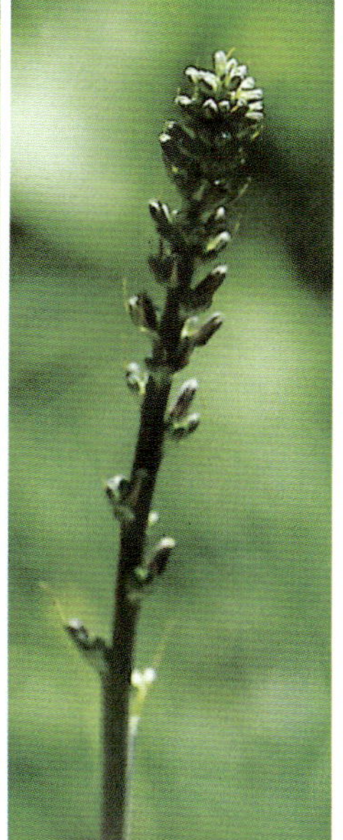

지모

꽃

지모 *Anemarrhena asphodeloides* Bunge　　　　지모과

　전국 각지에서 재배하는 여러해살이풀. 키는 50~100cm. 꽃은 자주색, 6~7월에 핌. 열매는 삭과. 뿌리줄기는 해열제로서 일체의 열성 질환에 널리 응용된다. 고열과 번조, 불안, 초조, 구갈 증상을 해소시키며, 혈압을 내리고, 가슴에서 달아오르는 증상을 가라앉힌다. 그러므로 일체의 심인성으로 조바심이 있고, 잠을 이루지 못하면서 머리가 무겁고 가슴이 뛰는 증상을 해소시킨다.

- 약명 : 지모(知母)
- 약용 부위 : 뿌리줄기
- 약효 : 해열, 소염, 진정, 혈압 강하
- 용량 : 뿌리줄기 4~8g에 물 700mL를 넣고 2~3시간 달여서 식후 1시간에 복용
- 채약 시기 : 10월

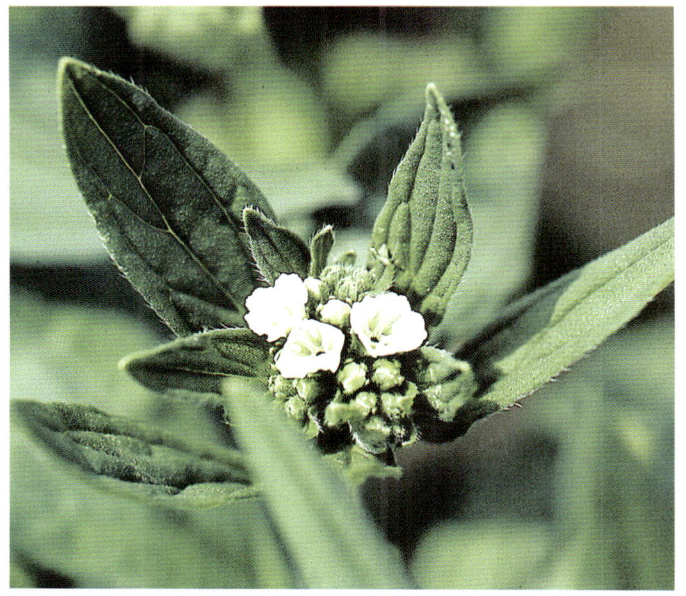

지치 *Lithospermum erythrorhizon* S. et Z.　　　지치과

- 약명 : 자초(紫草)
- 약용 부위 : 뿌리
- 약효 : 해열, 소염, 지혈
- 용량 : 뿌리 4~12g 에 물 700mL를 넣고 2~3시간 달여서 식후 1시간에 복용
- 채약 시기 : 9~10월

전국 각지의 산에서 자라는 여러해살이풀. 키는 30~70cm. 꽃은 흰색, 5~6월에 핌. 열매는 소견과. 뿌리는 불로장생의 약으로 사용하는 지방도 있으나 과학적인 효능이 밝혀진 것은 없으며, 단지 발열성 피부염 치료에 효력을 나타낸다. 특히, 소아의 태열(아토피성 피부염)에 가렵고 진물이 나고 미열과 통증이 은은할 때 소염, 해열 작용을 나타낸다. 그리고 토혈, 코피, 소변 출혈, 미열을 띠는 증상에 해열 작용과 함께 지혈 반응을 나타내게 한다.

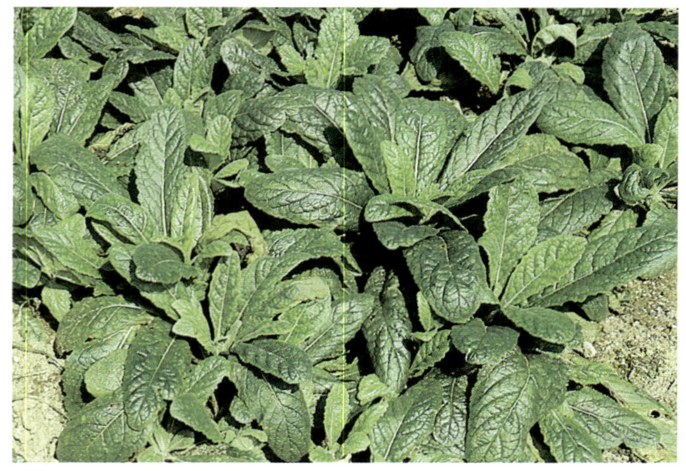

지황

중국 원산으로, 전국 각지에서 재배하는 여러해살이풀. 키는 20cm 가량. 꽃은 연한 홍자색, 6~7월에 핌. 열매는 삭과. 생것은 생지황, 말린 것은 건지황, 쪄서 말린 것은 숙지황이라고 한다. 숙지황은 약성이 따뜻하고 보혈 작용이 현저하여 빈혈, 백혈병, 재생불량성 빈혈에 현저한 반응을 보인다. 또, 빈혈로 오는 어지럼증, 안면 창백, 현훈, 심계 항진, 불면, 피로 등을 개선시킨다. 산후 빈혈과 외상 출혈에도 조혈 기능을 왕성하게 하므로 치유된다. 콩팥 기능 항진으로 남자는 정력이 떨어지고, 허리가 아프면서 소변이 힘이 없고 잦은 증상을 개선시키며, 여자는 자궁 기능 허약으로 요통, 소변빈삭, 월경 장애, 대하증을 치료하게 된다. 소아의 성장, 발육 장애로 뼈와 근육이 약하고, 보행과 성장 장애가 있을 때 탁월한 효능을 보인다. 건지황은 생지황보다 약성이 따뜻하면서 열병 후의 설적, 번조, 구갈, 발열 증상을 개선시키고, 골절 동통(뼛골이 쑤시고 아픈 증상)을 치료하며, 소갈에 진액 생성 촉진과 갈증을 풀어 준다. 열병의 피부 발진에도 해열, 항균 작용으로 치료하게 한다. 생지황

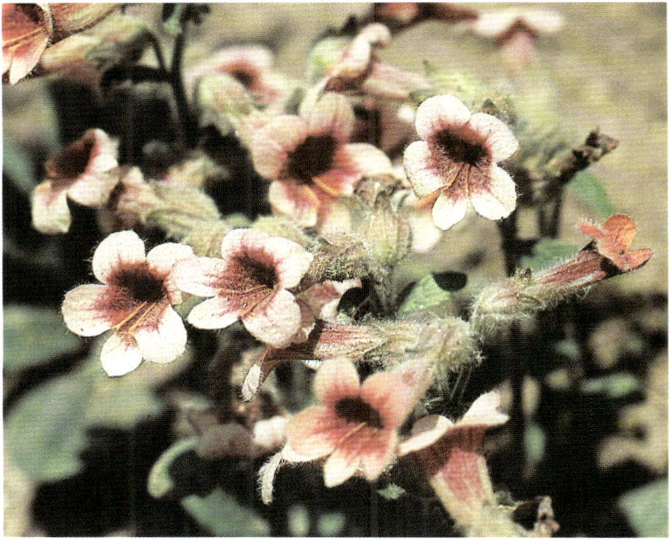

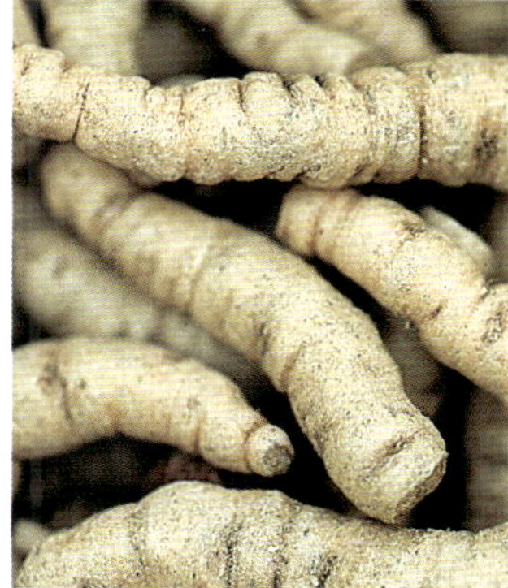

꽃

은 약성이 차서 열병으로 피부 발진, 미열, 코피, 토혈, 자궁 출혈에 지혈 작용을 나타낸다. 미열이 지속되면서 월경이 불순하거나, 임신 중 태아와 산모를 보호하며 완고한 변비를 풀어 준다.

- ◆ 약명 : 숙지황(熟地黃)
- ◆ 약용 부위 : 뿌리줄기
- ◆ 약효 : 보혈, 강장, 지혈, 요실금
- ◆ 용량 : 뿌리줄기 4~8g에 물 700mL를 넣고 2~4시간 달여서 식전, 식후 1시간에 복용
- ◆ 채약 시기 : 9월

생지황(약재)

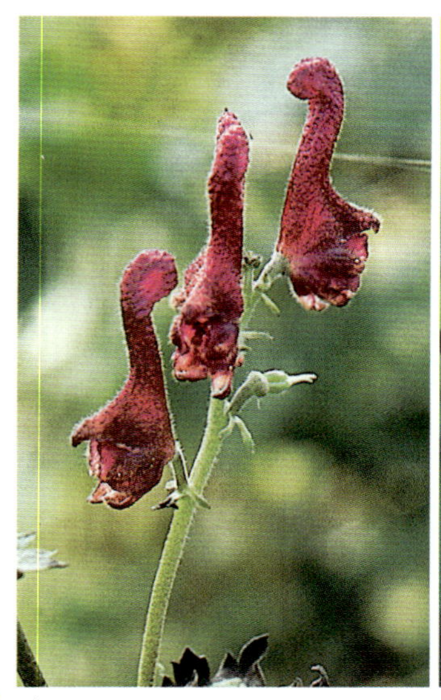

진교

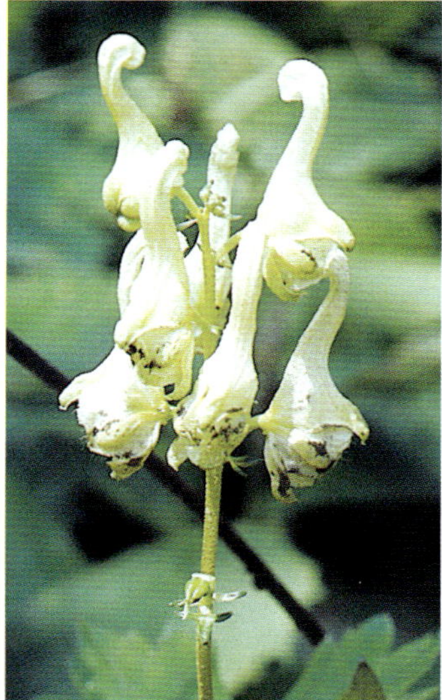

흰진교

진교 *Lycoctonum loczyanum* N.　　　미나리과

전국 산지에서 자라는 여러해살이풀. 키는 40~70cm. 꽃은 자주색, 8~9월에 핌. 열매는 골돌. 뿌리는 신경통과 관절염, 류머티스성 관절염에 진통, 소염 효과가 높게 나타났고, 관절의 굴신불리, 근육 경련 등에 자주 사용된다. 또, 뇌신경 장애로 인한 반신불수, 구안와사로 운동마비, 신경마비 증상을 보일 때 활용된다. 임상에서는 골수염에도 효력을 보인다.

* 흰진교 *Lycoctonum longecassidatum* NAKAI도 진교와 약효가 같다.

◆ 약명 : 한진교(韓秦艽)
◆ 약용 부위 : 뿌리
◆ 약효 : 진통, 소염
◆ 용량 : 뿌리 4~8g에 물 700mL를 넣고 2~3시간 달여서 식후 1~2시간에 복용
◆ 채약 시기 : 10월
◆ 금기 : 간염 환자, 허약자

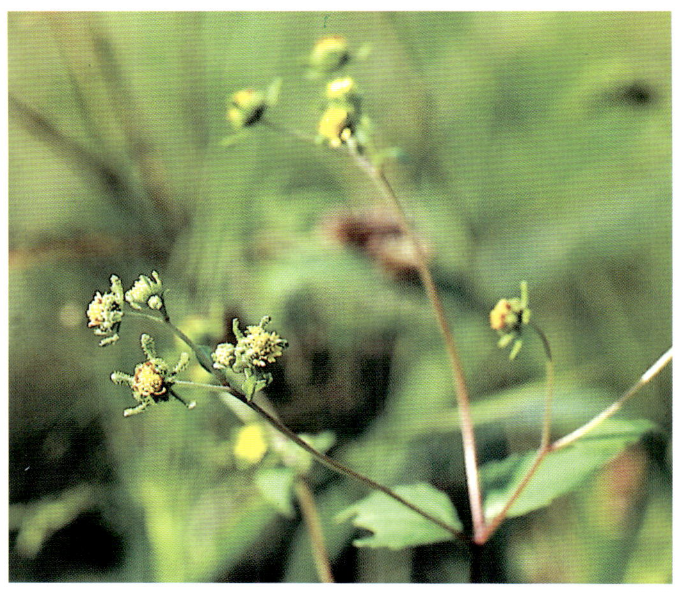

진득찰 *Siegesbeckia orientalis* L. ssp. *glabrescens* KITAM.

국화과

- 약명 : 희렴(稀薟)
- 약용 부위 : 전초
- 약효 : 혈압 강하, 보간, 중풍 후유증
- 용량 : 전초 8~15g에 물 700mL를 넣고 30분~1시간 달여서 식후 1시간에 복용
- 채약 시기 : 9~10월

전국 각지의 밭이나 들에서 자라는 한해살이 풀. 키는 60cm 가량. 꽃은 노란색, 8~9월에 핌. 열매는 수과. 전초는 고혈압으로 두통, 현훈, 안화 등에 술을 붓고 쪄서 달여서 복용하면 혈압이 내리고 머리가 가벼워지면서 정신이 상쾌해진다. 그러나 며칠 만에 효력을 얻기보다는 장복해야 효과가 있다. 또, 중풍으로 반신불수, 하지무력감 등에도 효과를 본다.

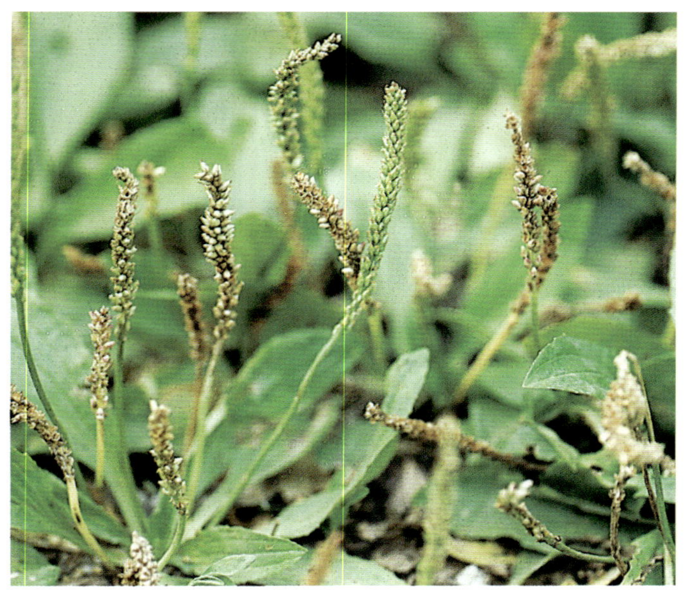

질경이

질경이 *Plantago asiatica* L. 질경이과

전국 각지의 들이나 길가에서 자라는 한해살이풀. 키는 20~30cm. 꽃은 흰색, 6~8월에 핌. 열매는 삭과. 종자는 이뇨 작용을 나타내므로 신우신염, 신장염, 방광염, 요도염, 전립선염 등에 소염, 배뇨 촉진 효과를 보인다. 종자를 약용하나 잎도 사용한다. 간 보호 기능을 하므로 급성 간염과 만성 간염으로 소변을 잘 보지 못하고 몸이 붓는 증상에 개선 작용을 나타낸다. 종자를 변비 치료제로 쓰며, 세균성 이질에 효력을 보기도 한다.

- 약명 : 차전자(車前子)
- 약용 부위 : 종자
- 약효 : 이뇨, 소염, 항균, 보간
- 용량 : 종자 4~8g에 물 700mL를 넣고 2~3시간 달여서 식전, 식후 1시간에 복용
- 채약 시기 : 9~10월

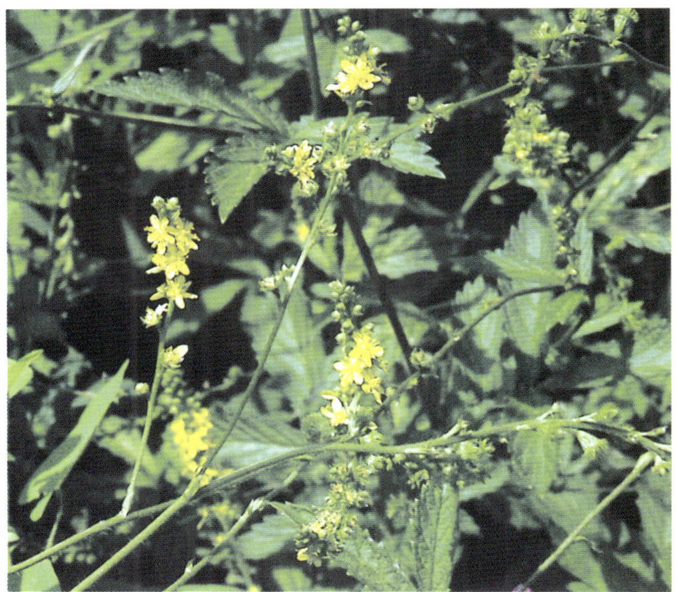

짚신나물   *Agrimonia pilosa* LEDEB.   장미과

- 약명 : 용아초(龍芽草)
- 약용 부위 : 전초
- 약효 : 지혈, 진통, 지사
- 용량 : 전초 6~12g에 물 700mL를 넣고 1~2시간 달여서 식후 1시간에 복용
- 채약 시기 : 8~9월

전국 각지에서 자라는 여러해살이풀. 키는 30~150cm. 꽃은 노란색, 6~8월에 핌. 열매는 수과. 전초는 지혈 작용이 있어서, 일반적으로 체열이 있으면서 객혈, 토혈, 소변 출혈, 대변 출혈 등의 증세에 혈관 수축을 시키고 혈액 응고 촉진 반응을 나타낸다. 최근의 연구에서는 수술 후 출혈이 지속될 때에도 지혈 작용을 보였다. 복통, 설사, 이질에도 단미로 효과가 높은데, 이 약 단미에 무궁화 흰 꽃을 같이 쓰면 만성 설사와 이질에 유효하다.

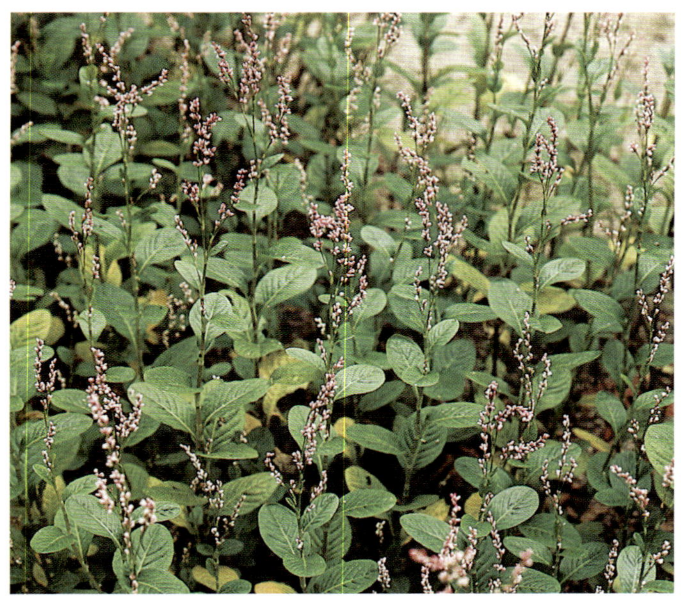

쪽

중국 원산으로, 각지에서 재배하는 한해
살이풀. 키는 50~60cm. 꽃은 붉은색, 8
월에 핌. 열매는 수과. 가공 처리를 한 가
루는 해열, 해독 작용이 있어서, 열을 수반
한 피부 발진, 발적, 소양증을 해소시키고,
인후염이나 편도선염, 피부 종기에도 응용
된다. 객혈이나 코피가 심하게 날 때에도
내복, 외용하면 출혈 시간을 단축시키면서
지혈 반응을 보인다.

- 약명 : 청대(靑黛)
- 약용 부위 : 가공 처리한 가루
- 약효 : 해열, 해독, 소염, 지혈
- 용량 : 가루 4~8g에 물 700mL
  를 넣고 30분~1시간 달여서 공
  복에 복용, 또는 외용시에는 가
  공 처리를 한 가루를 사용
- 채약 시기 : 9~10월

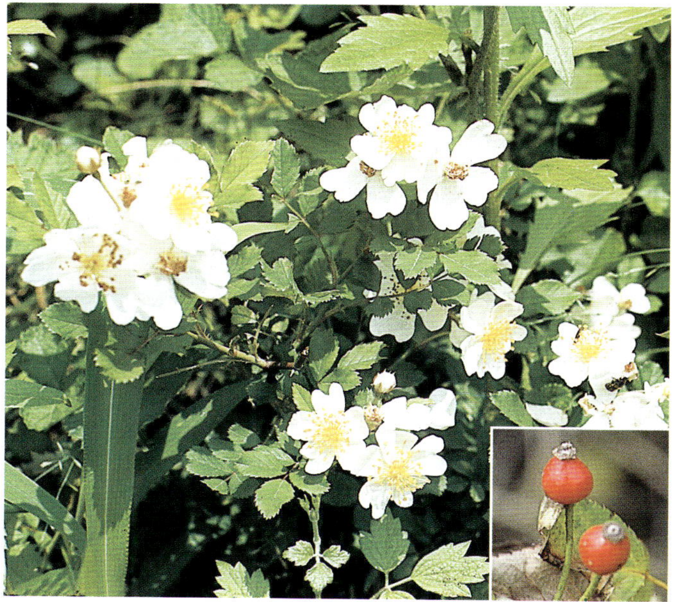

찔레나무

영실(약재)

찔레나무 *Rosa multiflora* T_{HUNB.} 장미과

- 약명 : 영실(營實)
- 약용 부위 : 열매
- 약효 : 피로 회복, 성욕 감퇴, 불면, 식욕 감퇴
- 용량 : 열매 4~12g에 물 700mL를 넣고 2~3시간 달여서 식후 1시간에 복용
- 채약 시기 : 10~11월

전국 각지에서 자라는 갈잎떨기나무. 키는 2m 가량. 꽃은 흰색, 5월에 핌. 열매는 수과. 열매는 면역 기능 활성화로 항노화 작용을 나타내고, 노인성 불면, 건망, 항피로, 성욕 감퇴 등에 효력을 보인다. 정신 신경을 안정시켜 불안 해소에 효과가 크고, 식욕 감퇴에도 응용된다. 동물 실험에서도 수명 연장 효과, 관상 동맥의 혈류 촉진과 고지혈증 용해 작용이 있다.

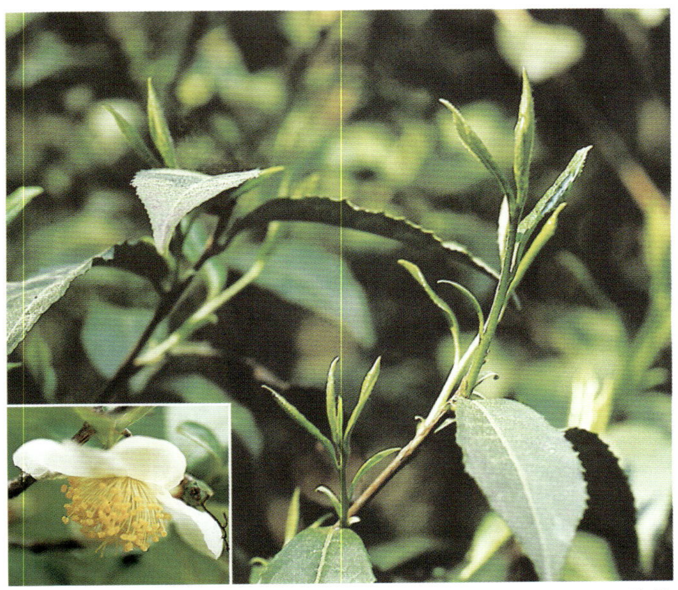

꽃

차나무

차나무 *Thea sinensis* L.

차나무과

남부 지방에 자라는 늘푸른떨기나무. 키는 2m 내외. 꽃은 흰색, 11~12월에 핌. 열매는 삭과. 잎은 건위, 소화 작용이 있어서 소화불량에 효력이 있고, 혈압 강화와 뇌혈관 개선 효과로 두통에 활용된다. 또 고지혈증 용해 작용으로 동맥경화증 예방에도 쓰이고 협심증 치료에도 효험이 있다. 이뇨 작용으로 신장염과 체내 수분 과다 반응에도 응용되며 정신 흥분 효과로 각성 작용을 일으키기도 하며 뇌 기능 활성화에도 유효하다.

- 약명 : 다엽(茶葉)
- 약용 부위 : 잎
- 약효 : 건위, 진통, 이뇨
- 용량 : 잎 2~4g에 물 100mL를 넣고 2~3분 후에 복용, 또는 하루에도 수차례 복용
- 채약 시기 : 5월

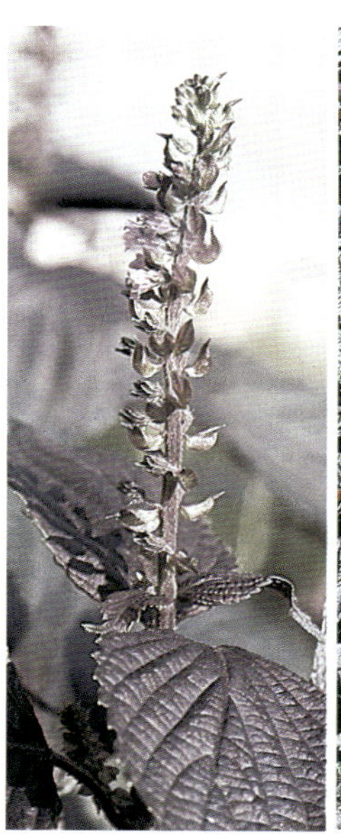

꽃

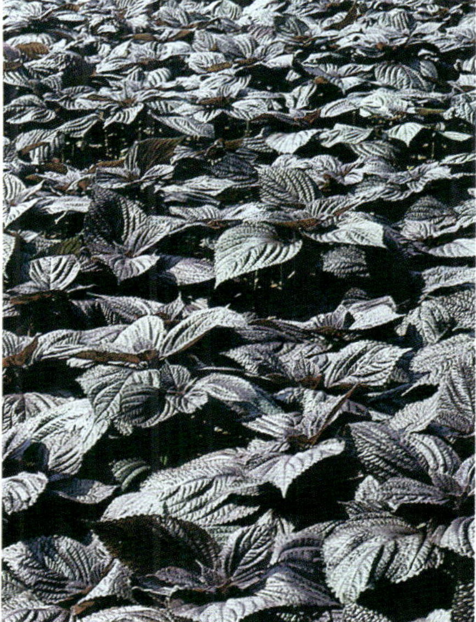

차즈기

차즈기   *Perilla frutescens* Britton var. *acuta* Kudo   꿀풀과

- 약명 : 소엽(蘇葉), 소자(蘇子)
- 약용 부위 : 잎, 종자
- 약효 : 건위, 소화, 해열, 발한, 진통
- 용량 : 잎 또는 종자 4~8g에 물 700mL를 넣고 2~3시간 달여서 식후 1시간에 복용
- 채약 시기 : 잎은 여름, 종자는 9~10월

중국 원산으로, 각지에서 재배하는 한해살이풀. 키는 20~80cm. 꽃은 연한 자주색, 8~9월에 핌. 열매는 소견과. 잎은 감기로 인한 오한, 발열, 두통, 해수 등에 탁월한 해열, 발한, 진통 효과를 나타낸다. 방향성 정유 성분은 복부 팽만, 소화 촉진 등의 작용을 보인다. 종자를 소자라고 하는데, 감기로 인한 고열, 해수가 치유되지 않고 숨을 몰아쉬는 증상에 해열, 하기(下氣)시키므로 효력을 얻는다.

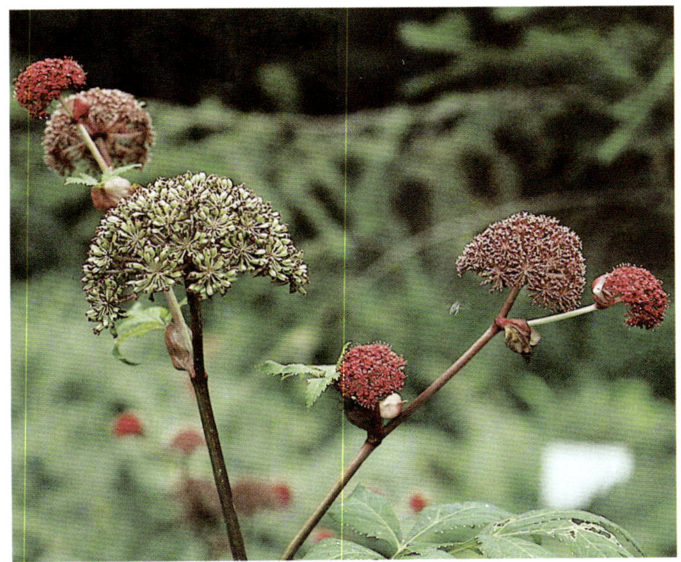

참당귀

참당귀 *Angelica gigas* N.

산형과

전국의 산지 높은 곳에서 자라는 여러해살이풀. 키는 1~1.5m. 꽃은 자주색, 7~8월에 핌. 열매는 분과. 뿌리는 조혈, 혈액 순환 개선 작용에 있어서 중국산과 크게 떨어지지 않는 효력을 가지고 있다. 특히, 조혈 모세포의 수를 증가시키므로 빈혈, 산후 빈혈, 백혈병 등에 효력이 높고, 혈액 순환 개선으로 뇌대사 활성화, 고지혈증 용해, 혈압 강하 등의 효력이 뛰어나다. 또, 월경불순, 월경통, 산후 자궁 수축 개선에도 특이한 효력을 나타내며, 변비 치료에도 탁월한 반응을 보이고 있다.

- 약명 : 토당귀(土當歸)
- 약용 부위 : 뿌리
- 약효 : 조혈, 강장, 통경, 혈액 순환 개선
- 용량 : 뿌리 4~20g에 물 700mL를 넣고 2~3시간 달여서 식후 1~2시간에 복용
- 채약 시기 : 9~10월

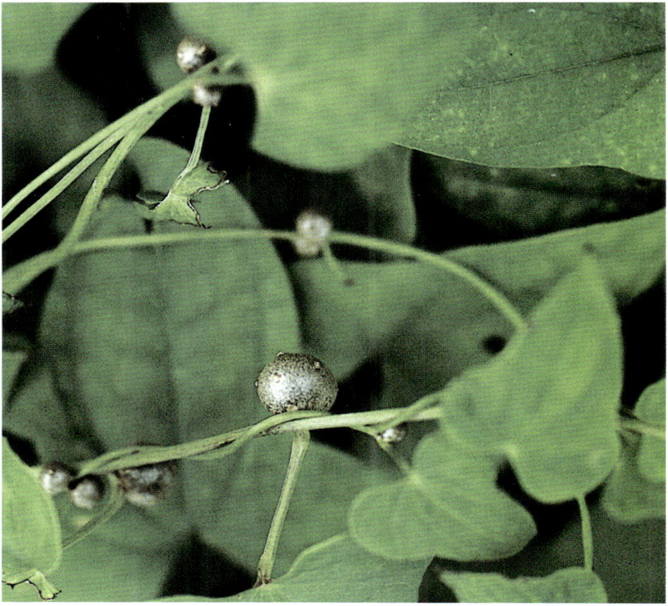

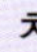

참마

참마 *Dioscorea japonica* Thunb.　　마과

- 약명 : 산약(山藥)
- 약용 부위 : 뿌리줄기
- 약효 : 건위, 강장
- 용량 : 뿌리줄기 8~ 15g에 물 750mL를 넣고 2시간 달여서 식전, 식후 1시간에 복용
- 채약 시기 : 3월, 11월

중남부 지방에서 자라는 여러해살이풀. 꽃은 흰색, 6~7월에 핌. 열매는 삭과. 뿌리줄기는 콩팥 기능을 강하게 하므로 정력 증강, 소변빈삭, 유뇨, 몽정에 유효하다. 또한 건위 작용이 있어서 체력이 약하고 마르면서 소화가 안 되는 사람에게 건위, 소화 작용을 나타낸다. 이외에도 신장 기능 약화로 일어난 요통, 건망, 항노화 등에 널리 응용된다.

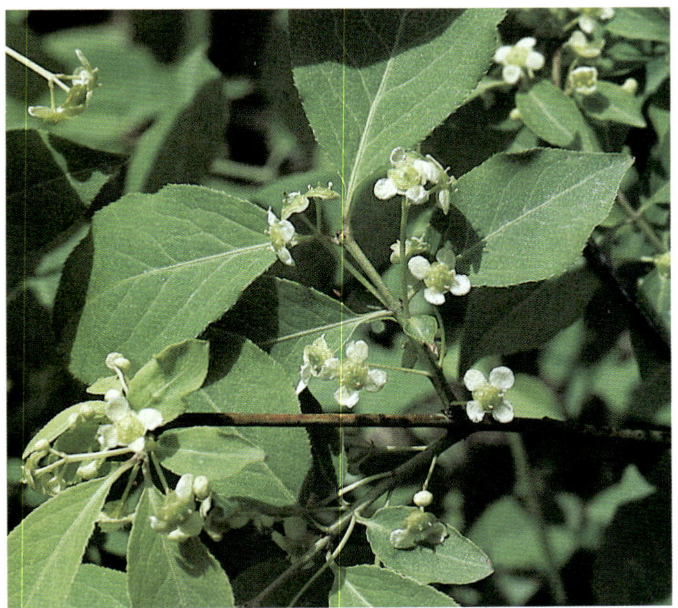

참빗살나무

참빗살나무　*Euonymus sieboldianus* Bʟ.　　노박덩굴과

전국 각지에 자라는 갈잎떨기나무. 키는 8m. 꽃은 녹색, 5~6월에 핌. 열매는 삭과. 여성의 월경불순, 월경폐색증, 산후 어혈로 인한 복통, 타박상 등에 혈액 순환을 개선시키면서 치료하고, 관절염으로 부종이 있을 때에 소염, 이뇨 작용을 나타낸다. 관절염에는 우슬, 월경불순에는 당귀, 익모초와 같이 사용한다.

- 약명 : 위모(違矛)
- 약용 부위 : 뿌리, 가지
- 약효 : 통경, 활혈, 진통
- 용량 : 뿌리 또는 가지 6~15g에 물 750mL를 넣고 2시간 달여서 식후 1시간에 복용
- 채약 시기 : 3월, 10월

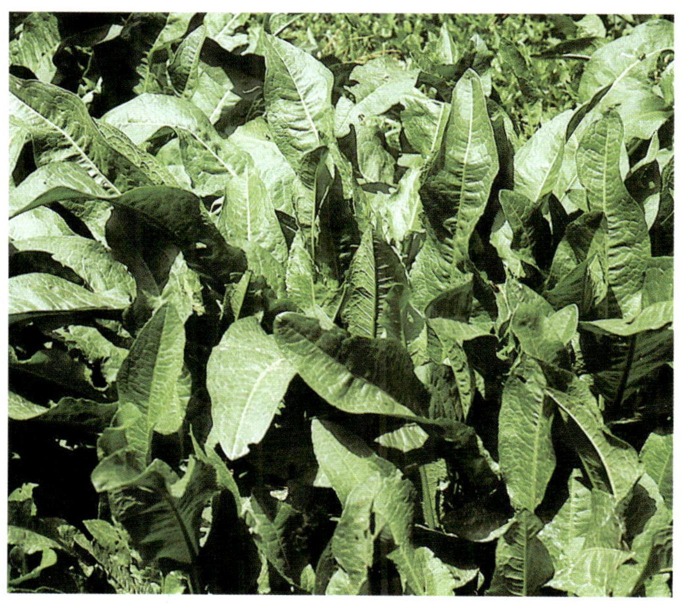

참소리쟁이

참소리쟁이 *Rumex japonicus* HOUTT. 마디풀과

- 약명 : 양제근(羊蹄根)
- 약용 부위 : 뿌리
- 약효 : 지혈, 변비, 항균
- 용량 : 뿌리 4~12g에 물 700mL를 넣고 2~3시간 달여서 식전 1시간에 복용
- 채약 시기 : 3월, 9~10월

전국 각지의 습지에서 자라는 여러해살이풀. 키는 1m 가량. 꽃은 녹색, 6~7월에 핌. 열매는 수과. 뿌리는 기능성 자궁 출혈을 비롯하여 코피, 토혈, 폐 출혈, 대변 출혈 등에 해열, 지혈 반응이 현저하다. emodin 성분은 대장에 들어가서 연동 작용을 촉진시키므로, 배변을 용이하게 하여 변비에 탁월한 반응을 일으킨다. 또, 피부진균 억제 작용으로 피부 개선, 건선 등에도 외용으로 효력을 얻는다.

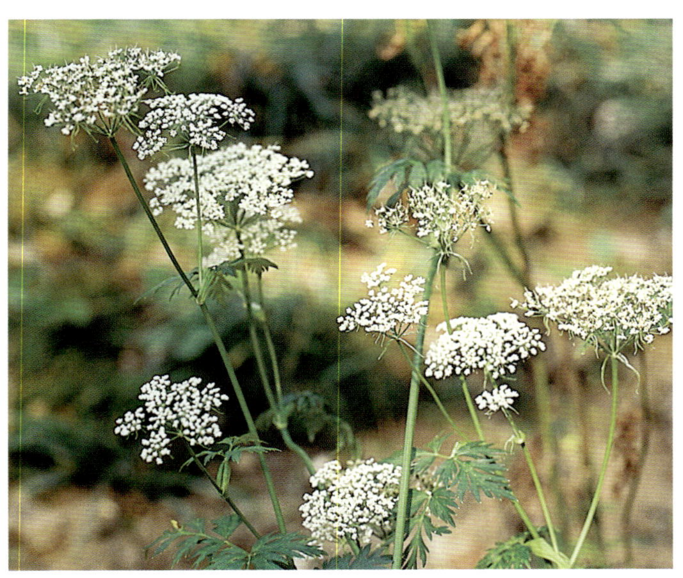

천궁

천궁 *Cnidium officinale* MAKINO　　　　　미나리과

중국 원산으로, 각지에서 재배하는 여러해살이 풀. 키는 30~60cm. 꽃은 흰색, 8~9월에 핌. 열매는 맺지 않음. 뿌리줄기는 혈액 순환 개선에 탁월한 반응을 보이고 있어서 일체의 혈류 장애증에 폭넓게 응용된다. 이를테면, 고지혈증, 혈관폐색증, 뇌혈관 장애, 동맥경화증, 관상 동맥 장애, 타박상 등에 좋은 치료 작용을 나타낸다. 부인의 월경 장애, 산전, 산후 질환에 좋은 치료 작용을 나타낸다. 또, 두통에 신기한 치료 효과를 보이는 것은 모두 혈액 대사를 활성화시키기 때문이다.

- 약명 : 천궁(川芎)
- 약용 부위 : 뿌리줄기
- 약효 : 혈액 순환 개선, 조경, 진통
- 용량 : 뿌리줄기 3~20g에 물 700mL를 넣고 2~3시간 달여서 식후 1~2시간에 복용
- 채약 시기 : 10월

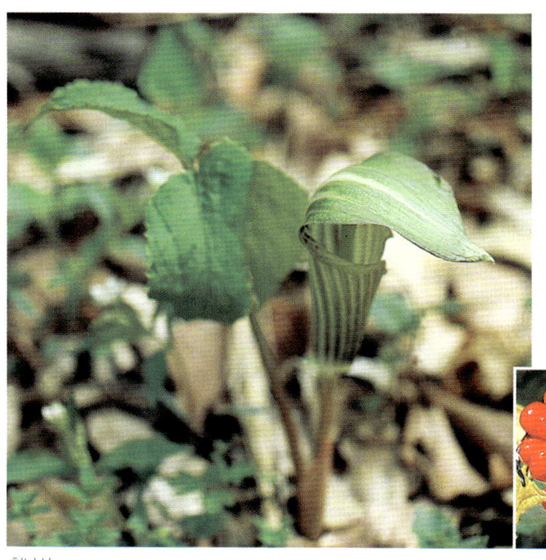

천남성

열매

천남성 *Arisaema amurense* MAXIM. var. *serratum* NAKAI

천남성과

- ◆ 약명 : 천남성(天南星)
- ◆ 약용 부위 : 덩이줄기
- ◆ 약효 : 거담, 진정, 진경
- ◆ 용량 : 덩이줄기 2~8g 에 물 700mL를 넣고 2~3시간 달여서 식후 1~2시간에 복용
- ◆ 채약 시기 : 9~10월
- ◆ 금기 : 독성이 강하므로 반드시 제독하여 사용 하여야 한다.

전국 각지의 산지에서 자라는 여러해살이풀. 키는 50~60cm. 꽃은 연한 녹색, 4~5월에 핌. 열매는 장과. 독성이 강한 덩이줄기는 구안와사, 반신불수, 수족마비, 파상풍 등에 의한 운동 및 감각 신경의 마비 증상에 항경련, 진정, 진통 효과가 크다. 최근에 이 약의 유독 성분이 항암 작용에 효력을 보인다. 그러므로 자궁경부암, 식도암에 효력을 보인다. 잘 치유되지 않는 종기에는 생뿌리를 식초에 담갔다가 환부에 붙여서 염증을 제거하고 통증을 완화시킨다.

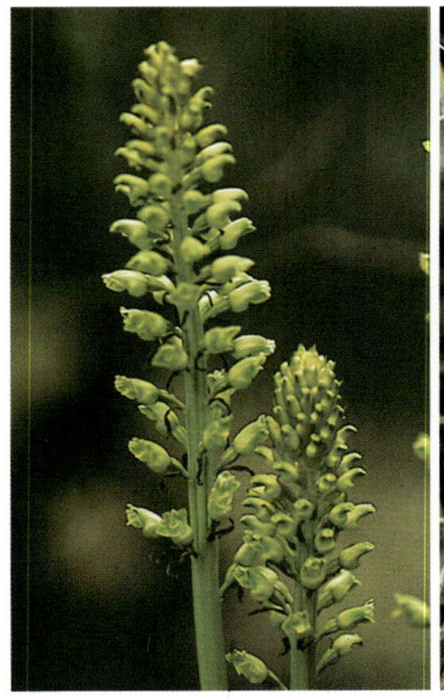
천마

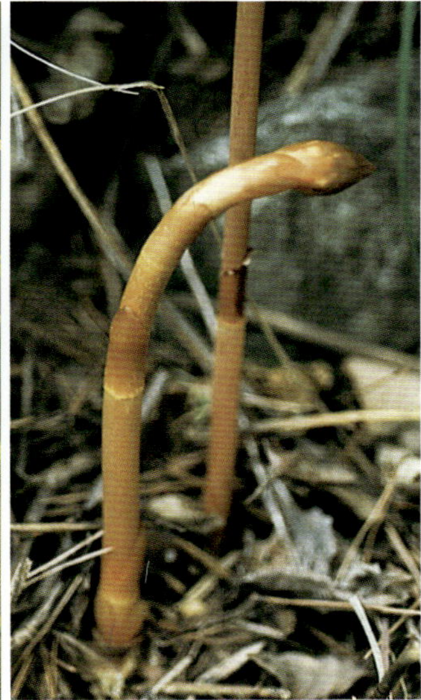
새순

천마 *Gastrodia elata* Blume 난초과

전국 각지의 깊은 숲 속에서 자라는 여러해살이 풀. 키는 1m 가량. 꽃은 담황색, 5월에 핌. 열매는 삭과. 땅속줄기는 두통 치료에 신속한 반응을 보이는데, 이런 효능은 중추 신경 계통에 흥분을 진정시키기 때문이다. 그리고 혈압 상승으로 인한 두통, 현훈, 뇌혈류 장애로 두통이 있는 것을 치료한다. 또 소아경련, 임신부 중풍 등으로 경련 발작을 일으키는 증상에 진정 효과를 보인다. 심장 근육의 혈류 개선 효능과 세포의 대사량 촉진, 산소 공급 증가로 심장 보호 작용을 나타낸다.

- 약명 : 천마(天麻)
- 약용 부위 : 땅속줄기
- 약효 : 진통, 혈압 강하, 진정
- 용량 : 땅속줄기 4~8g에 물 700mL를 넣고 2~3시간 달여서 식후 1시간에 복용
- 채약 시기 : 3월

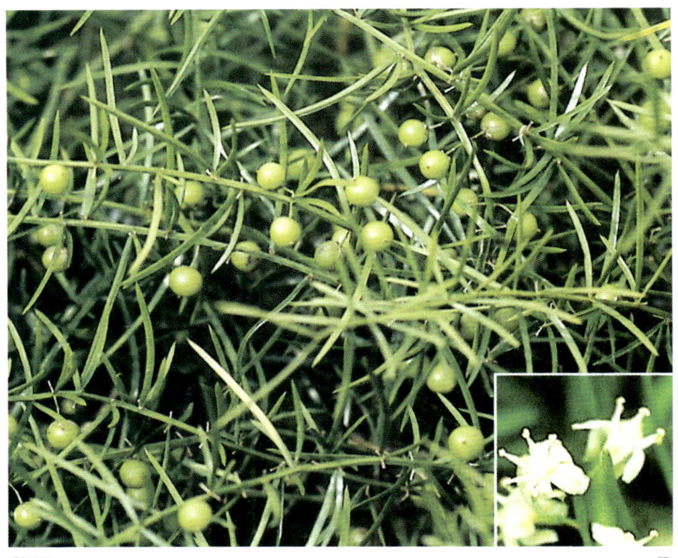

천문동　　　　　　　　　　　　　　　　　　　　　　　　꽃

천문동　*Asparagus cochinchinensis* MERR.　　　　백합과

- ◆ 약명 : 천문동(天門冬)
- ◆ 약용 부위 : 뿌리줄기
- ◆ 약효 : 해열, 진해, 구갈, 강장
- ◆ 용량 : 뿌리줄기 6~12g에 물 700mL를 넣고 2~3시간 달여서 식후 1시간에 복용
- ◆ 채약 시기 : 3월, 10월

　　남부 지방의 바닷가에서 자라는 여러해살이 풀. 키는 1~2m. 꽃은 연한 노란색, 5~6월에 핌. 열매는 장과. 뿌리줄기는 열이 있으면서 마른기침을 연달아 하고, 입 안이 마르면서 가래가 없는 증상에 해열, 진해, 거담 작용을 나타낸다. 그러므로 열병 후의 구갈증도 해소시키고, 소갈증에도 혈당을 내리면서 해열 효과도 보인다. 폐의 기능이 본래부터 허약한데, 지나치게 노동력을 소모시킴으로써 일어나는 해수, 폐결핵 해수, 인후가 건조해도 목이 마르지 않는 증상에 쓰인다.

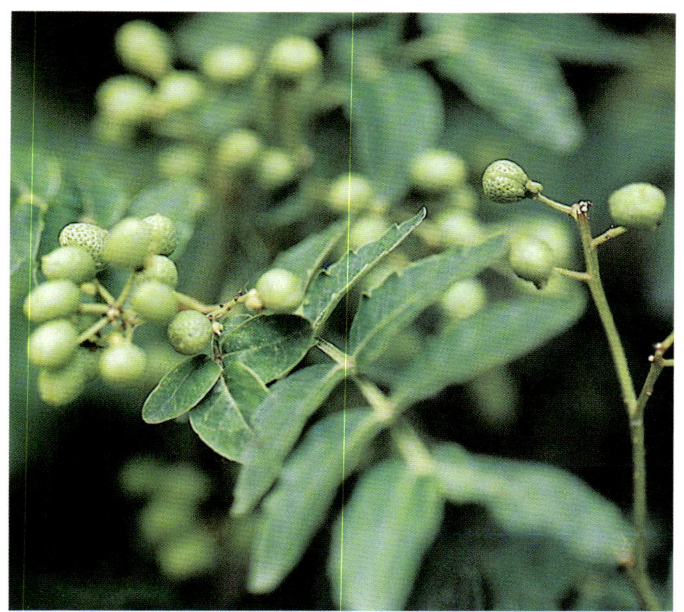

초피나무

초피나무   *Zanthoxylum piperitum* (Linné) DC.   운향과

중부 이남 지방에서 잘 자라는 갈잎떨기나무. 키는 3m 가량. 꽃은 연한 녹색, 5~6월에 핌. 열매는 삭과. 과피는 비위가 차서 구토, 설사, 소화불량, 복부 팽만감이 있을 때 활용한다. 또, 살충 효과가 있어서 피부염으로 개선, 소양증, 음부 소양증에 달여서 세척하면 효력을 나타낸다. 이런 결과들은 피부진균 억제와 여러 종류의 미생물에 대한 억제 효과가 있기 때문이다. 종자는 향료로 추어탕에 가루를 내어 사용한다.

- 약명 : 화초(花椒)
- 약용 부위 : 과피
- 약효 : 건위, 소화, 살충, 살균
- 용량 : 과피 4~8g에 물 700mL를 넣고 2~3시간 달여서 공복에 복용
- 채약 시기 : 9~10월

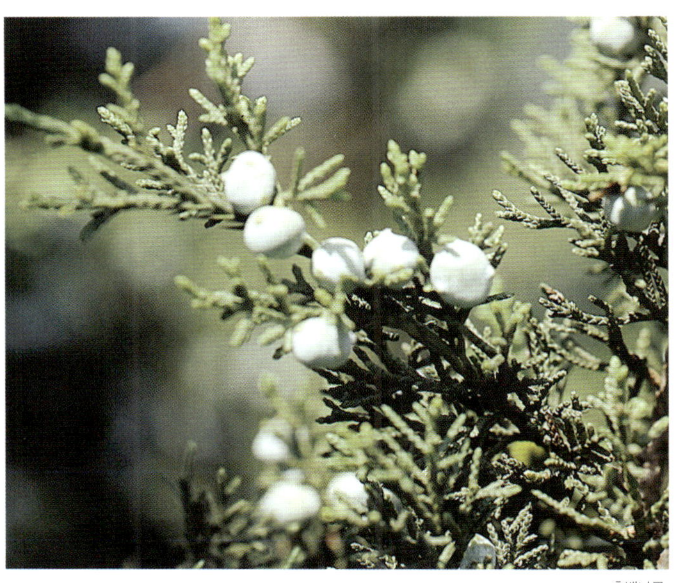

측백나무　*Thuja orientalis* L.　　　　　측백나무과

- 약명 : 백자인(柏子仁), 측백엽(側柏葉)
- 약용 부위 : 종자, 잎
- 약효 : 지혈, 항균
- 용량 : 종자 또는 잎 4~15g에 물 700mL 를 넣고 1~2시간 달 여서 식전 1시간에 복용
- 채약 시기 : 1년 내내

중부 이남 지방에서 자라는 늘푸른큰키나무. 키는 10m 가량. 꽃은 연한 갈색, 4월에 핌. 열매는 구과. 잎을 측백엽이라고 하는데, 수렴성 지혈 작용을 나타내므로 토혈, 코피, 대변 출혈, 소변 출혈, 자궁 출혈 등에 수렴, 지혈 작용이 신속하다. 특히, 치질과 위·십이지장 궤양 출혈에 신속하다. 항균 작용이 있어서 피부염에 억제 반응을 보이고, 또 지루성 피부염으로 소양증이 심할 때 치료가 잘 된다. 종자는 백자인이라고 하여 노인성 변비 치료에 안정성과 함께 치유력이 높게 나타난다.

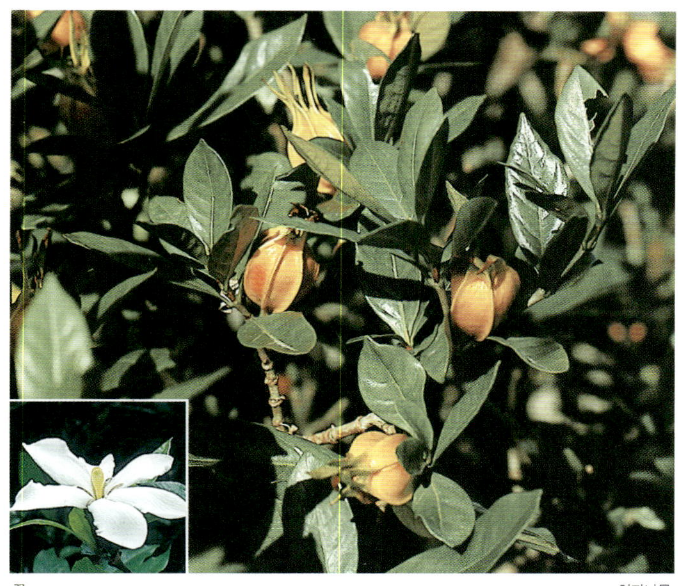

꽃

치자나무

치자나무 *Gardenia jasminoides* ELLIS for. *grandiflora* MAKINO

꼭두서니과

경기 이남 지방에서 재배하는 늘푸른작은큰키나무. 키는 4m 가량. 꽃은 흰색, 6~7월에 핌. 열매는 긴 타원형으로 급성 황달로 간 기능이 크게 감퇴되고, 입 안이 쓰면서 혈압이 상승되고, 옆구리가 결리며 소변이 붉고, 눈과 전신이 노란색을 띠는 증상의 간염을 치료하는 데 효력이 있고, 황달을 배설시킨다. 발열이 심하고 코피, 소변 출혈, 토혈을 일으키는 증상에 해열, 지혈 반응을 보인다.

◆ 약명 : 치자(梔子)
◆ 약용 부위 : 열매
◆ 약효 : 해열, 소염, 지혈, 신경 과민
◆ 용량 : 열매 4~8g에 물 700mL를 넣고 2~3시간에 달여서 식후 1시간에 복용
◆ 채약 시기 : 9~10월

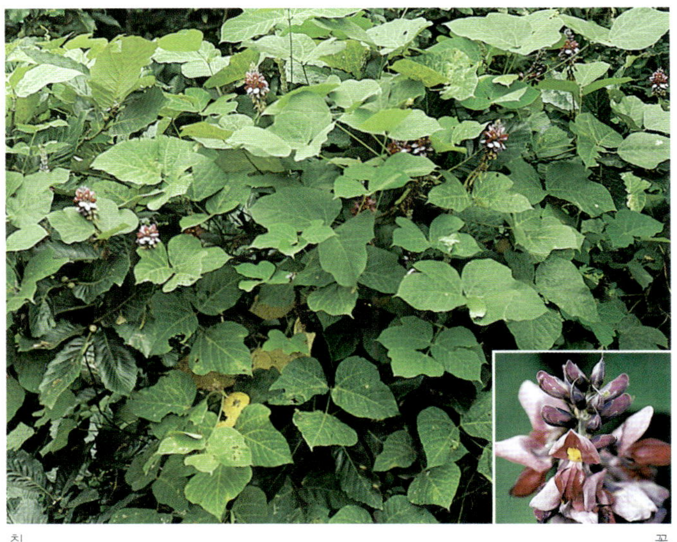

칡 꽃

칡 *Pueraria thunbergiana* BENTH.   콩과

- 약명 : 갈근(葛根), 갈화(葛花)
- 약용 부위 : 뿌리, 꽃
- 약효 : 건위, 해열, 소염
- 용량 : 뿌리 또는 꽃 4~12g에 물 700mL를 넣고 2~3시간 달여서 식후 1시간에 복용
- 채약 시기 : 뿌리는 3월, 꽃은 8월
- 금기 : 땀을 많이 흘리는 시기

전국 각지의 산기슭에서 자라는 갈잎덩굴나무. 꽃은 보라색, 8월에 핌. 열매는 협과. 뿌리는 감기로 코가 막히고 콧물이 흐르면서 발열, 두통, 목 뒤와 어깨 근육이 땡기는 증상을 치료한다. 진액 생성 촉진 작용이 있어서 당뇨병에 쓰면 갈증이 줄고 혈당이 내리며, 관상 동맥경화증에 복용하면 고지혈증이 용해되어 통증을 완화시킨다. 고혈압에도 장기 복용을 하면 혈압을 내리고, 유즙 과다시에 복용하면 알코올의 분해 작용을 촉진시킨다. 꽃도 숙취에 효과가 높다.

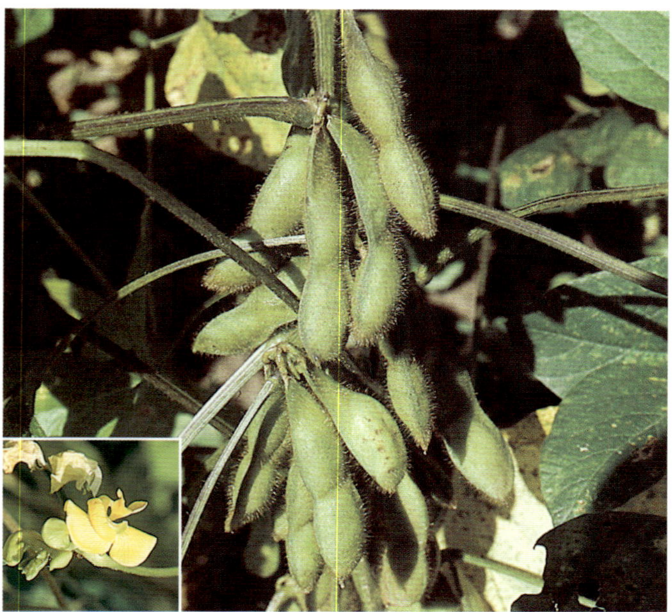

꽃   콩

콩 *Glycine max* MERRILL

콩과

　중국 원산으로, 각지에서 재배하는 한해살이 풀. 키는 60cm 가량. 꽃은 자주색, 7~8월에 핌. 열매는 협과. 콩은 일체의 독성 물질에 대한 해독 기능이 뛰어나서, 독성 약물에 대한 제독 작용은 물론, 독성 약물을 복용 후 중독 증상에 대한 해독 효과도 대단하다. 콩에 들어 있는 isoflavon 성분은 최근에 골다공증 예방과 치료에 큰 공헌 을 하고 있어, 임상에서 널리 활용되고 있다.

- 약명 : 흑대두(黑大豆)
- 약용 부위 : 종자
- 약효 : 해독, 강장
- 용량 : 종자 8~20g에 물 700mL를 넣고 2~ 3시간 달여서 식후 1시 간에 복용
- 채약 시기 : 10월

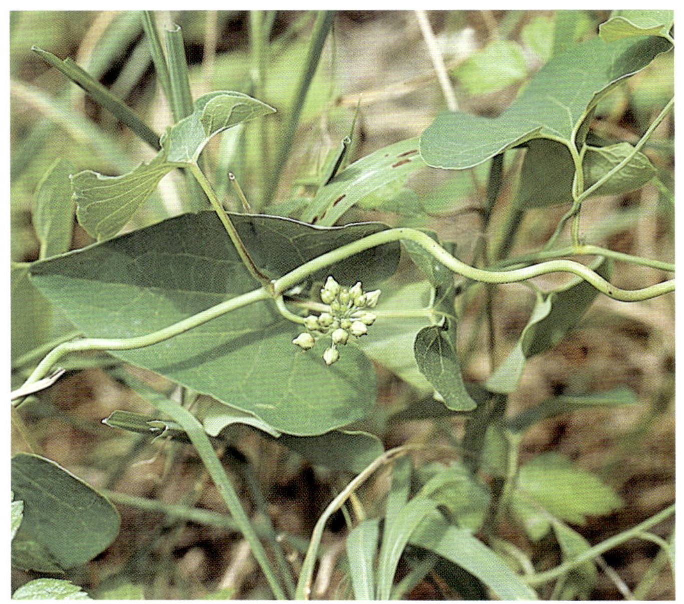

큰조롱

큰조롱   *Cynanchum wilfordii* Hemsl.   박주가리과

- 약명 : 백수오(白首烏)
- 약용 부위 : 뿌리
- 약효 : 강장, 항피로, 보혈, 변비
- 용량 : 뿌리 4~12g에 물 700mL를 넣고 2~3시간 달여서 식후 1시간에 복용
- 채약 시기 : 9~10월

중부 이남 지방의 산이나 들에서 자라는 덩굴성 여러해살이풀. 키는 1~3m. 꽃은 연한 황록색, 7~8월에 핌. 열매는 골돌. 뿌리는 일체의 허약 증상에 자양, 강장 작용을 나타낸다. 평소에 기운이 없어서 쉽게 피로하고 작업 능률이 낮으며 무력 증상을 보일 때 기력 향상 반응을 일으킨다. 보혈 작용을 보이므로 빈혈, 재생불량성 빈혈, 산후와 외과 수술 후에도 효력이 있다.

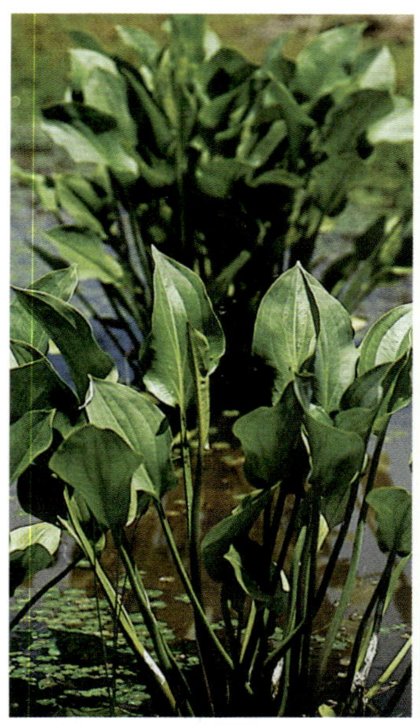

택사

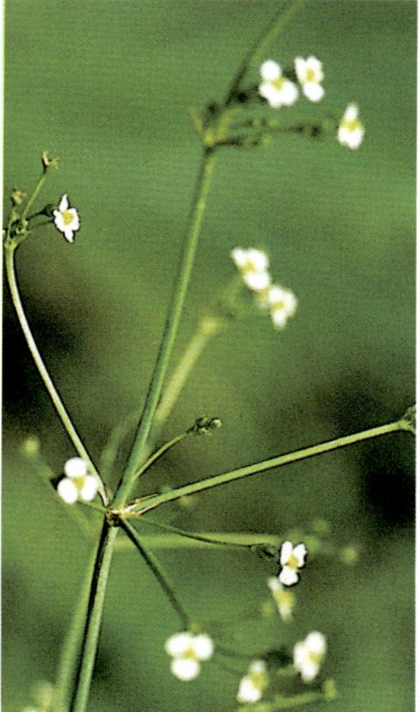

질경이택사

택사 *Alisma canaliculatum* A. Br. et Bouché   택사과

　전국 각지의 습지에서 자라는 여러해살이풀. 키는 10~30cm. 꽃은 흰색, 7~8월에 핌. 열매는 수과. 덩이뿌리는 이뇨 작용이 현저하여 방광염, 신장염, 요도염, 전립선염에 소염 작용과 함께 배뇨 촉진 효과를 보인다. 고지혈증 치료에 유효하므로 죽상 동맥경화증에 개선 작용을 나타내며, 두통, 현훈 등에도 활용된다. 간 보호 작용을 나타내는 것은 성분 중 arisol이 그와 같은 작용을 보이는 것으로 증명되었다.

- ◆ 약명 : 택사(澤瀉)
- ◆ 약용 부위 : 덩이뿌리
- ◆ 약효 : 이뇨, 해열, 소염, 보간
- ◆ 용량 : 덩이뿌리 4~8g에 물 700mL를 넣고 2~3시간 달여서 식전, 식후 1시간에 복용
- ◆ 채약 시기 : 9~10월

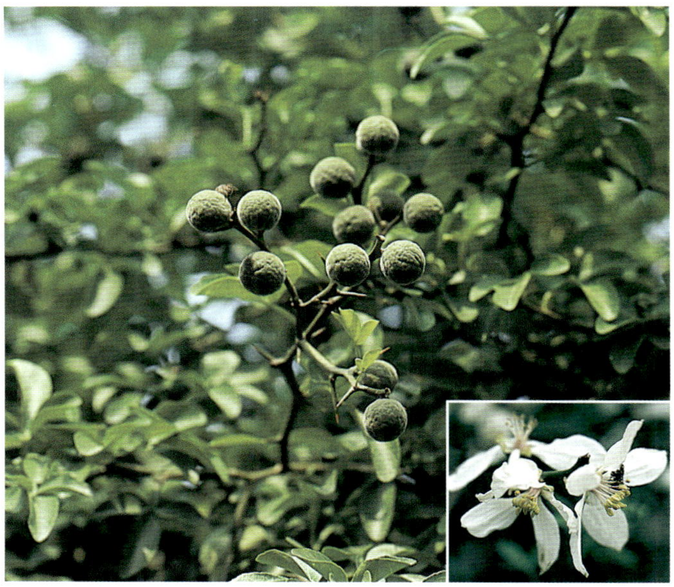

탱자나무

탱자나무　*Poncirus trifoliata* Rafin.　　　운향과

- ◆ 약명 : 지실(枳實)
- ◆ 약용 부위 : 열매
- ◆ 약효 : 건위, 소화
- ◆ 용량 : 열매 4~8g에 물 700mL를 넣고 2~3시간 달여서 식후 1시간에 복용
- ◆ 채약 시기 : 지실은 6월, 지각은 10월

중남부 지방에서 자라는 갈잎작은큰키나무. 키는 3m 가량. 꽃은 흰색, 5월에 핌. 열매는 장과. 열매는 일반적으로 소화가 안 되면서 배에 가스가 차고, 속이 갑갑하면서 복통과 딸꾹질 증상을 호소할 때 건위제와 같이 쓴다. 최근의 임상 연구에서는 위하수, 자궁하수, 탈항 증상에 1회 15~20g에 물을 넣고 달여서 복용하면 효과가 있는 것으로 보고되었다. 지각(枳殼)은 약효가 완만하고 지실은 강력하다.

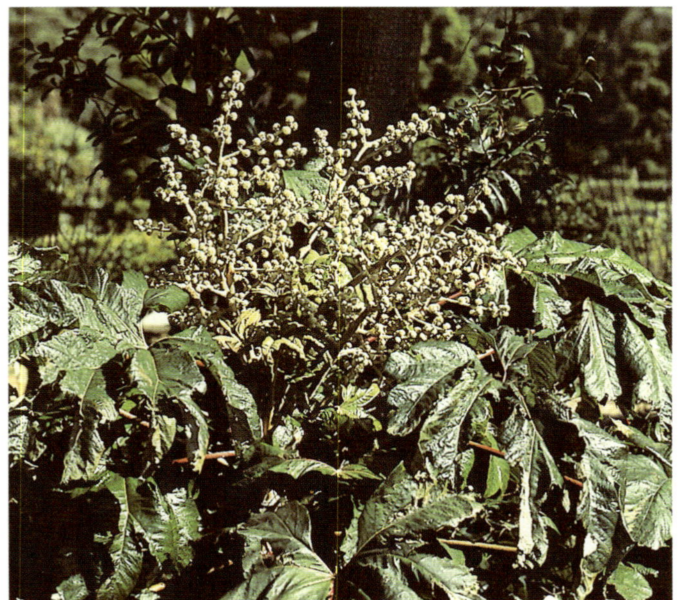

통탈목

통탈목 *Tetrapanax papyriferus* K. KOCH　　　두릅나무과

제주 남부에서 자라는 늘푸른나무. 키는 3~6m. 꽃은 원추 화서, 10월에 핌. 열매는 둥근 모양. 줄기는 이뇨 작용이 있어서 신장염, 방광염, 요도염 등으로 발열, 소변불리, 요적, 부종이 있을 때 해열, 이뇨 효과를 보인다. 약재의 도관이 발달되어 있는 것은 결국 모유 촉진 효과를 나타내므로, 유즙 분비 부족에 널리 활용된다.

- 약명 : 통초(通草)
- 약용 부위 : 줄기
- 약효 : 이뇨, 해열, 모유 분비 촉진
- 용량 : 줄기 4~12g에 물 700mL를 넣고 2~3시간 달여서 식전 1시간에 복용
- 채약 시기 : 9~10월

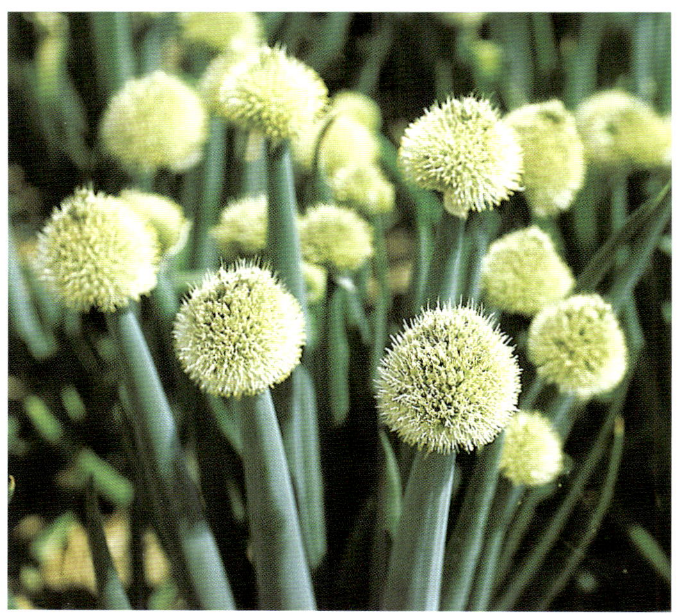

파 *Allium fistulosum* L.　　　　　　　　백합과

◆ 약명 : 총백(葱白)
◆ 약용 부위 : 비늘줄기
◆ 약효 : 해열, 진통, 소염, 건위
◆ 용량 : 비늘줄기 12~20g에 물 700mL를 넣고 2~3시간 달여서 공복에 복용
◆ 채약 시기 : 3~4월, 9~11월

시베리아 원산으로, 밭에서 재배하는 여러해살이풀. 키는 60cm 가량. 꽃은 흰색, 6~7월에 핌. 열매는 삭과. 비늘줄기는 감기로 전신에 땀이 없고 고열이 나면서 팔다리에 통증을 일으키는 증상에 달여서 복용하면 땀이 나고 열이 내리면서 치료된다. 배가 차서 소화가 안 되고, 헛배가 부르며, 맥박이 약하고 수족이 찰 때에도 효과가 있다.

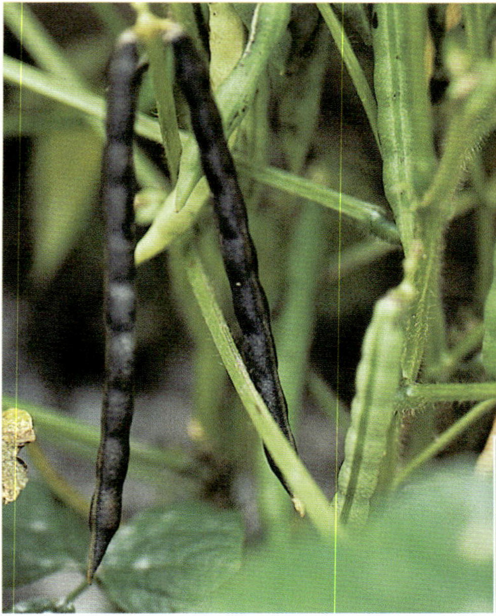

팥 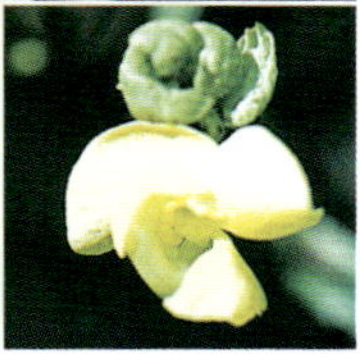　　　　　　　　　　　　　　　　　　　　　　　　　　　　　　　　　　　꽃

팥　　*Phaseolus angularis* W. F. WIGHT　　　　　　콩과

중국 원산으로, 각지에서 재배하는 한해살이
풀. 키는 30~50cm. 꽃은 노란색, 8월에 핌. 열매
는 협과. 붉은색을 띠고 있어서, 모든 악귀를 쫓는
다는 의미에서 민속에 많이 등장하는 데, 실제로
도 방부, 방충, 살균 작용이 나타난다. 종자는 식
용도 많이 하지만 이뇨 작용이 있어서 전신 부종
에 쓰고, 급성 간염에도 효력을 나타내며, 간경화
로 인한 복수에도 좋은 치료 효과를 나타낸다.

- 약명 : 적소두(赤小豆)
- 약용 부위 : 종자
- 약효 : 소염, 해열, 이뇨
- 용량 : 종자 4~15g에
  물 700mL를 넣고 2~
  3시간 달여서 식전 1시
  간에 복용
- 채약 시기 : 9~10월

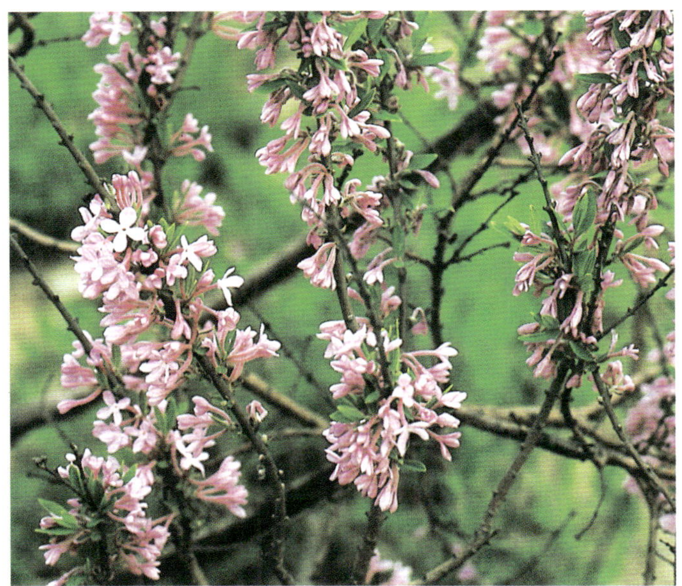

팥꽃나무

팥꽃나무 *Daphne genkwa* S. et Z.   팥꽃나무과

- 약명 : 원화(芫花)
- 약용 부위 : 꽃봉오리
- 약효 : 이뇨, 해열, 소염
- 용량 : 꽃봉오리 2~6g 에 물 700mL를 넣고 2~3시간 달여서 식전 1시간에 복용
- 채약 시기 : 5월
- 금기 : 임신부, 허약 체질인 사람

전국의 해변, 산에서 자라는 갈잎떨기나무. 키는 1m. 꽃은 흑적색, 5월에 핌. 열매는 장과. 꽃봉오리는 체내에서 강력한 이뇨 작용을 한다. 복막염, 흉막염, 급성 신장염으로 배뇨가 안 되면서 소변을 잘 보지 못하여 붓는 증상에 이뇨 작용이 있다. 특히, 피부 표피층에 수분 정체가 심하고 소화가 안 되면서 몸이 무거운 증상에 쓴다.

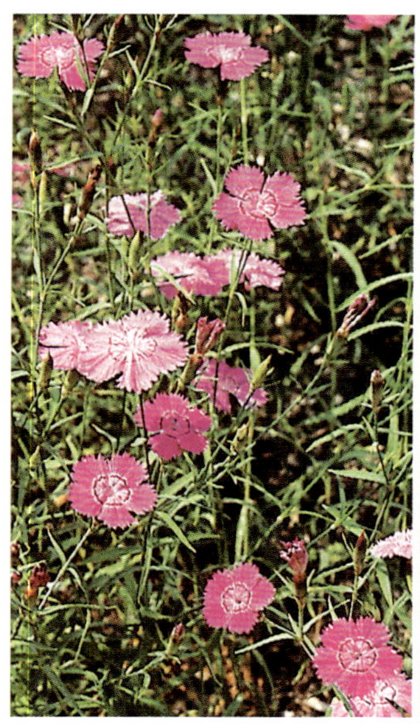

패랭이꽃

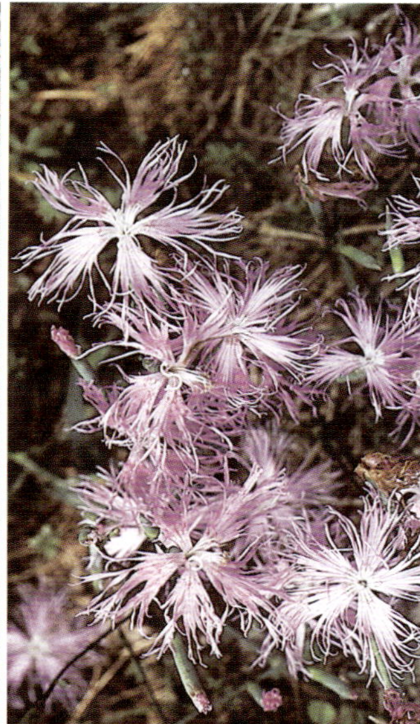

술패랭이꽃

패랭이꽃 *Dianthus chinensis* L.   석죽과

전국 각지의 산이나 들에서 자라는 여러해살이풀. 키는 30cm 가량. 꽃은 진한 분홍색, 6~8월에 핌. 열매는 삭과. 전초는 열이 심하면서 소변을 보지 못하거나 소변의 빛깔이 붉으면서 은은한 통증을 호소하는 증상, 급성 방광염, 요도염, 급성 신우신염, 급성 신염, 전립선염 등에 널리 응용된다. 실험적으로도 해열, 이뇨 작용은 입증되고 있다. 혈압 강하 작용이 있어서, 일반적으로 혈압이 높고 몸이 비대하면서 상대적으로 소변의 양이 적은 사람에게 유효하다.

- 약명 : 구맥(瞿麥)
- 약용 부위 : 전초
- 약효 : 이뇨, 소염, 해열, 혈압 강하
- 용량 : 전초 4~12g에 물 700mL를 넣고 2~3시간 달여서 한 번에 복용
- 채약 시기 : 9~10월

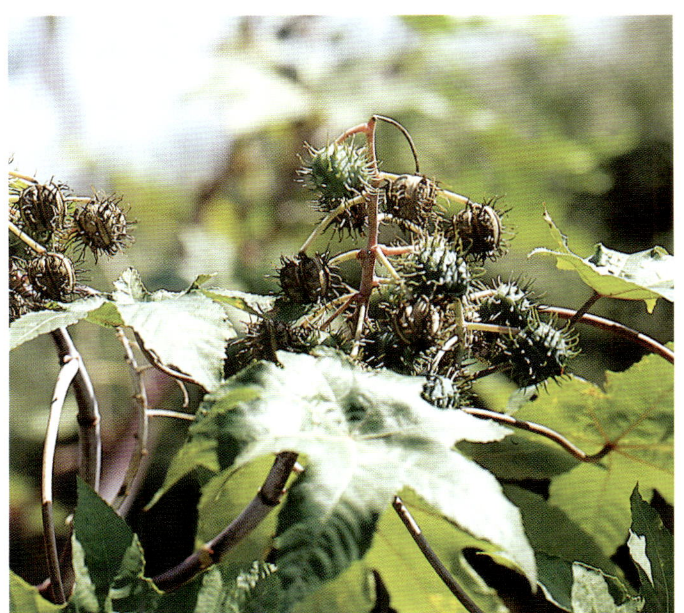

피마자 *Ricinus communis* L.　　　　　대극과

- 약명 : 피마자(蓖麻子)
- 약용 부위 : 종자
- 약효 : 종기, 피부염, 살균, 화상
- 용량 : 환부에 따라 조절
- 채약 시기 : 9~10월
- 금기 : 임신부, 설사를 하는 사람

전국 각지에 재배하는 한해살이풀. 키는 2m 내외. 꽃은 붉은색, 5~8월에 핌. 열매는 삭과. 안면 신경마비에 얼굴의 하악 관절에 종자를 짓찧어서 붙여 마비 동통을 치료한다. 종기, 악성 피부염, 개선, 건선 등의 환부에 붙여 살균 작용을 얻고, 완고한 변비에 신통력이 있으나 잘못 먹으면 준하(峻下) 작용을 일으켜 회생력에 어려움이 생기게 된다.

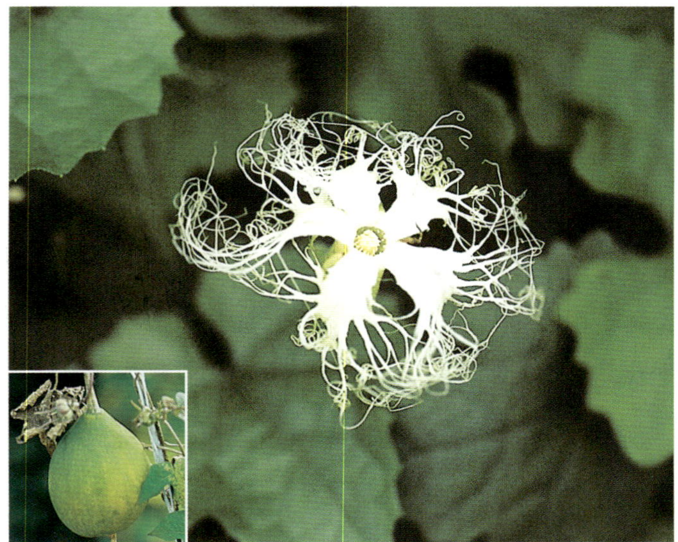

열매 하늘타리

하늘타리 *Trichosanthes kirilowii* MAXIM. 박과

중남부 지방에서 잘 자라는 여러해살이 덩굴 식물. 꽃은 노란색, 7~8월에 핌. 열매는 장과. 뿌리를 천화분, 종자를 과루인(瓜蔞仁)이라고 한다. 열이 많고 갈증을 심하게 일으키는 당뇨병에 혈당을 내리면서 갈증을 풀어 주고 해열 효과도 나타난다. 배농 작용이 있어서 종기에 쓰고, 피부염에도 항피부진균 작용으로 효력을 얻는다. 폐결핵으로 객혈과 피고름을 토해 낼 때에 효력을 나타내며, 변비 치료에도 효력이 있다.

- 약명 : 천화분(天花粉)
- 약용 부위 : 뿌리
- 약효 : 당뇨, 구갈, 해열, 항궤양
- 용량 : 뿌리 12~20g에 물 700mL를 넣고 2~3시간 달여서 식후 1시간에 복용
- 채약 시기 : 3월, 10월
- 금기 : 설사를 하는 사람

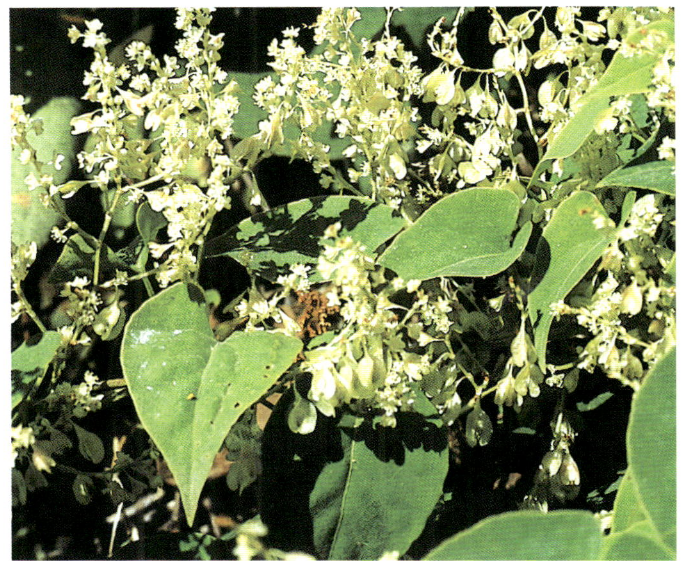

하수오

하수오　*Pleuropterus multiflorus* Turcz.　　마디풀과

- 약명 : 하수오(何首烏)
- 약용 부위 : 덩이뿌리
- 약효 : 강장, 소염, 해독, 고지혈증
- 용량 : 덩이뿌리 6~12g에 물 700mL를 넣고 2~3시간 달여서 식후 1시간에 복용
- 채약 시기 : 10월

　중국 원산으로, 각지에서 재배하는 덩굴성 여러해살이풀. 꽃은 흰색, 8~9월에 핌. 열매는 수과. 덩이뿌리의 생것은 변비 치료에 유효하며, 단방으로도 달여서 복용하면 효력을 본다. 피부염, 종기에 해열, 해독 작용을 일으킨다. 결핵성 림프선염에는 짓찧어서 붙이거나 씹어서 먹고, 달여서 복용하기도 한다. 고지혈증으로 어지럽고, 이명, 심계 항진, 불면, 다몽, 허리마비 증상에 짓찧어서 쓰면 유용하게 사용되며, 머리가 일찍 희어지거나 요통, 현훈에도 효력을 보인다.

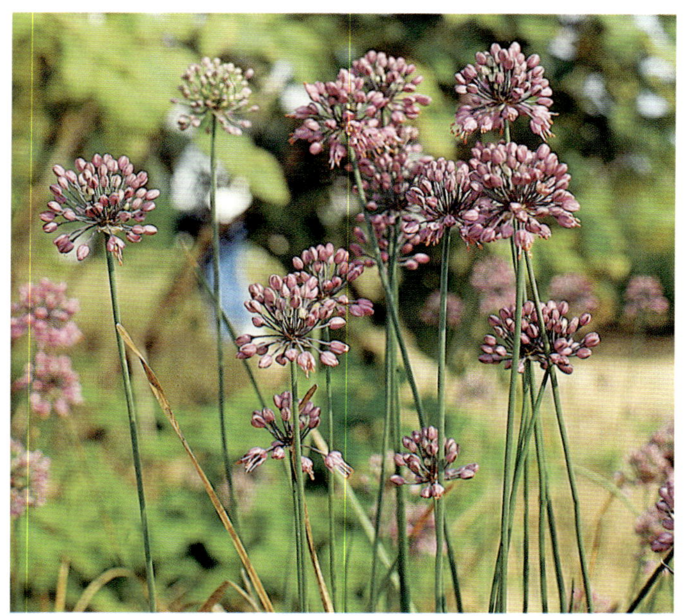

한라부추

한라부추 *Allium taquetii* Lév. et Van't   백합과

전국 각지의 산지에서 자라는 여러해살이풀. 키는 25cm 가량. 꽃은 자주색, 8~10월에 핌. 열매는 삭과. 덩이뿌리는 혈액 순환 개선으로 타박상에 유효하며, 사람의 원기를 도와 주고 근육과 골격을 강하게 하면서 심근의 수축력 증가로 협심증에 효과가 있다. 건위, 소화 작용도 있고 담마진, 옷독, 피부염에 환부에 붙여서 치료한다. 잎은 식용한다.

- 약명 : 산구(山韭)
- 약용 부위 : 덩이뿌리, 잎
- 약효 : 활혈, 건위, 소화
- 용량 : 덩이뿌리 또는 잎 8~15g에 물 700mL를 넣고 2시간 달여서 식후 1시간에 복용
- 채약 시기 : 9~10월

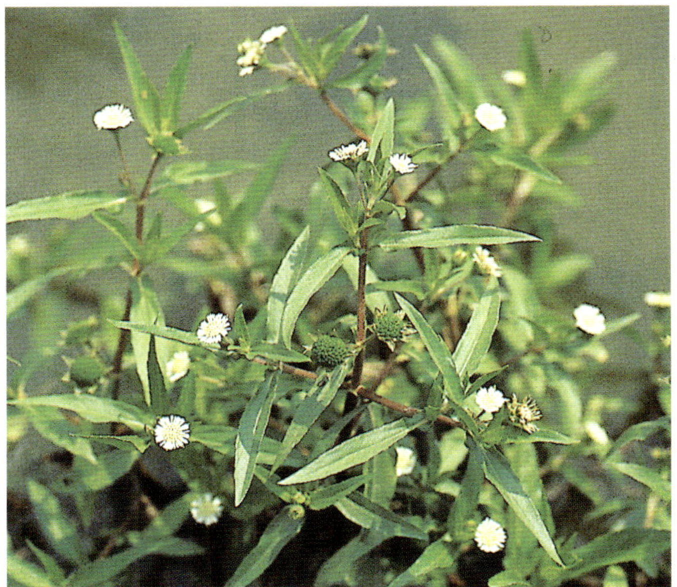

한련초

한련초 *Eclipta prostrata* L.   국화과

- 약명 : 묵한련(墨旱蓮)
- 약용 부위 : 전초
- 약효 : 지혈, 강장, 항균
- 용량 : 전초 30g에 물 700mL를 넣고 30분~1시간 달여서 식후 1시간에 복용
- 채약 시기 : 8~10월

경기 이남 지방의 습지에서 자라는 한해살이 풀. 키는 20~60cm. 꽃은 흰색, 8~9월에 핌. 열매는 수과. 디프테리아에는 전초 신선한 것을 짓찧어서 꿀에 넣어 복용한다. 폐결핵으로 오는 객혈에 지혈 반응을 보이고, 이질에도 단방으로 효력이 크다. 전통적으로 머리가 일찍 희어지는 데 쓰지만, 최근에는 면역 기능을 높이는 식물로 알려져 있다. 지혈 반응이 있어서 코피, 장 출혈, 토혈, 해열, 소변 출혈에 지혈 작용을 나타낸다.

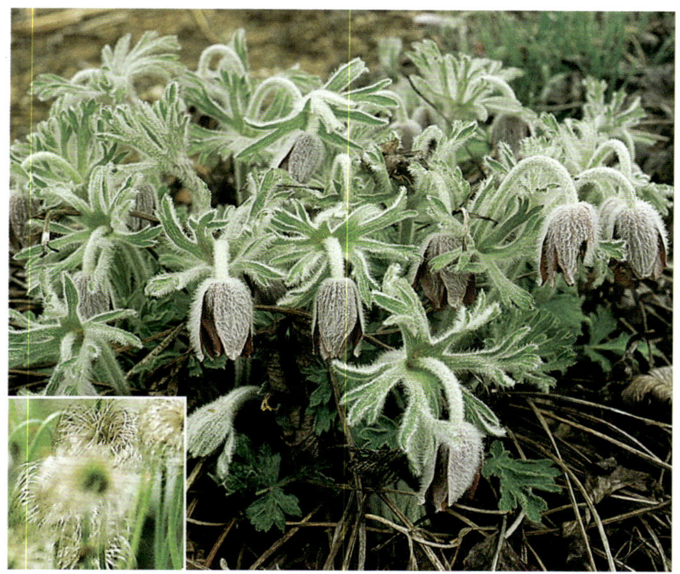

열매

할미꽃

할미꽃 *Pulsatilla cernua* Spreng. var. *koreana* Y. Lee

미나리아재비과

전국 각지의 산야에서 자라는 여러해살이풀. 키는 30~40cm. 꽃은 적자색, 3~4월에 핌. 열매는 수과. 뿌리는 이질이나 아메바성 이질에 전탕액을 복용하면 치유되는 것은 이질균의 발육을 억제시키기 때문이다. 뿐만 아니라, 장염이나 설사에도 효력을 보인다. 치질에는 내복, 외용으로 찜질을 하여 치료 효과를 나타낸다.

- ◆ 약명 : 백두옹(白頭翁)
- ◆ 약용 부위 : 뿌리
- ◆ 약효 : 소염, 항균, 이질, 설사
- ◆ 용량 : 뿌리 4~6g에 물 700mL를 넣고 2~3시간 달여서 식후 1시간에 복용
- ◆ 채약 시기 : 9~10월
- ◆ 금기 : 신체 허약자 다량 복용을 금함.

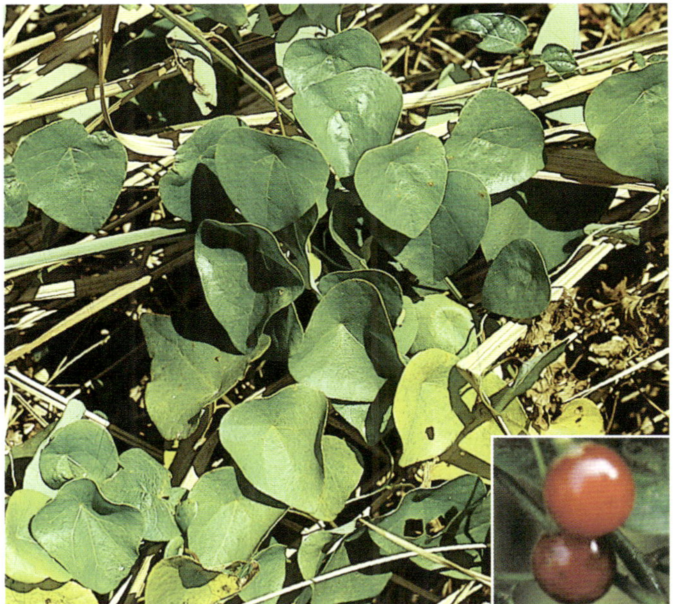

함박이

열매

함박이 *Stephania japonica* MIERS　　새모래덩굴과

- 약명 : 천금등(千金藤)
- 약용 부위 : 전초
- 약효 : 소염, 진통, 이뇨
- 용량 : 전초 4~8g에 물 700mL를 넣고 2~3시간 달여서 식후 1시간에 복용
- 채약 시기 : 9~10월

남부 지방, 특히 제주 남부에 널리 자생하는 갈잎덩굴나무. 키는 6~15cm. 꽃은 연한 녹색, 6~7월에 핌. 전초는 사지 관절의 마비 동통과 관절염에 소염 작용을 돕고, 굴신이 잘 안 되는 증상에 활용한다. 유효 성분 중에 여러 종류의 alkaloid 성분은 횡문근의 이완 작용을 나타내고 있어, 이와 같은 질환과 상관 관계가 있는 것으로 평가된다.

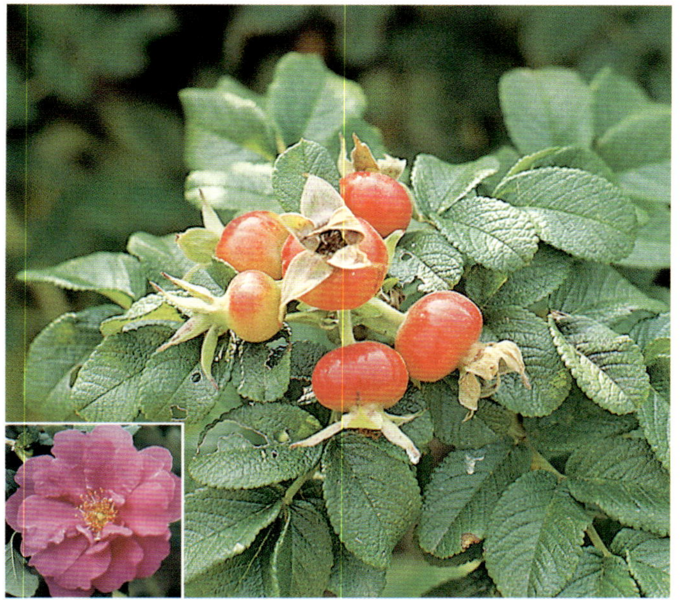

꽃

해당화

해당화 *Rosa rugosa* THUNB.　　　　　　　　장미과

전국 각지의 해변에서 자라는 갈잎떨기나무. 키는 1~1.5m. 꽃은 보라색, 5~7월에 핌. 열매는 수과. 꽃봉오리의 방향성 정유 성분은 배에 가스가 차서 통증이 있고 팽만감이 있을 때 쓰인다. 또, 여성의 월경불순 증상과 월경 전에 유방의 부종, 통증을 해소시킨다. 동물 실험에서는 담즙 분비 촉진 효과를 인정할 수 있었다.

- 약명 : 매괴화(玫瑰花)
- 약용 부위 : 꽃봉오리
- 약효 : 건위, 진통
- 용량 : 꽃봉오리 4~8g에 물 700mL를 넣고 2~3시간 달여서 식후 1시간에 복용
- 채약 시기 : 꽃은 6~7월, 뿌리는 9~10월

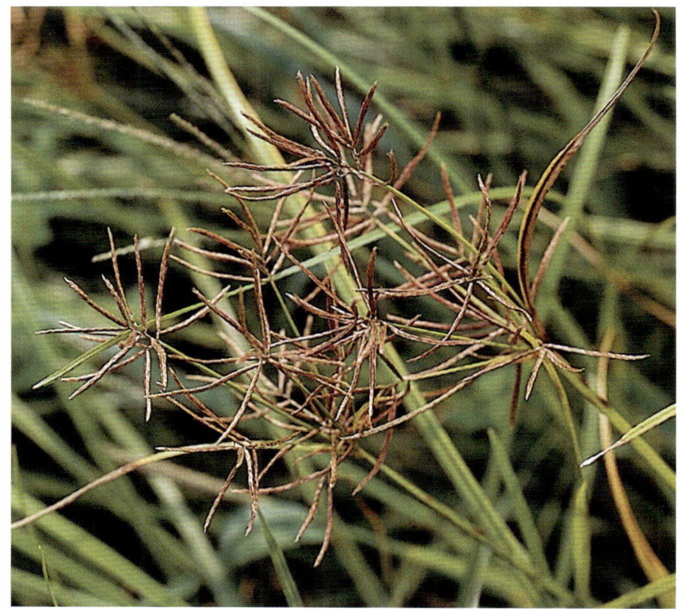

향부자 *Cyperus rotundus* LINNÉ 　　　사초과

- 약명 : 향부자(香附子)
- 약용 부위 : 뿌리줄기
- 약효 : 통경, 진정, 신경 과민
- 용량 : 뿌리줄기 4~12g에 물 700mL를 넣고 2~3시간 달여서 식전, 식후 1시간에 복용
- 채약 시기 : 9~10월

남부 해변 개울가에서 자라는 여러해살이풀. 키는 20~60cm. 꽃은 연한 녹색, 7~8월에 핌. 열매는 수과. 뿌리줄기는 일체의 여성 질환에 통치 처방으로 응용된다. 월경 장애, 월경통, 불임증까지 폭넓게 활용되며, 신경 과민으로 인한 우울증 해소에 탁월한 반응을 보임으로써 해울에 선약(仙藥)이라고 한다. 신경성 위장병, 간 기능 장애, 불안, 초조, 불면증에도 현저한 효과가 있다.

등

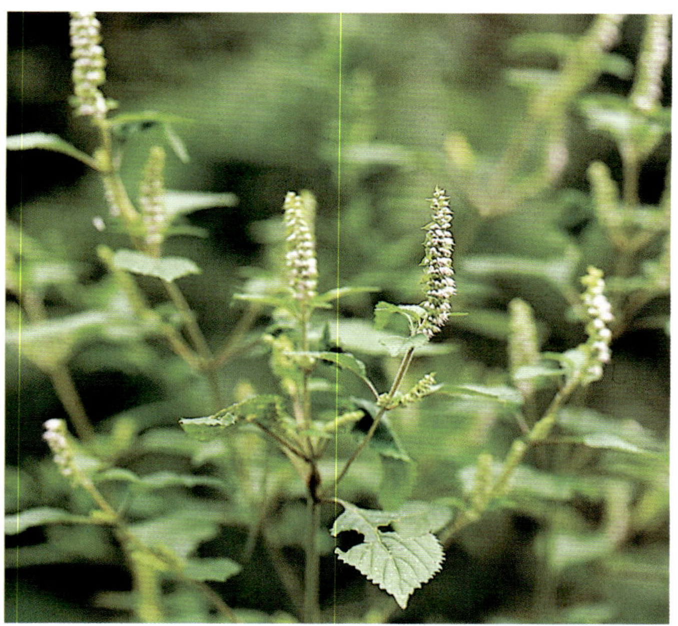

향유

향유 *Elsholtzia ciliata* (Thunb.) Hylander   꿀풀과

전국 각지에서 자라는 한해살이풀. 키는 60cm 가량. 꽃은 자주색, 9~10월에 핌. 열매는 소견과. 전초는 방향성 정유 성분이 많아서 건위, 소화 작용을 한다. 그러므로 여름 식중독에 제독 효과가 높고 소화불량, 식욕 부진, 구토, 설사에도 쓰인다. 그리고 여름에 일기가 불순해서 일어나는 감기에 가벼운 해열, 발한 작용으로 치료된다. 향유의 진품은 꽃향유이다.

- 약명 : 향유(香薷)
- 약용 부위 : 전초
- 약효 : 건위, 해열
- 용량 : 전초 8~12g에 물 700mL를 넣고 1시간 달여서 식후 1시간에 복용
- 채약 시기 : 10월

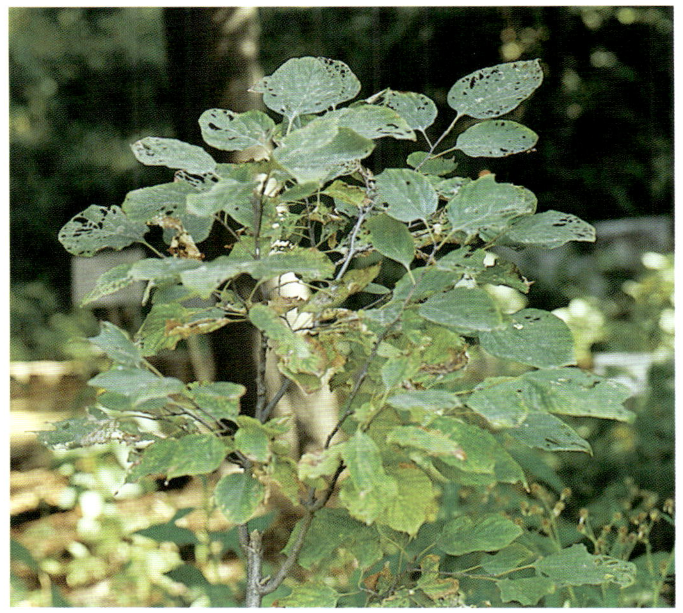

헛개나무 *Hovenia dulcis* THUNB.   갈매나무과

- 약명 : 지구자(枳椇子)
- 약용 부위 : 열매
- 약효 : 이뇨, 보간, 해주독
- 용량 : 열매 12~20g에 물 700mL를 넣고 2~3시간 달여서 식후 1시간에 복용
- 채약 시기 : 10~11월

전국 각지에서 자라는 갈잎큰키나무. 키는 10m 가량. 꽃은 녹색, 6월에 핌. 열매는 둥근 모양. 열매는 해열, 이뇨 작용으로 열을 내리면서 소변불리, 소변 황적색을 치료한다. 또, 갈증을 풀어 주고, 가슴에서 번열이 날 때 응용된다. 근래 국내에서는 나뭇가지를 간 치료에 쓰고 있으며, 또 주독을 제거한다고 하여 많이 사용하고 있으나 종자가 더 우수하다.

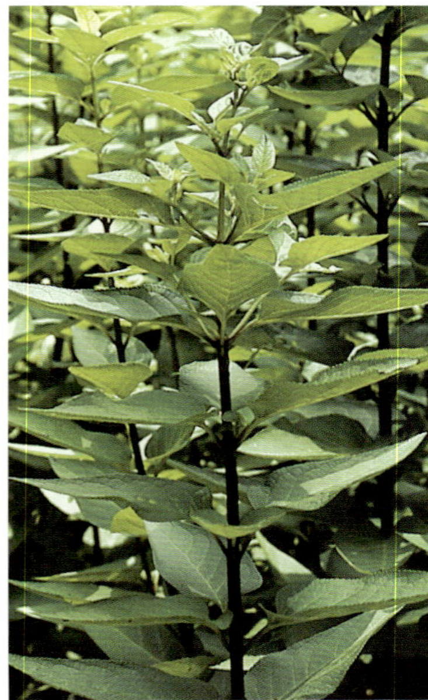
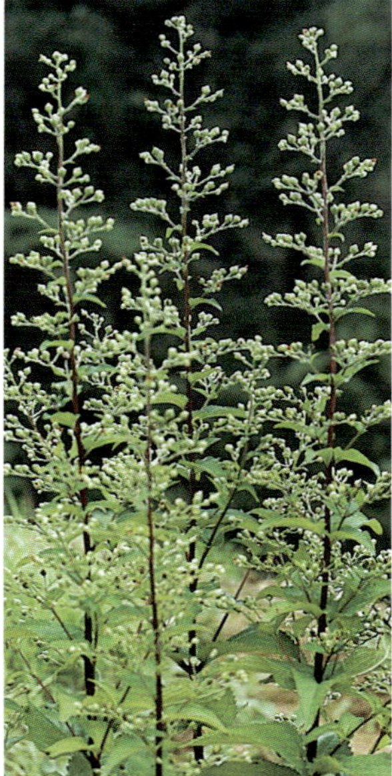

현삼 꽃

현삼 *Scrophularia buergeriana* M~IQ~. 현삼과

전국 각지의 산지에서 자라는 여러해살이풀. 키는 80~150cm. 꽃은 황록색, 8~9월에 핌. 열매는 삭과. 뿌리는 해열 작용이 강하므로 고열, 번조, 구건, 두통, 정신 혼몽 등에 쓰면 열이 내리고, 혈압 강하 효과가 있으면서 증상이 호전된다. 그러므로 일체의 발열성 질환에 폭넓게 응용된다. 발열 증상과 함께 피부 발적, 발진에도 해열 작용과 함께 피부진균을 억제시키면서 치유된다.

- 약명 : 현삼(玄蔘)
- 약용 부위 : 뿌리
- 약효 : 해열, 소염, 진정, 항균
- 용량 : 뿌리 4~12g에 물 700mL를 넣고 2~3시간 달여서 식후 1시간에 복용
- 채약 시기 : 9~10월

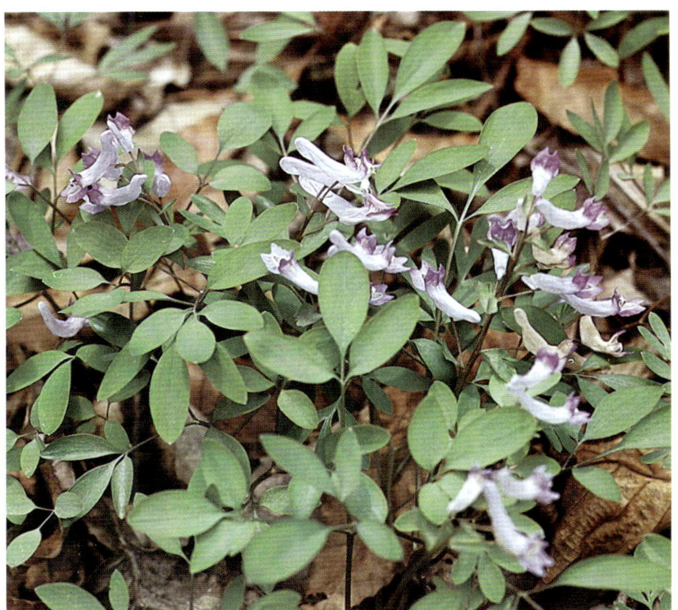

현호색

현호색 *Corydalis turtschaninovii* Besser   양귀비과

- 약명 : 현호색(玄胡索)
- 약용 부위 : 덩이뿌리
- 약효 : 진통, 통경, 항궤양
- 용량 : 덩이뿌리 3~8g 에 물 700mL를 넣고 2~3시간 달여서 식전 1시간에 복용
- 채약 시기 : 5월

전국 각지에서 자라는 여러해살이풀. 키는 20cm 가량. 꽃은 연한 자주색, 4~5월에 핌. 열매는 삭과. 덩이뿌리는 진통 효과와 함께 혈액 순환 개선 작용이 현저하므로, 여성의 월경통 제거와 무월경에 통경 작용을 나타낸다. 또, 관상 동맥 질환에 탁월한 효능이 있어서, 협심증과 심박동 이상자에게 효력이 있다. 타박상으로 울혈이 되어 통증을 호소하는 증상에도 활용되고 있다.

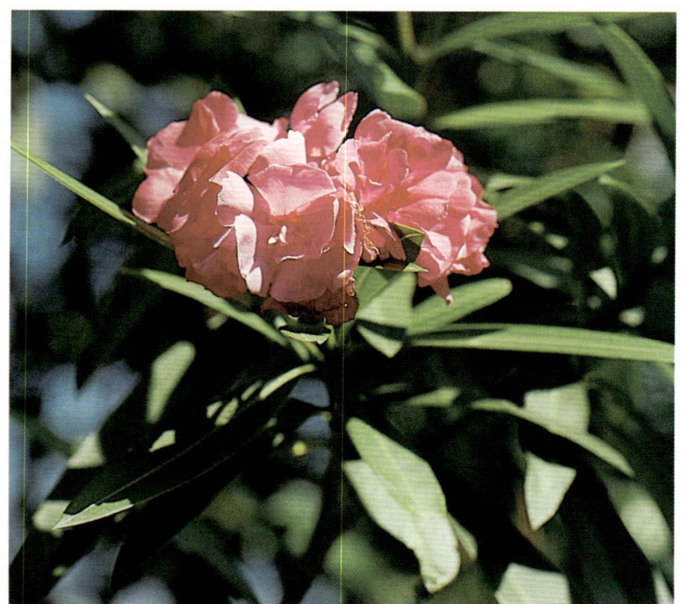

협죽도

협죽도 *Nerium indicum* MILLER　　　　　협죽도과

인도 원산으로, 남부 지방에서 자라는 늘푸른 떨기나무. 키는 3~4m. 꽃은 붉은색, 7~8월에 핌. 열매는 골돌. 잎은 강심 작용이 있어서 소량에서는 심장 근육의 수축 작용을 보이지만, 다량에서는 심장 박동이 정지되므로 유독 식물로 평가된다. 강심제로 쓰는 것이 대부분 독성과 효력이 강하여 독성 약으로 분류되고 있다. 실험에서는 강심, 이뇨 작용이 나타났다.

- 약명 : 협죽도(夾竹桃)
- 약용 부위 : 잎, 나무 껍질
- 약효 : 강심, 이뇨
- 용량 : 잎 또는 나무 껍질 2g에 물 700mL를 넣고 2~3시간 달여서 식후 1시간에 복용
- 채약 시기 : 9~10월

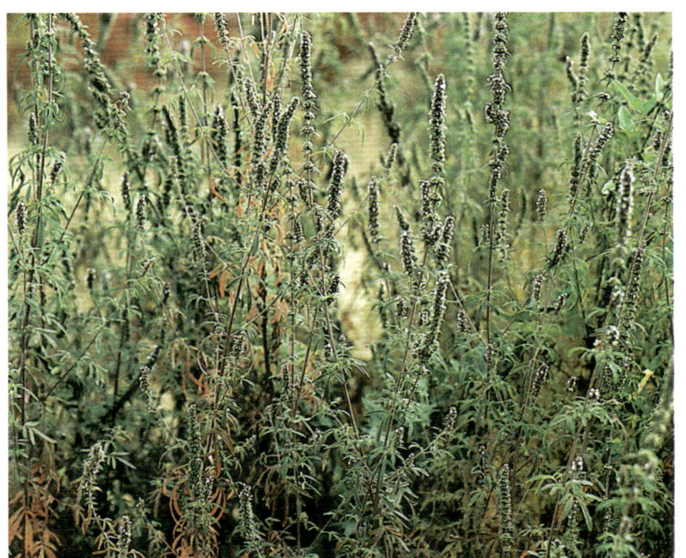

형개

형개 *Schizonepeta tenuifolia* BRIQUET var. *japonica* KITAGAWA

꿀풀과

- 약명 : 형개(荊芥)
- 약용 부위 : 전초
- 약효 : 해열, 진통, 지혈, 항균
- 용량 : 전초 4~8g 에 물 700mL를 넣고 2~3시간 달여서 공복에 복용
- 채약 시기 : 9월

중국 원산으로, 각지에서 재배하는 한해살이풀. 키는 60cm 가량. 꽃은 적자색, 8~9월에 핌. 전초는 감기로 인한 오한, 발열, 두통, 무한에 해열, 진통 효과가 있고, 산후 감기에도 완만한 해열 작용이 있어서 가루로 복용하면 치유된다. 피부 질환에도 항균 작용을 나타내어 널리 쓰이며, 특히 피부 소양증에 유효하고, 여러 종류의 병원 미생물에 대한 항균 작용이 뛰어나다. 볶아서 태워 가루를 내어 쓰면 자궁 출혈, 월경 과다, 소변 출혈, 치질 출혈에 지혈 작용을 한다.

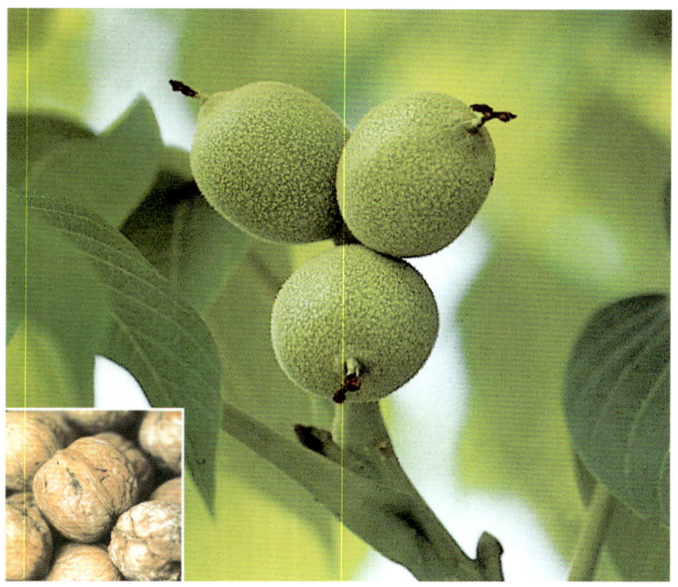

열매

호두나무

호두나무 *Juglans sinensis* Dode 가래나무과

중국 원산으로, 각지에서 재배하는 갈잎나무. 키는 20m 가량. 꽃은 연한 녹색, 4~5월에 핌. 열매는 핵과. 종자에는 지방 성분이 40~60% 들어 있어서 만성 변비 치료에 효력을 나타낸다. 폐의 기능 허약으로 오는 해수, 천식에 진해 작용을 보인다. 피부염과 습진에 쓰면 소염, 살균 작용으로 피부가 윤택해지면서 진물이 나고 가려운 증상이 없어진다. 남자가 장복을 하면 정력 감퇴, 유정, 소변빈삭, 전립선염에도 효력을 본다.

- 약명 : 호도(胡桃)
- 약용 부위 : 종자
- 약효 : 강장, 살균, 변비
- 용량 : 종자 12~20g에 물 700mL를 넣고 2~3시간 달여서 공복에 복용, 또는 생용
- 채약 시기 : 10월

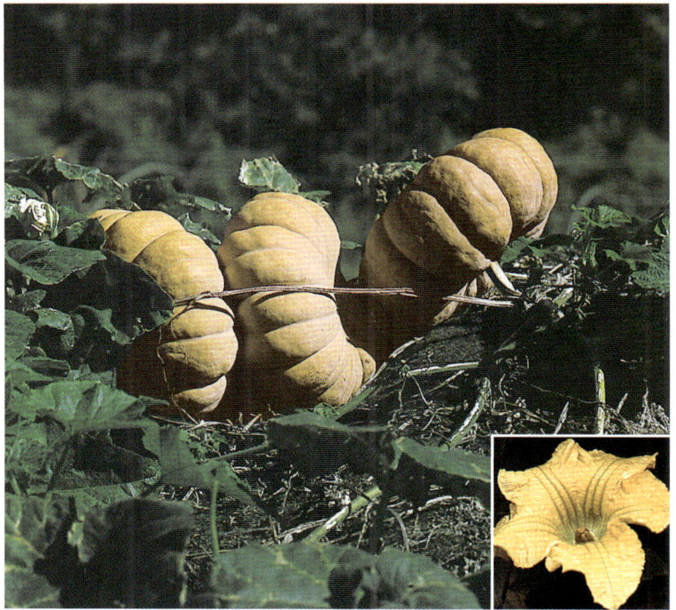

호박

꽃

호박 *Cucurbita moschata* DUCHESNE   박과

- 약명 : 남과자(南瓜子)
- 약용 부위 : 종자
- 약효 : 살충, 이뇨
- 용량 : 종자 20~30g에 물 1L를 넣고 2시간 달여서 식후 1시간에 복용, 또는 생용
- 채약 시기 : 9~10월

아프리카 원산으로, 각지에서 재배하는 한해살이풀. 꽃은 노란색, 7~8월에 핌. 열매는 박과. 종자는 간디스토마의 중간 숙주를 파괴시키면서 증식을 억제시킨다. 예전부터 장내 기생충 구제약으로 사용하여 촌백충, 회충 등에 활용해 왔다. 근래에는 산후에 모유 촉진 효과가 있어 자주 사용된다. 늙은호박은 이뇨 작용도 있어서 산후에 많이 복용한다.

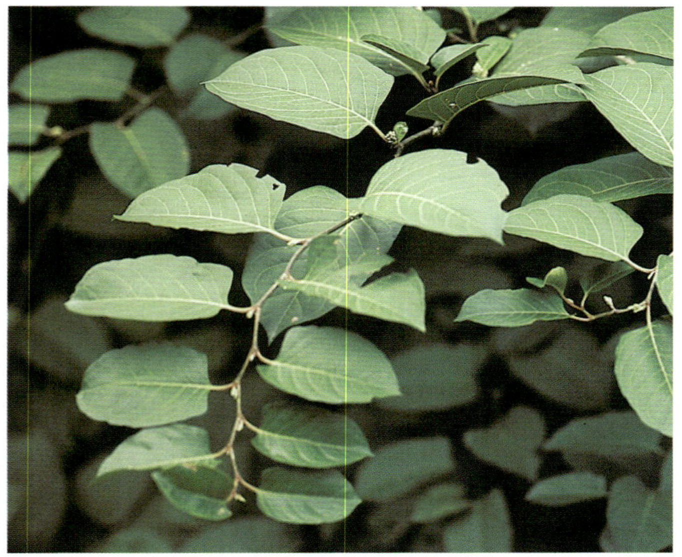

호장근

호장근 *Reynoutria japonica* HOUTT.   마디풀과

전국 각지에서 자라는 여러해살이풀. 키는 1 ~1.5m. 꽃은 적자색, 6~8월에 핌. 열매는 수과. 뿌리는 신경통으로 사지마비 동통이 심할 때에 쓰고, 허리 디스크, 관절염 등에도 활용된다. 또, 혈액 순환 개선 작용이 있어서 타박상으로 울혈이 되었거나 혈액 순환 장애에 치료 반응을 나타내며, 고지혈증 용해 효과도 있다. 소아의 급성 폐렴으로 고열, 해수, 천식이 심할 때에도 활용하고, 급성 간염으로 황달이 진 것도 풀어 줄 뿐만 아니라, 치료 작용을 보인다.

- 약명 : 호장근(虎杖根)
- 약용 부위 : 뿌리
- 약효 : 진통, 소염, 해열, 해수
- 용량 : 뿌리 4~8g에 물 700mL를 넣고 2~3시간 달여서 공복에 복용
- 채약 시기 : 10월
- 금기 : 설사나 물변하는 경우에는 복용을 금함.

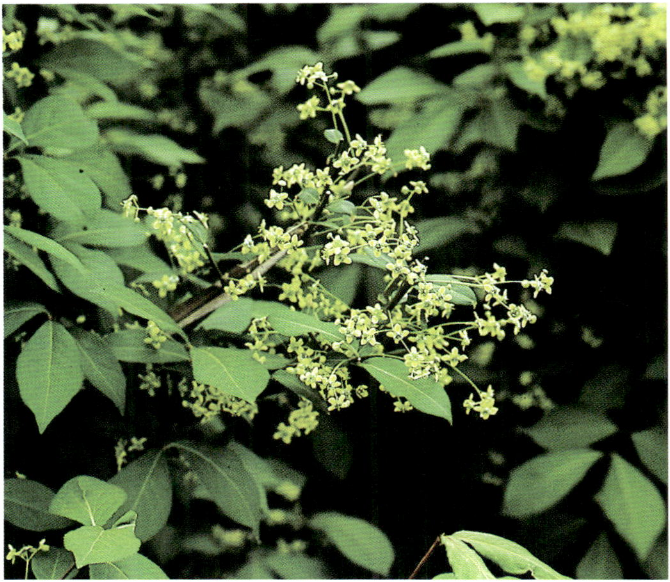

화살나무

화살나무   *Euonymus alatus* Sieb.   노박덩굴과

- 약명 : 귀전우(鬼箭羽)
- 약용 부위 : 가지에 달린 날개
- 약효 : 항암, 통경, 혈액 순환 개선
- 용량 : 가지에 달린 날개 4~12g에 물 700mL를 넣고 2~3시간 달여서 식후 1시간에 복용
- 채약 시기 : 9~10월

전국 각지의 산지에서 자라는 갈잎떨기나무. 키는 3m 가량. 꽃은 황록색, 5~6월에 핌. 열매는 삭과. 가지에 달린 날개는 근래에 항암제로 민간에서 널리 애용하고 있는데, 이 약은 실험에서도 암세포의 억제 효과를 입증하고 있다. 혈액 순환 촉진 효과가 있어서 산후 복통, 월경통, 타박상으로 인한 울혈 통증에 개선 작용을 보인다. 약리 실험에서는 혈당 강하, 혈압 강하 작용이 있고, 관상 동맥의 혈류량을 촉진시키기도 한다.

ㅎ

295

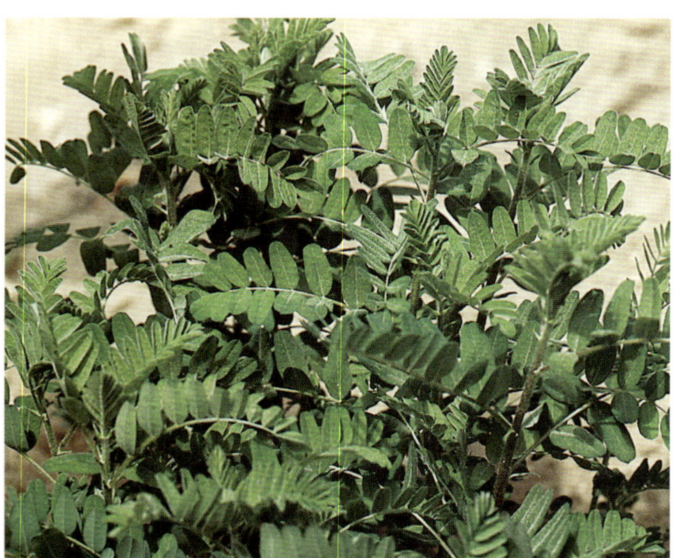

황기

황기 *Astragalus membranaceus* Bunge

콩과

전국 각지에서 재배하는 여러해살이풀. 키는 1m 가량. 꽃은 연한 노란색, 7~8월에 핌. 열매는 협과. 뿌리는 몸이 허약해서 식은땀이 저절로 흐르는 증상에 모려와 같이 쓴다. 기운이 없고 피로가 잦으면서 몸이 붓는 증상에 기력을 상승시키면서 이뇨 작용을 얻게 한다. 중풍 후유증에 의한 반신불수, 구안와사, 언어 장애 등에는 당귀, 천궁과 배합하며, 당뇨병으로 기력이 크게 떨어지고 몸이 마르는 증상에도 활용된다.

- 약명 : 황기(黃芪)
- 약용 부위 : 뿌리
- 약효 : 기허, 피로, 다한, 도한, 위하수
- 용량 : 뿌리 8~15g에 물 1L를 넣고 2~3시간 달여서 식후 1시간에 복용
- 채약 시기 : 9~10월

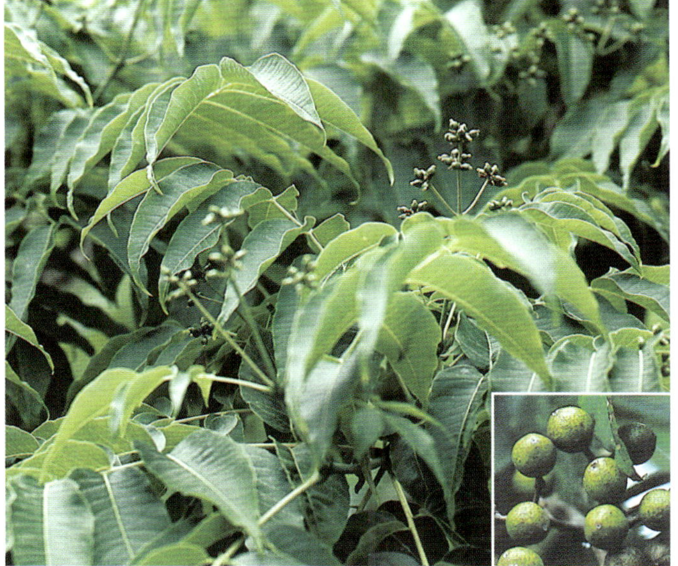

황벽나무

열매

황벽나무   *Phellodendron amurense* R_{UPR.}   운향과

- 약명 : 황백(黃柏)
- 약용 부위 : 나무 껍질
- 약효 : 해열, 소염, 건위, 화상, 혈압 강하
- 용량 : 나무 껍질 2~8g에 물 700mL를 넣고 2~3시간 달여서 식후 1~2시간에 복용
- 채약 시기 : 3월, 9~10월

　전국 각지의 깊은 산에서 자라는 갈잎큰키나무. 키는 10m 가량. 꽃은 노란색, 5~6월에 핌. 열매는 핵과. 나무 껍질은 체열이 심하고 소변을 못 보면서 통증을 호소하는 증상에 해열, 이뇨 작용을 나타낸다. 그리고 만성 세균성 이질에도 이질균의 발육을 억제시키면서 효력을 얻는다. 발열이 되면서 피부 발진, 종기, 습진, 화상, 안구 출혈 등에도 소염, 해열 작용을 나타낸다.

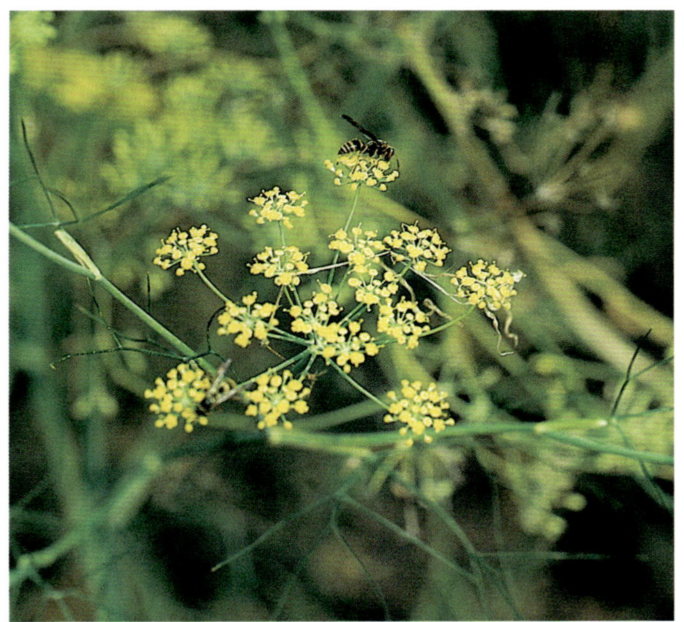

회향

회향 *Foeniculum vulgare* MILLER　　　　　　　　산형과

유럽 남부 원산으로, 각지에서 재배하는 여러해살이풀. 키는 1.5m 가량. 꽃은 노란색, 7~8월에 핌. 열매는 분과. 종자는 방향성의 anethole 성분이 50~60% 들어 있는데, 이 정유 성분은 몸의 하부에 작용하여 고환염, 복부 냉증, 설사, 정력 증강, 신장염에 활용된다. 위장 내에서는 소화액의 분비 촉진과 복부 팽만감, 동통, 경련을 제거시킨다.

- 약명 : 회향(茴香)
- 약용 부위 : 종자
- 약효 : 건위, 소염, 진경
- 용량 : 종자 4~8g에 물 700mL를 넣고 30분~1시간 달여서 식후 1시간에 복용
- 채약 시기 : 9~10월

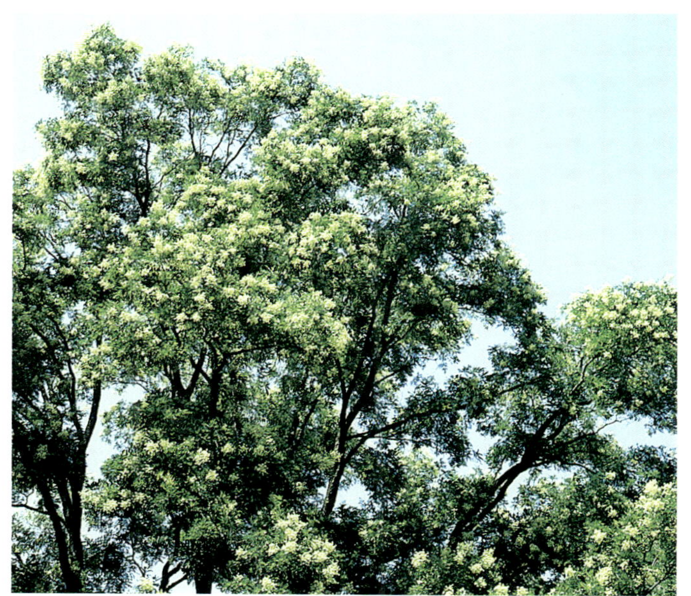

회화나무

회화나무 *Sophora japonica* L.   콩과

- 약명 : 괴화(槐花)
- 약용 부위 : 꽃
- 약효 : 지혈, 소염
- 용량 : 꽃 4~8g에 물 700mL를 넣고 2~3시간 달여서 식전 1시간에 복용
- 채약 시기 : 8월

중국 원산으로, 각지에서 재배하는 갈잎큰키나무. 키는 15m 가량. 꽃은 연한 노란색, 8월에 핌. 열매는 협과. 꽃은 치질 출혈, 위·십이지장 궤양 출혈, 자궁 출혈에 혈관을 수축시키면서 출혈 시간을 단축시킨다. 이 밖에도 소변 출혈, 객혈, 토혈에도 효력을 얻고 있다. 전탕액과 rutin 성분은 모세 혈관의 투과성 작용으로 혈압을 내리게 하며, 아울러 간과 혈관 중에 고지혈증 함량을 내림으로써 고혈압과 동맥경화증 예방과 치료에 현저한 반응을 일으킨다.

ㅎ

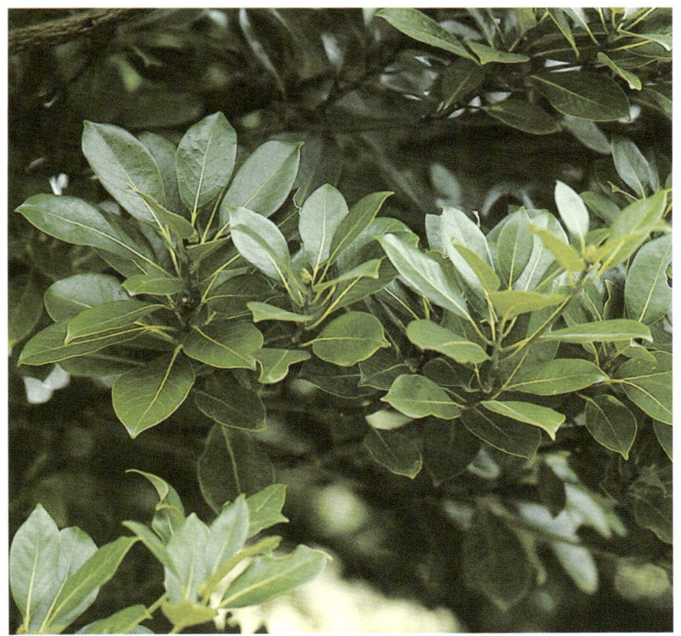

후박나무

후박나무 *Machilus thunbergii* S. et Z. 녹나무과

남부 지방에서 자라는 늘푸른큰키나무. 키는 10~15m. 꽃은 흰색, 2월에 핌. 열매는 편구형의 장과. 나무 껍질은 비위가 차서 소화가 안 되고 음식을 적게 먹으면서 구토, 설사를 할 때에 쓰고, 혈액 순환 개선으로 타박상, 근육통, 다리 부종을 제거할 때에 활용되며 염좌상에는 짓찧어 환부에 붙여서 염증을 제거시킨다.

- 약명 : 홍남피(紅楠皮)
- 약용 부위 : 나무 껍질
- 약효 : 활혈, 건위
- 용량 : 나무 껍질 6~10g에 물 700mL를 넣고 2시간 달여서 식후 1시간에 복용
- 채약 시기 : 3월, 10월

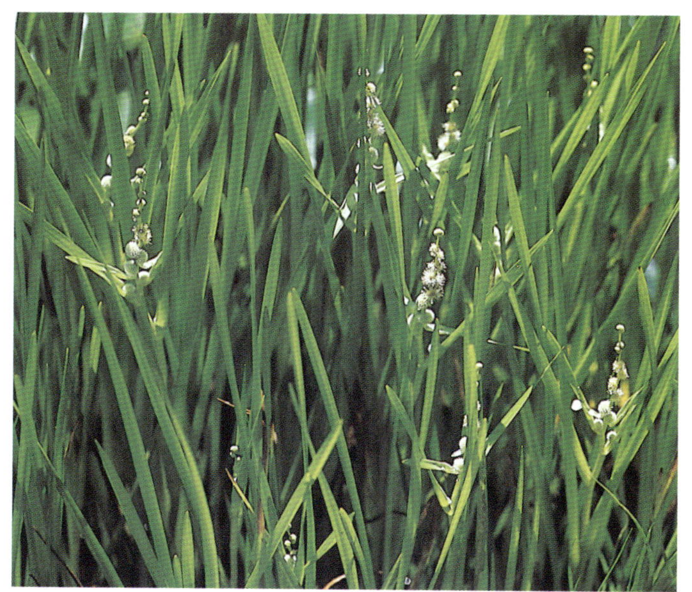

흑삼릉

흑삼릉 *Sparganium erectum* L.

흑삼릉과

- 약명 : 삼릉(三棱)
- 약용 부위 : 덩이줄기
- 약효 : 통경, 항암
- 용량 : 덩이줄기 4~10g에 물 700mL를 넣고 2~3시간 달여서 식후 1시간에 복용
- 채약 시기 : 9~10월
- 금기 : 임신부, 월경 과다인 사람

중부 이남 지방의 강가나 습지에서 자라는 여러해살이풀. 키는 1m 가량. 꽃은 녹색, 6~8월에 핌. 열매는 도란형. 덩이줄기는 어혈성으로 오는 무월경에 통경 작용을 나타낸다. 위염으로 위가 심하게 붓고 아프면서 소화가 안 되는 증상에 쓰며, 일체의 어혈, 타박상 등에 혈액 순환 개선 작용이 활발하다. 최근에는 암세포의 억제 작용이 인정되어, 간암, 위암, 식도암, 자궁경부암, 유방암, 직장암, 폐암 등에 널리 활용되고 있다.

식물 용어 알아보기

꽃의 구조
쌍자엽 식물
수술
꽃밥
수술대
꽃받침
꽃자루
꽃턱
소포
줄기
포
꽃잎
암술머리
암술대
씨방
암술
내화피편
화피
부관
외화피편
단자엽 식물
외화피 (바깥 꽃덮이)
내화피
(안쪽 꽃덮이)
꽃밥
수술
암술
내화피 (안쪽 꽃덮이)
양성화
암술
수술
꽃잎
꽃받침
단성화
암술
수술
암술 흔적
암꽃
수꽃

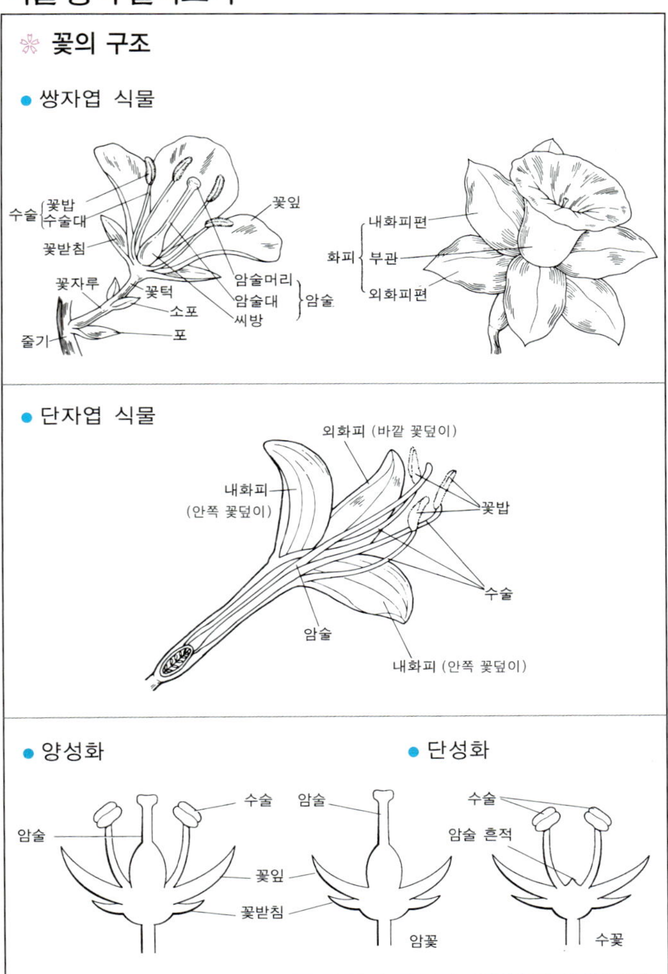

수술의 종류

약격
꽃밥
화사
수술
2강 웅예
4강 웅예
단체 웅예
2체 웅예
3체 웅예
5체 웅예
집약 웅예
연착약
T자착약
저착약
공개약
판개약
종열약
내향약
외향약

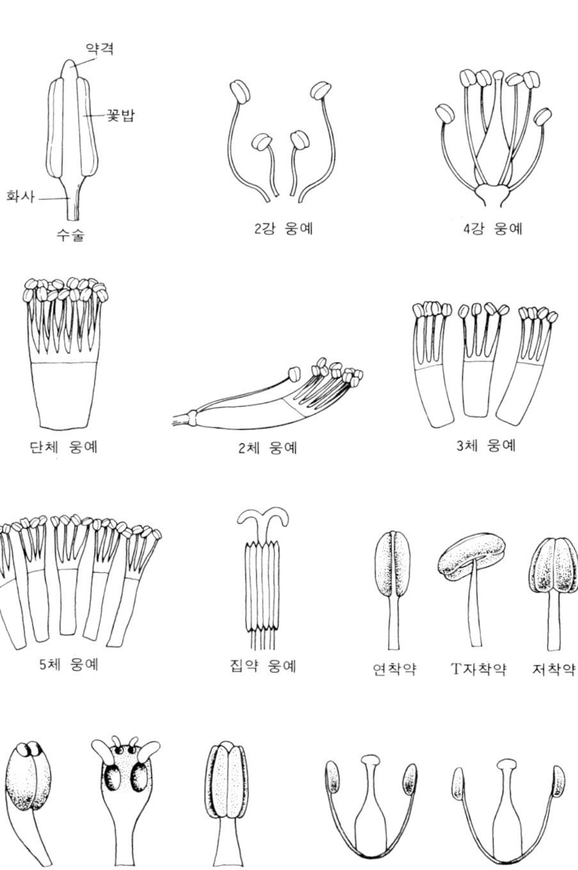

✽ 화서(꽃차례)의 종류

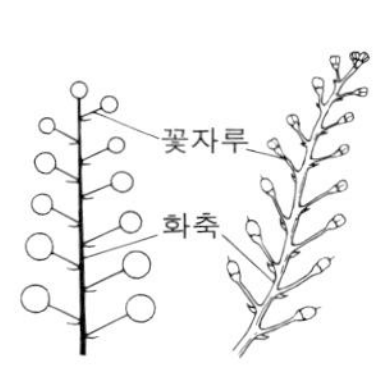

총상화서(호생)
(섬까치수염)

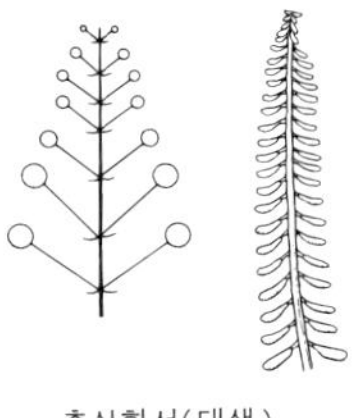

총상화서(대생)
(낭아초)

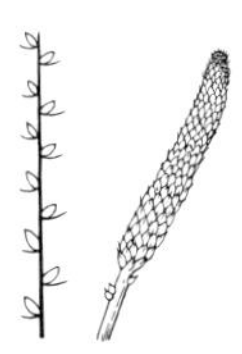

이삭화서
(질경이)

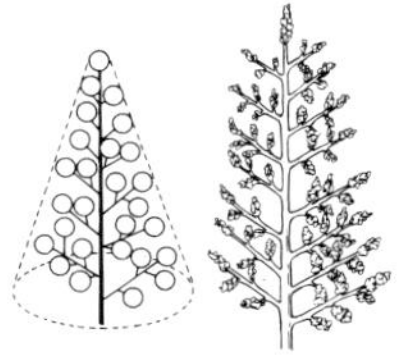

원추화서
(붉나무)

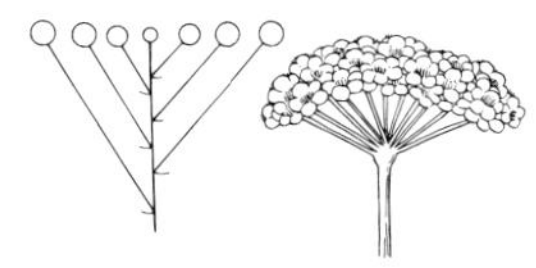

산방화서
(인가목조팝나무)

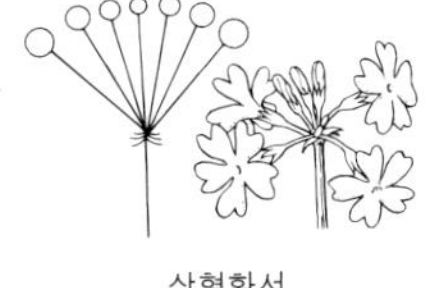

산형화서
(앵초)

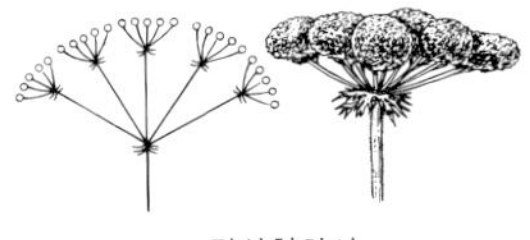

겹산형화서
(당근)

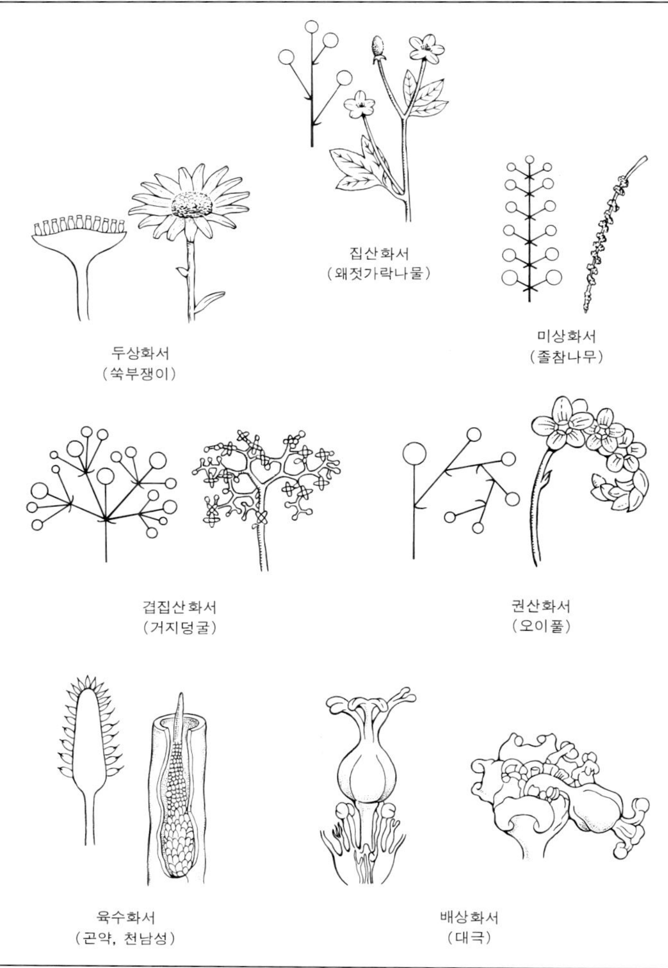

집산화서
(왜젓가락나물)
미상화서
(졸참나무)
두상화서
(쑥부쟁이)
겹집산화서
(거지덩굴)
권산화서
(오이풀)
육수화서
(곤약, 천남성)
배상화서
(대극)

❁ 화관의 구조

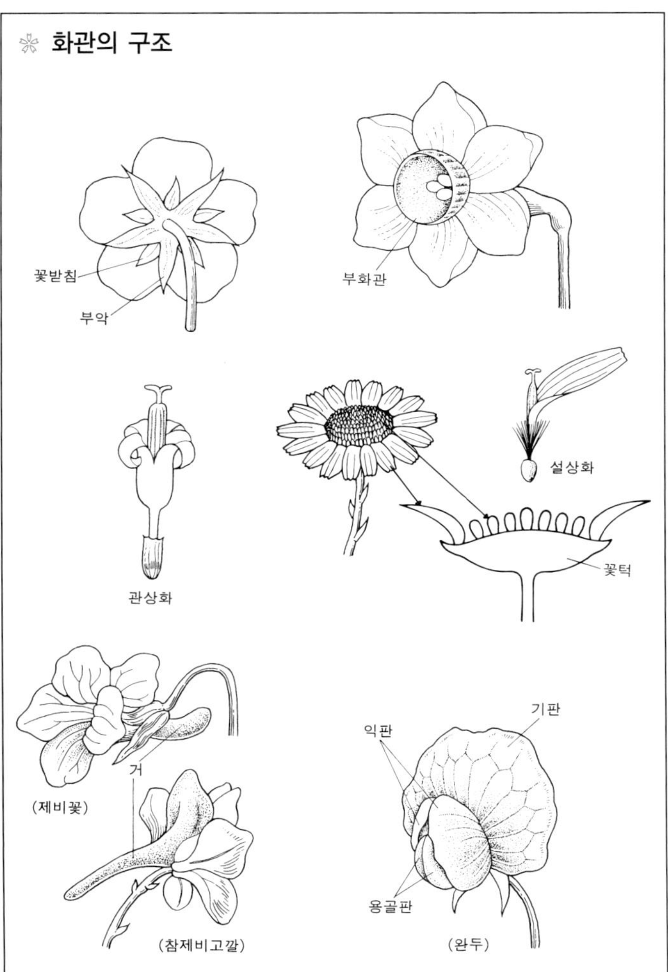

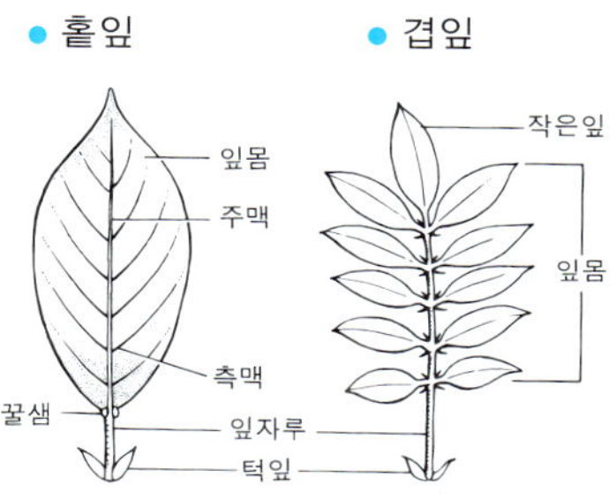
● 홑잎
● 겹잎
잎몸
주맥
측맥
꿀샘
잎자루
턱잎
작은잎
잎몸

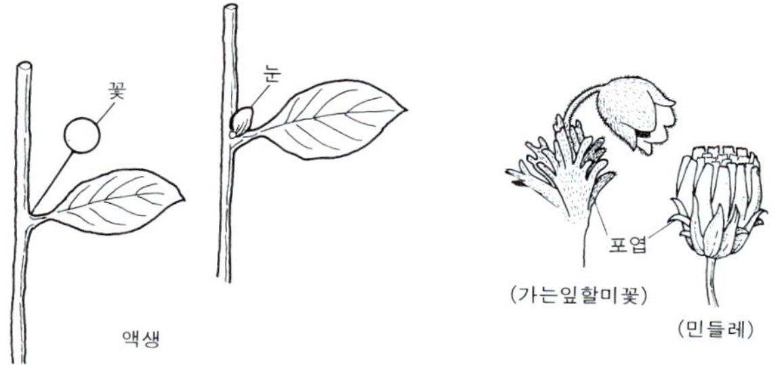
꽃
눈
액생
포엽
(가는잎할미꽃)
(민들레)

잎의 모양

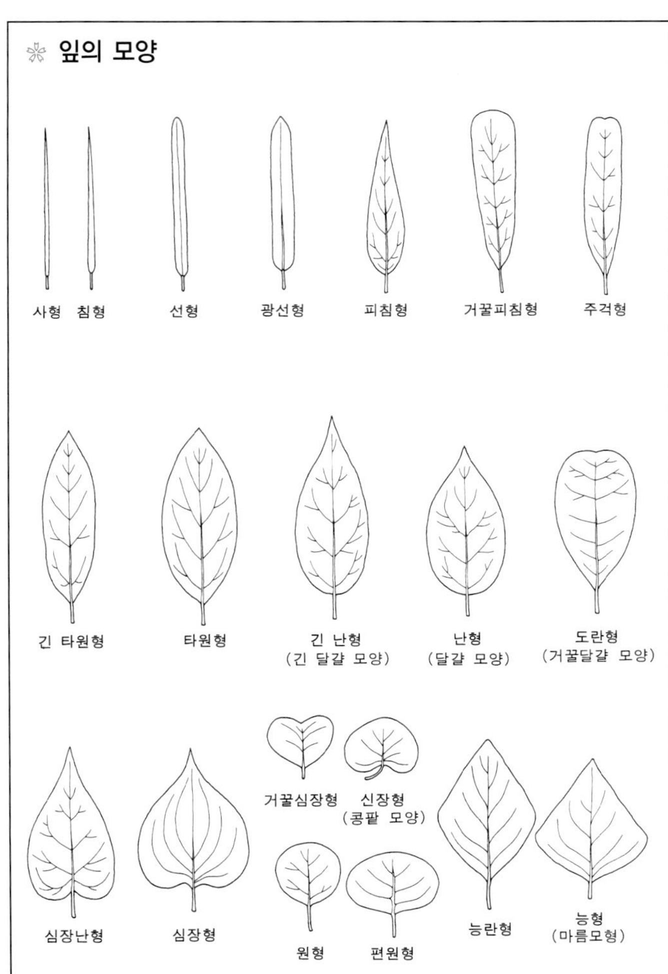
사형 침형
선형
광선형
피침형
거꿀피침형
주걱형
긴 타원형
타원형
긴 난형
(긴 달걀 모양)
난형
(달걀 모양)
도란형
(거꿀달걀 모양)
거꿀심장형
신장형
(콩팥 모양)
심장난형
심장형
원형
편원형
능란형
능형
(마름모형)

✿ 잎의 나기

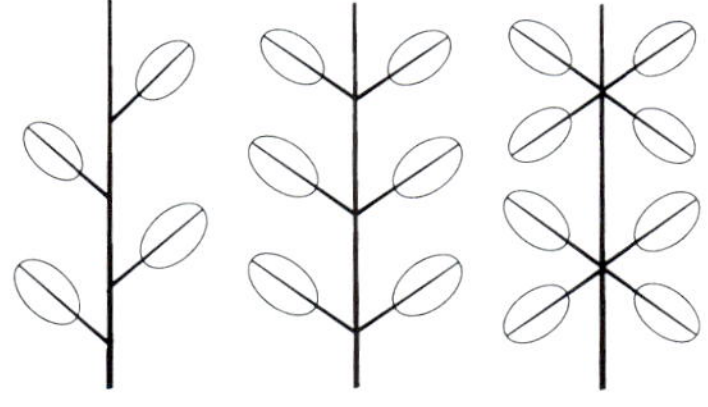

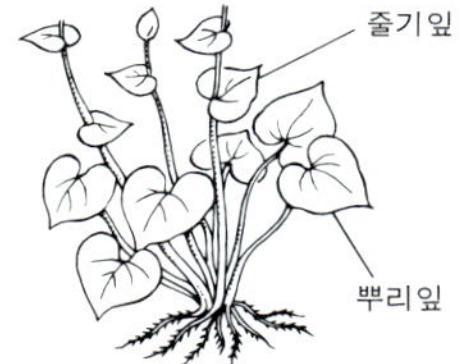

어긋나기(호생) 마주나기(대생) 돌려나기(윤생)

✿ 잎의 갈라지기

● 우상열

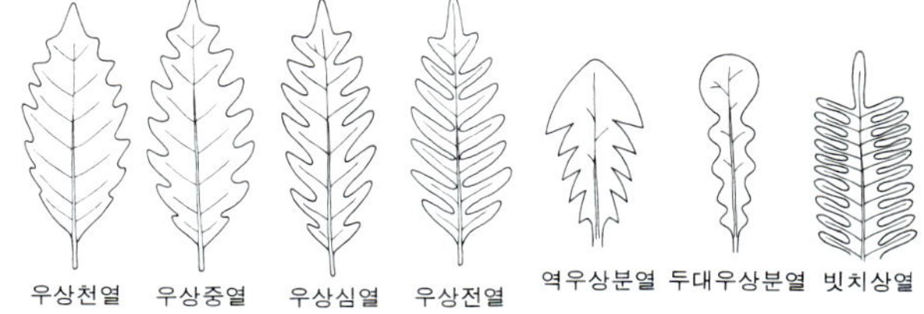

● 장상열

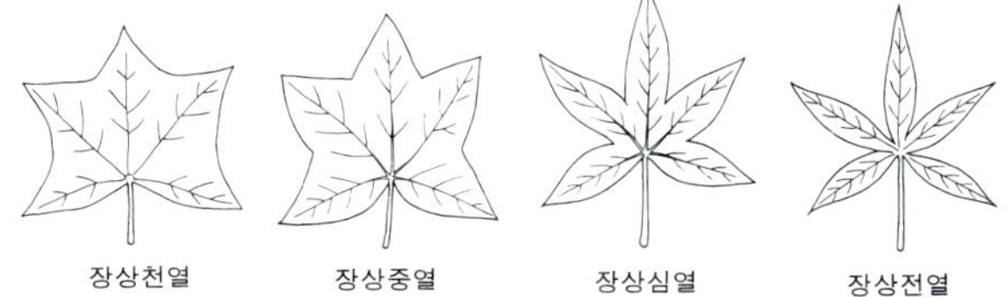

전연
파형
세파형
원거치형
거치상
소거치상
치아상
소치아상
모연
장모연
2중거치
예천열

❋ 잎 끝의 모양

예형
예첨형
점예첨형
미상예첨형
둔형
원형

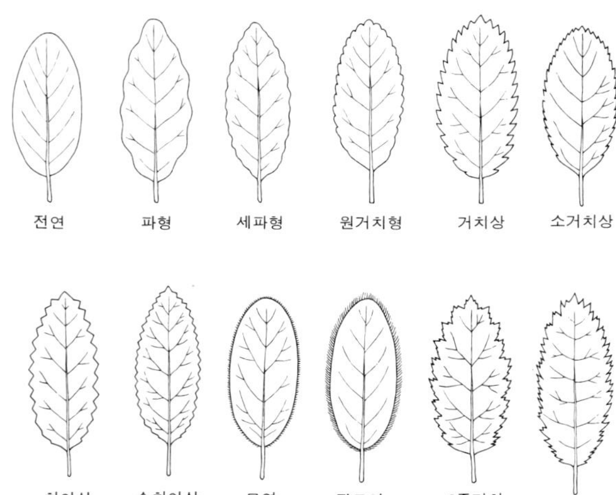

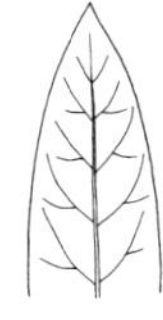

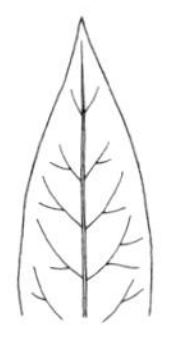

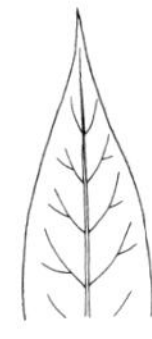

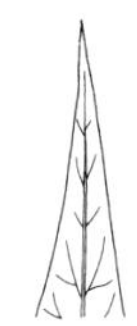

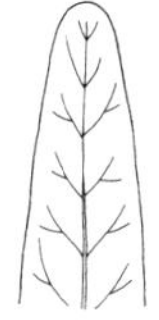

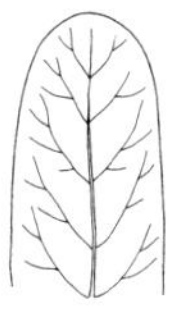

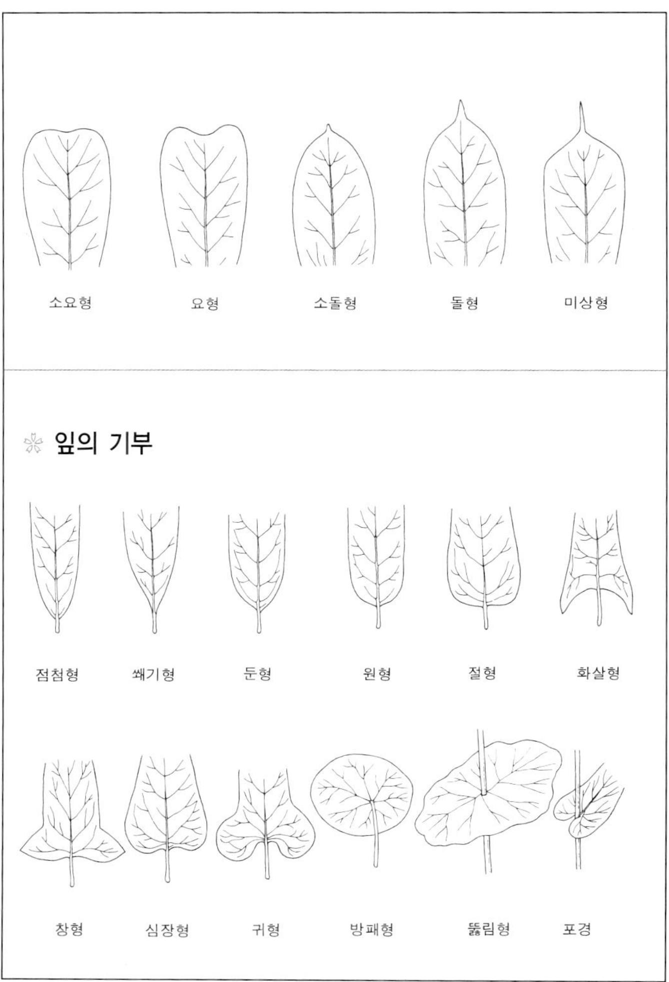

✤ 잎의 기부

✻ 잎이 붙는 모양

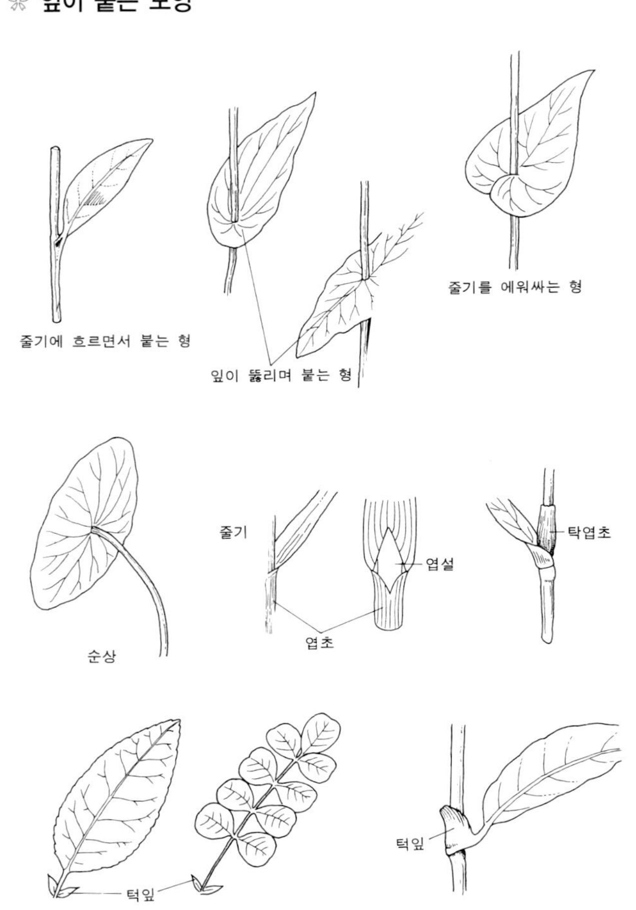

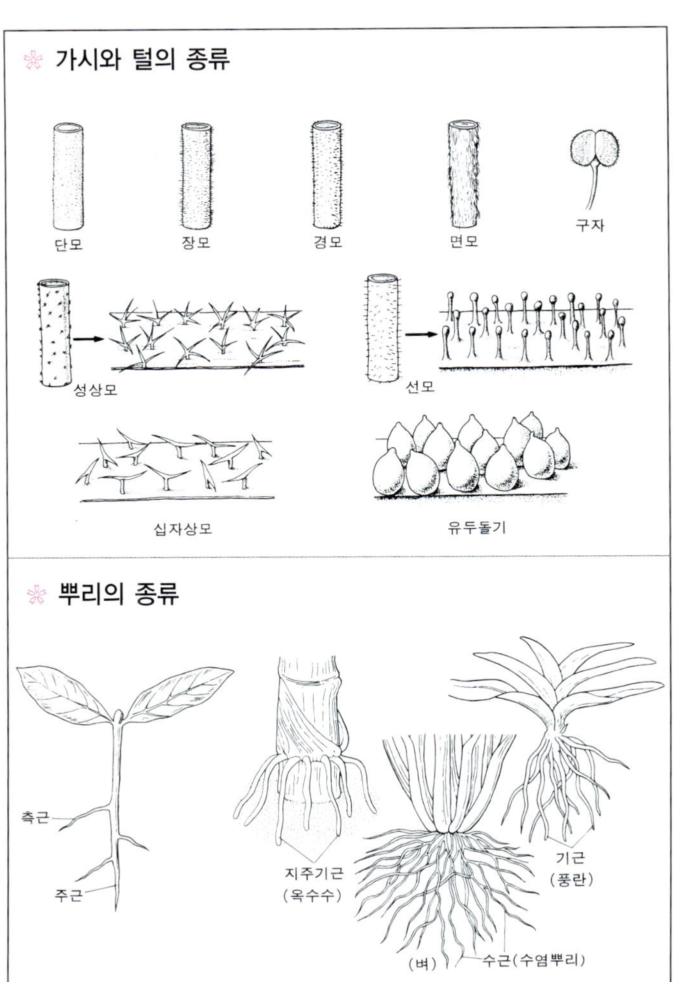
가시와 털의 종류
단모
장모
경모
면모
구자
성상모
선모
십자상모
유두돌기
뿌리의 종류
측근
주근
지주기근
(옥수수)
(벼)
수근(수염뿌리)
기근
(풍란)

줄기의 구조

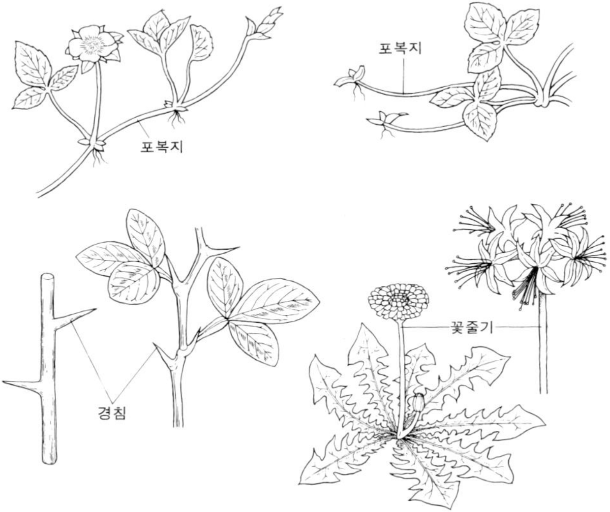

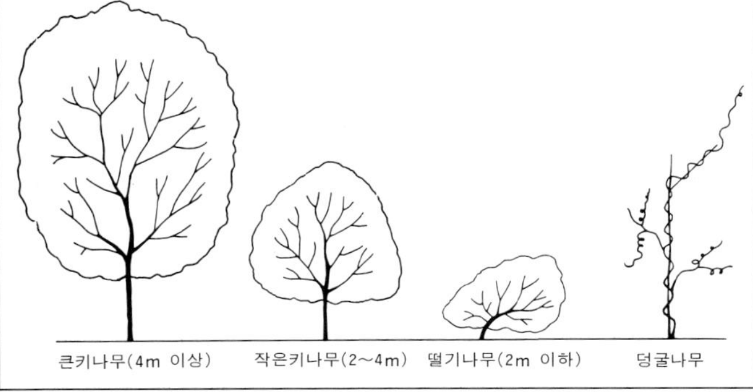

나무의 구분

● 뿌리줄기

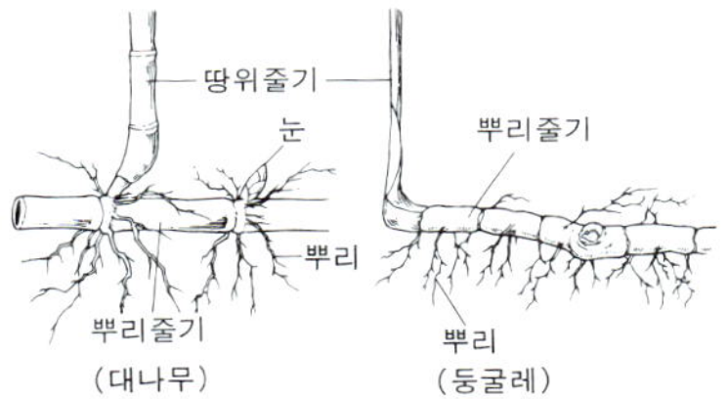

● 비늘줄기

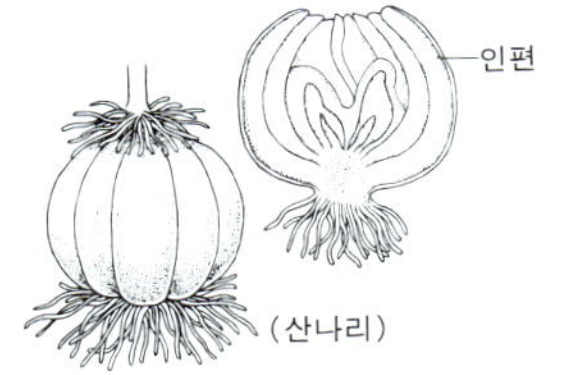

● 땅속줄기

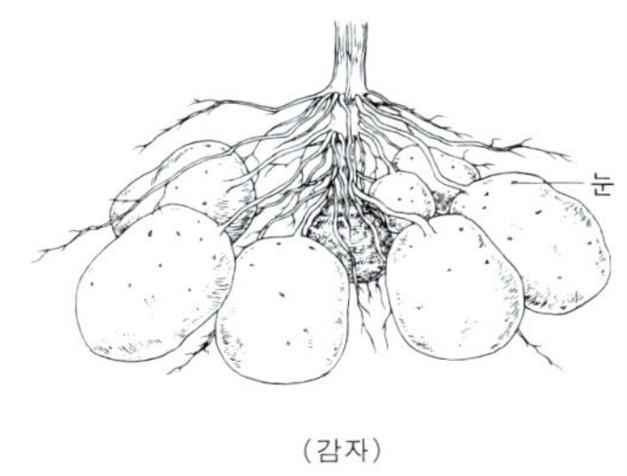

● 알줄기

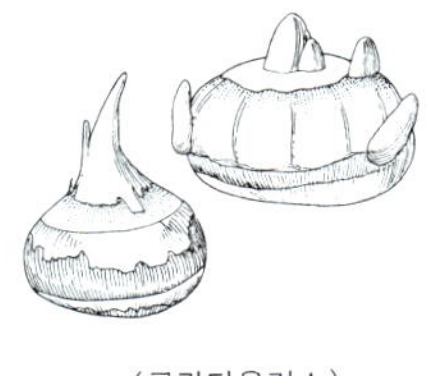

❀ 종자의 종류

내종피
외종피
심피
배젖
배
(은행)
발아공
(까치콩)
(소나무)
종침
(제비꽃)
날개
(옥잠화)
(참마)
(별꽃)
(참오동)
씨수염
(협죽도)
(박주가리)
(목화)
(바늘꽃)

❀ 눈의 종류

정아
측아
꽃눈
피목
눈흔적
목수
꽃눈
정아
측아
부정아
액아
육아

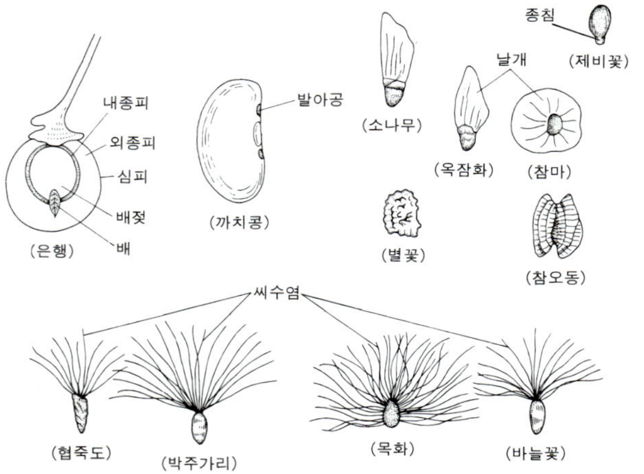

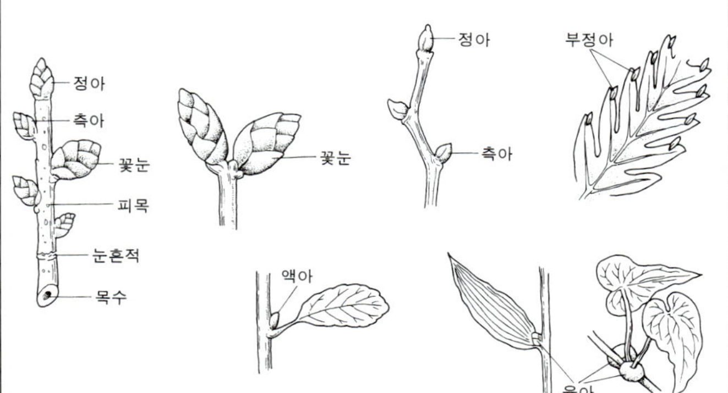

❀ 열매의 구조

외과피
중과피
내과피
종자
위과
외과피
중과피
내과피
종자
진과
지방이 들어 있는 외과피
연한 해면질 중과피
종자
내과피
귤상과
얇은 외과피
육질의 중과피
종자
핵과
과피
종자
열개과
불렬과
외과피
중과피
내과피
종자
익어도 벌어지지 않음

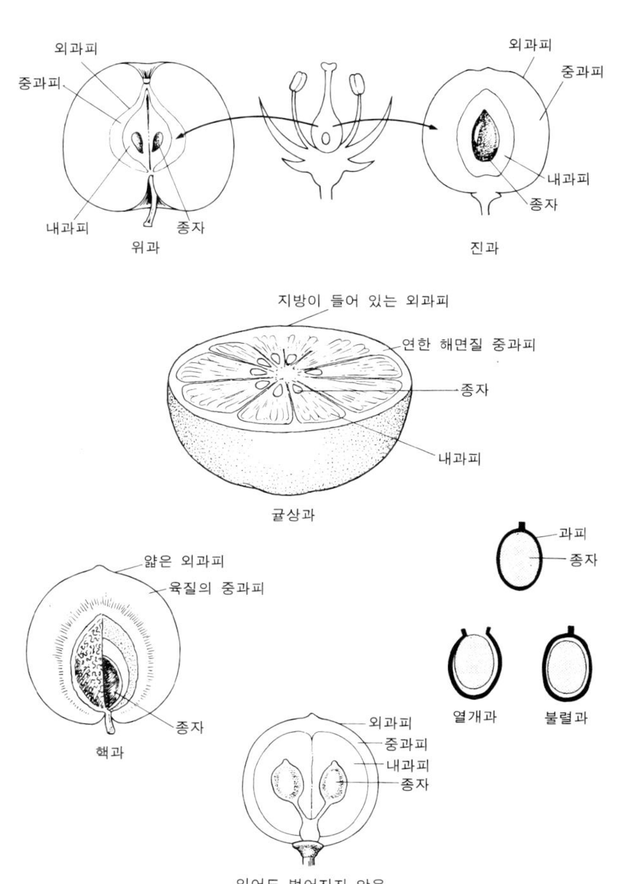

열매의 종류

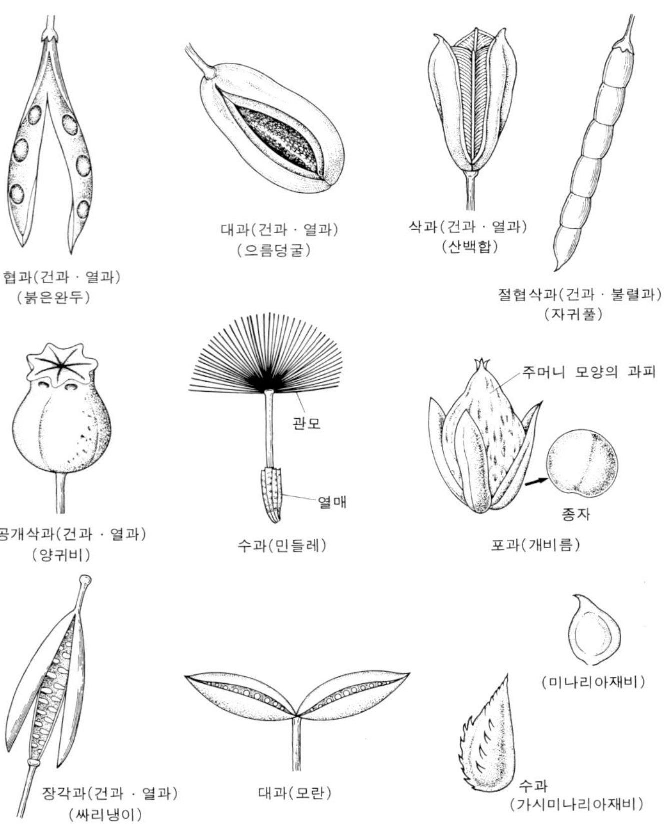
협과(건과 · 열과)
(붉은완두)
대과(건과 · 열과)
(으름덩굴)
삭과(건과 · 열과)
(산백합)
절협삭과(건과 · 불렬과)
(자귀풀)
공개삭과(건과 · 열과)
(양귀비)
관모
열매
수과(민들레)
주머니 모양의 과피
종자
포과(개비름)
장각과(건과 · 열과)
(싸리냉이)
대과(모란)
(미나리아재비)
수과
(가시미나리아재비)

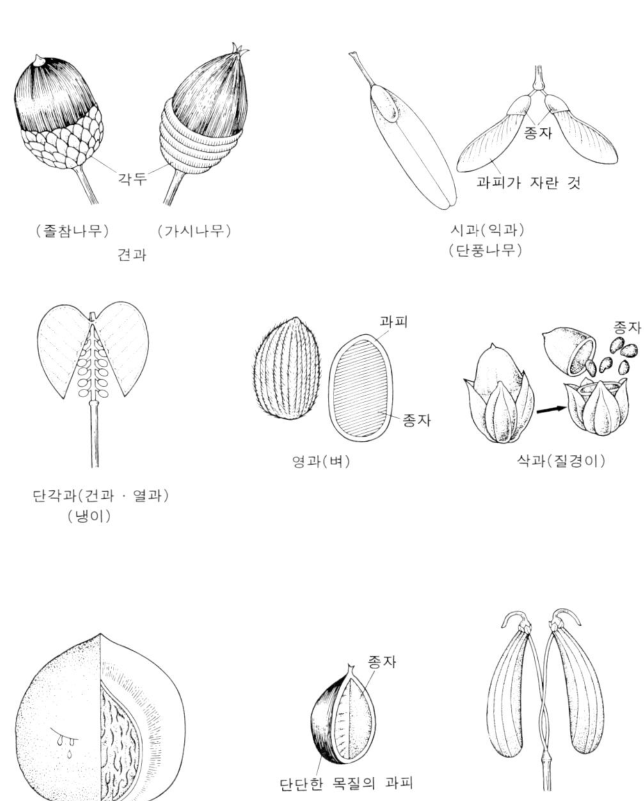

(졸참나무)　　　(가시나무)
견과

시과(익과)
(단풍나무)

단각과(건과 · 열과)
(냉이)

영과(벼)

삭과(질경이)

핵과(석과)
(복숭아)

분리과

학명 찾아보기

참고 문헌

- 李永魯.「原色韓國植物圖鑑」. 敎學社, 1996.
- 李昌福.「大韓植物圖鑑」. 鄕文社, 1980.
- 江蘇新醫學院編.「中藥大辭典」. 上海科技出版社, 1977.
- 中國醫學科學院藥物研究所.「中藥志」. I.~V. 人民衛生出版社, 1979.
- 中華人民共和國衛生部.「中華人民共和國藥典」. 一部. 廣東出版社, 1995.
- 中國中醫研究院中藥研究所.「全國中草藥名鑑」. I · II · III. 人民衛生出版社, 1996.
- 肖培根.「中藥現代研究與臨床應用」. 學苑出版社, 1994.
- 江蘇省植物研究所.「新華本草綱要」. 一, 二, 三册. 上海科學技術出版社, 1988.
- 中國醫學科學院.「中草藥現代研究」. 北京醫科大學聯合出版社, 1996.
- 朴壽現.「韓國歸化植物原色圖鑑」. 一潮閣, 1995.
- 顔正華.「中藥學」. 人民衛生出版社, 1991.
- 劉春安, 彭明 主編.「抗癌中草藥大辭典」. 湖北科學技術出版社, 1994.
- 王本祥 主編.「現代中藥藥理學」. 天津科學技術出版社, 1997.
- 錢信忠.「原色中國本草圖鑑」. 人民衛生出版社, 1982.
- 문관심.「약초의 성분과 이용」. 과학백과사전출판사, 1984.
- 鄭台鉉, 林泰治.「朝鮮産野生藥用植物」. 朝鮮總督府林業試驗場, 1936.
- 難波恒雄.「原色和漢藥圖鑑」. 保育社, 1980.
- 許浚.「東醫寶鑑」. 臺灣東方書店, 1962.

Kyo-Hak
Mini Guide ②

약초 ·

초판 발행/2003. 11. 30.
12판 발행/2022. 3. 30.

지은이/안덕균
펴낸이/양진오
펴낸곳/㈜교학사

기획/유홍희
책임편집/황정순
교정/차진승 · 하유미
장정/오흥환
원색 분해 · 인쇄/본사 공무부

저자와의
협의에 의해
검인 생략함

등록/1962. 6. 26.(18-7)
주소/서울 마포구 마포대로 14길 4
전화/편집부 · 707-5205 영업부 · 707-5146
팩스/편집부 · 707-5250 영업부 · 707-5160
전자우편/kyohak17@hanmail.net
홈페이지/http://www.kyohak.co.kr

＊ 이 책에 실린 도판, 사진, 내용의 복사, 전재를 금함.

Medicinal Herbs
by Ahn Duk-Kyun

Published by Kyo-Hak Publishing Co., Ltd., 2003
4, Mapo-daero 14-gil, Mapo-gu, Seoul, Korea
Printed in Korea

ISBN 978-89-09-08651-6 96510